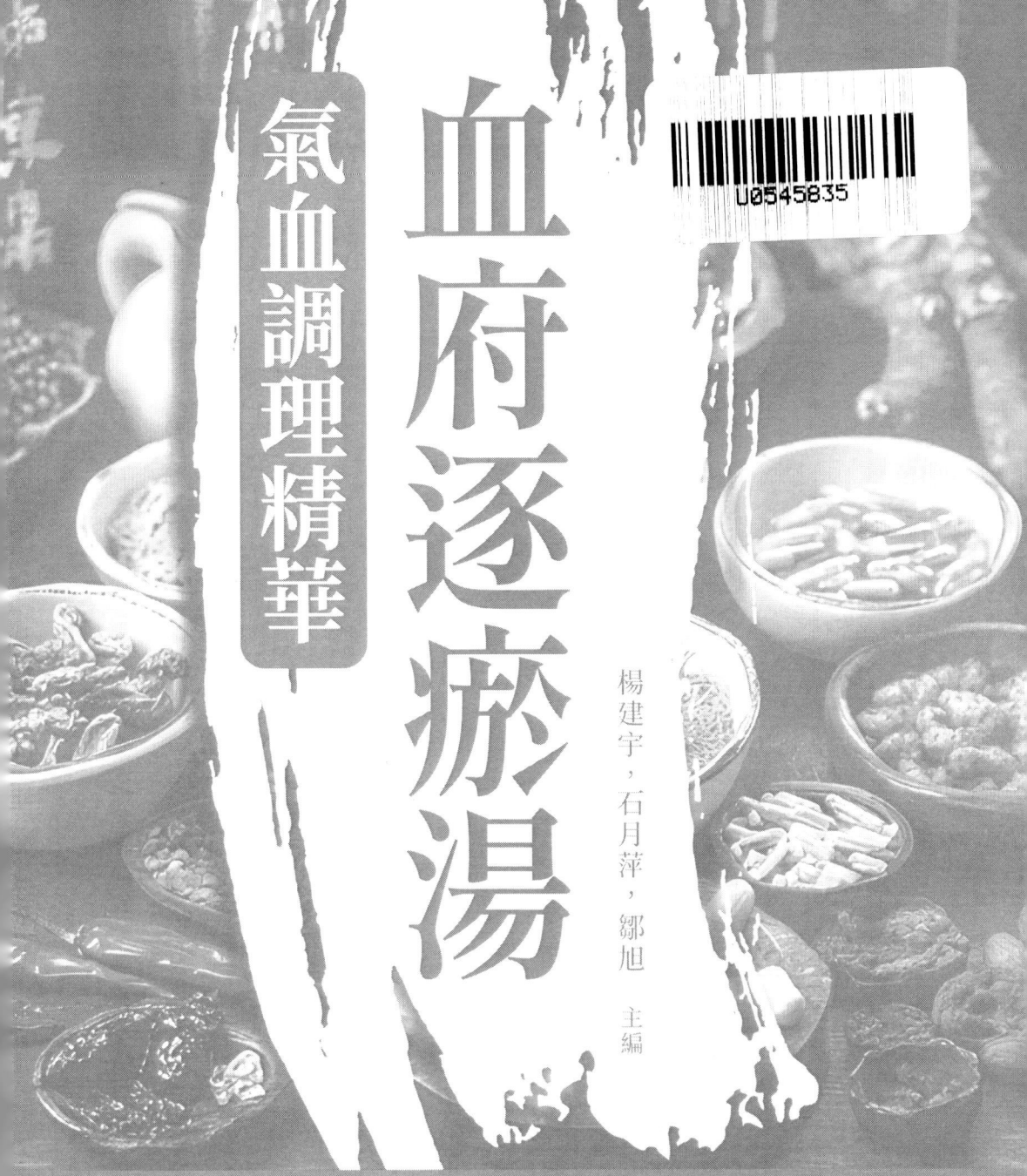

血府逐瘀湯

氣血調理精華

楊建宇，石月萍，鄒旭 主編

【活血化瘀，通暢經絡】

詳解方劑源流、藥效與應用
涵蓋內、外、婦、兒多科！全方位剖析血府逐瘀湯

目錄

上篇　經典回顧

　　第一章　方劑概論 …………………………………… 007

　　第二章　臨床藥學基礎 ……………………………… 021

　　第三章　源流與方劑理論 …………………………… 029

中篇　臨床新見解

　　第一章　臨證概論 …………………………………… 045

　　第二章　臨證思維 …………………………………… 081

　　第三章　臨床應用探討 ……………………………… 093

下篇　現代研究

　　第一章　現代實驗室研究 …………………………… 237

　　第二章　經方的臨床應用 …………………………… 273

參考文獻

目錄

上篇
經典回顧

　　本篇從三個部分對血府逐瘀湯進行論述：第一章第一節溯本求源部分從經方出處、方名釋義、藥物組成、使用方法、方解、方歌等方面對其進行系統整理。第二節經方集注選取歷代醫家對經方的代表性闡釋。第三節類方簡析對臨床中較常用的血府逐瘀湯類方進行簡要分析。第二章對組成血府逐瘀湯的主要藥物的功效與主治，以及作用機制進行闡釋，對血府逐瘀湯的功效進行剖析。第三章對血府逐瘀湯的源流進行整理，對古代醫家方論和現代醫家方論進行論述。

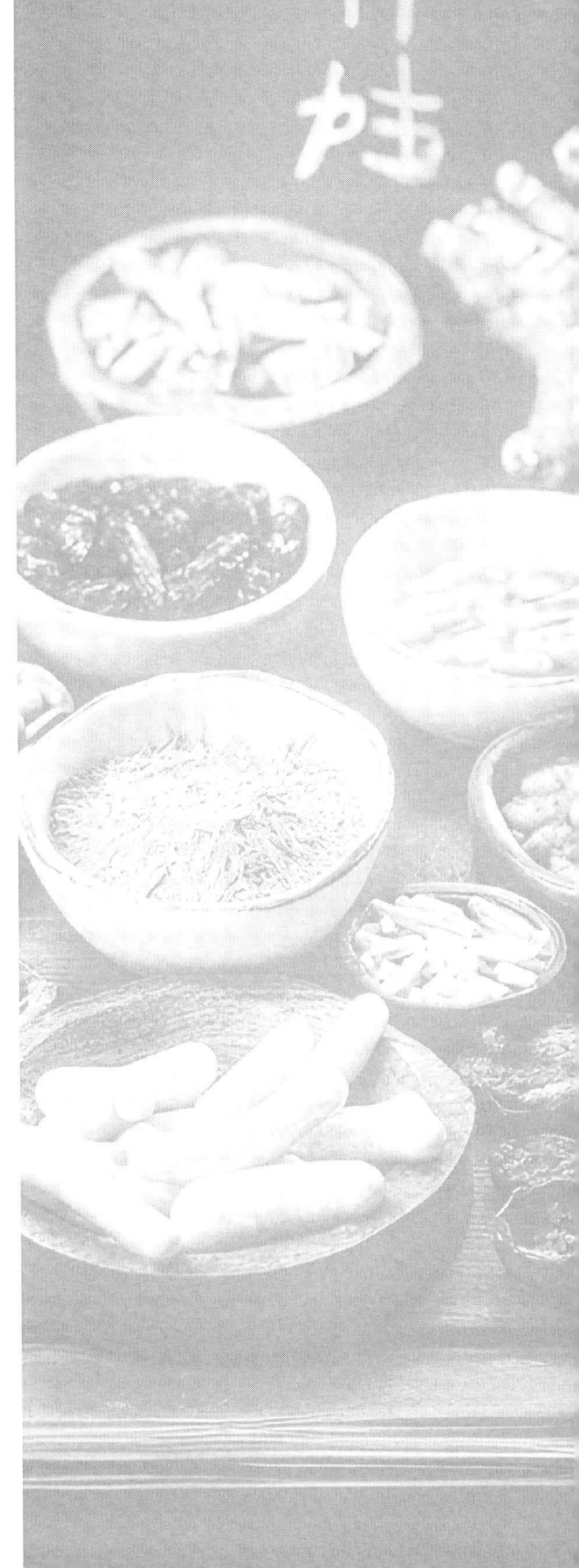

上篇　經典回顧

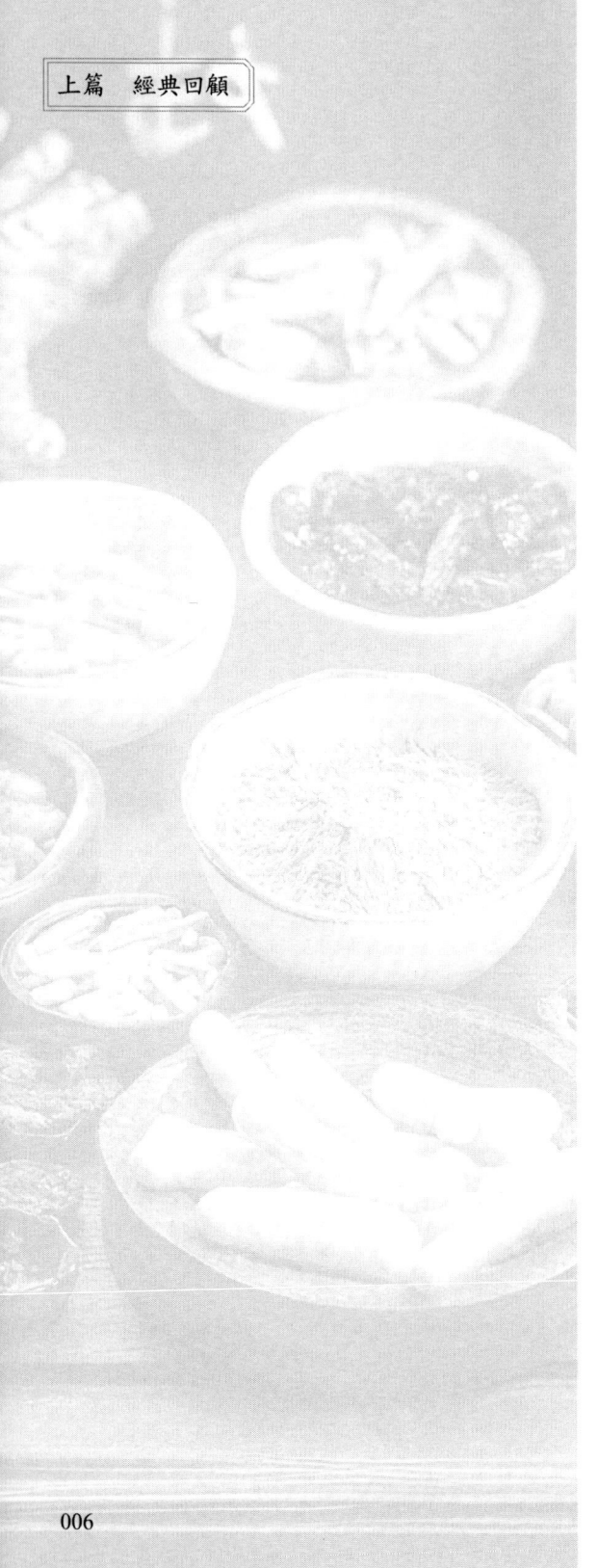

第一章　方劑概論

第一節　方源考證與命名解析

一、經方出處

《醫林改錯》

　　立血府逐瘀湯，治胸中血府血瘀之症。

　　血府逐瘀湯出自《醫林改錯》，由清代名醫王清任所著。王清任，一名全任，字勛臣，直隸省（今河北省）玉田縣鴉鴻橋河東村人。生於乾隆三十三年戊子五月十六日卯時（西元1768年6月30日），卒於道光十一年辛卯二月十六日戌時（西元1831年3月29日），享年63歲。據光緒十年（西元1884年）重修的《玉田縣志》卷二十記載：「王清任，字勛臣，武庠生，納粟得千總銜，性磊落，精岐黃術，名噪京師。其論人臟腑，與古方書異，蓋嘗於野塚市曹諸凶穢地，尋術審視，非言也。所纂《醫林改錯》，已不脛而走，雖涉叔詭，亦可備一家言。嘗有人夜寢必以物鎮胸始能寐，又有人恆仰臥胸間稍著被，輒不能交睫，清任以一方癒兩症。尤其奇者，說詳其《改錯》書中。」

二、方名釋義

（一）「血府」辨識

何謂「血府」？《素問·脈要精微論》曰：「夫脈者，血之府也。」府者，聚之義，即含全身的血液都聚存於經脈之中。從廣義理解，這裡的「府」，應當包括全身的經絡氣血。但《醫林改錯》所言之「血府」，卻不指此，原書說：「血府即人胸下膈膜一片，其薄如紙，最為堅實，前長與心口凹處齊，從兩脅至腰上，順長如坡，前高後低，低處如池，池中存血，即精汁所化，名曰血府。」、「膈膜以上，滿腔皆血，故名曰血府。」

雖然，王清任說的「血府」範圍大小不盡一致，但都屬胸腔部位。儘管這種把胸腔當作生理性的存血之所有一定的局限性，但「血府」血瘀卻確實是客觀存在的病理現象，對後世醫家從中醫臟腑氣血生理、病理的理解產生了較為深遠的影響。

首先，從中醫的臟腑概念來看「血府」。中醫對臟腑的認識，是在古代的解剖學知識，對生理病理現象的觀察以及長期而豐富的臨床實踐的基礎上形成的，但是，與現代醫學中的臟腑含義不完全相同，這是因為，在中醫學裡的臟腑不單純是解剖器官，更重要的是生理、病理方面的意義。同時，再從中醫的氣血理論來探討「血府」。人以氣血為本，《靈樞·本藏》云：「人之血氣精神者，所以奉身而周於性命者也。」精為氣所化，神來血之中，則精神仍源於氣血。血與氣，異名同類。生理上不可分離，病理上亦相互影響。正如李梴《醫學入門》所言：「人知百病生於氣，而不知血為百病之始也。」機體一旦發生病變，不是因於氣，便是因於血。因此，可以用氣血的運動變化來說明人體生命運動的全過程。所以，氣和血

之在人體，不僅是指它的物質性，而表現於功能的意義則更為重要。

　　王清任對氣血尤為重視。他說：「治病之要訣，在明白氣血，無論外感、內傷⋯⋯所傷者無非氣血。」又說：「元氣既虛，必不能達於血管，血管無氣，必停留而瘀。」強調了氣血在某些疾病發生方面的重要性，並指出半身不遂的產生是由氣虛血瘀引起，這些對氣血生理、病理的認識是完全正確的。再從王清任因瘀血部位不同而採用不同的治法這一學術思想來看，「血府」也是有實際意義的。因此，《醫林改錯》之所謂「血府」：一是包括心、肺、血脈的整個胸腔；二是心、肺以及氣血的部分功能活動。這也是血府逐瘀湯在臨床辨證論治過程中有較普遍意義的道理所在。

(二)「瘀血」的概念與形成

1. 瘀血的概念

　　什麼是瘀血，歷來認知不盡一致。中醫認為經脈是氣血循行的道路，正常情況下，血液在脈道內必須暢流無阻，永不止息而有節律地流動著。凡是血液運行不暢或離經之血未能消散，瘀積於機體某個部位，均屬瘀血。瘀血所致的病症是謂瘀血證。

2. 瘀血的成因

　　瘀血的成因很多，攝其要者，有以下諸端。①損傷：各種損傷，是致離經之血停留於局部，不能及時消散，而成瘀血。《靈樞·邪氣臟腑病形》曰：「有所墮墜，惡血留內。」②氣滯：氣為人之根本，氣行血行，氣滯血澀，輕則為鬱，甚則成瘀。故曰：「百病生於氣。」憂思惱怒、肝鬱氣結、疏泄失常、氣滯血瘀者多見。《素問·生氣通天論》曰：「陽氣者，大怒則形氣絕，而血菀於上，使人薄厥。」《格致餘論·痛風論》也說：「內傷於七

情，外傷於六氣，則血氣之運或遲或速，而病作矣。」③寒凝：陽虛則外寒，陰盛則內寒。寒為陰邪，易傷陽氣；寒性收引，抑氣凝血，致經脈鬱滯，氣血運行不暢。《靈樞·癰疽》云：「寒邪客於經絡之中則血泣，血泣則不通」。王清任亦說：「血受寒則凝結成塊。」現代病理學研究，屬於外寒凍傷，微血管內皮損傷和血液黏性增加，很快出現血小板、紅血球等在血管內凝結成顆粒狀或團塊狀固體的現象，導致從微血管逐漸蔓延到較大的血管內的血栓形成，即局部出現了瀰散性血管內凝血。④血熱：津液是血液的重要成分，火熱灼津傷液，則致血液黏稠、流行不暢，滯而成瘀，熱邪迫血妄行，脫離經脈，則易見吐血、衄血、斑疹、便血、婦女月經過多、崩漏等。《傷寒論》中的「蓄血證」即是熱與血互結而成瘀。清代醫家葉天士在溫病的察舌、驗齒、辨瘀斑等方面，豐富和發展了對血熱致瘀的辨證論治，為後世推崇。同時，熱邪入血，可瘀聚而為癰腫瘡瘍。《素問·至真要大論》曰「諸痛癢瘡，皆屬於心」，其中包括熱邪。《靈樞·癰疽》亦云「大熱不止，熱勝則肉腐，肉腐則為膿，故名曰癰」。⑤氣虛：氣與血，兩相維持，氣不得血，則散而無統，血不得氣、則凝而不流。《靈樞·刺節真邪》曰：「虛邪偏客於身半，其入深，內居榮衛，榮衛稍衰，則真氣去，邪氣獨留，發為偏枯。」王清任亦頗有所得：「君言半身不遂，虧損元氣是其本源。」、「凡遇是症，必細心研究，審氣血之榮枯，辨經絡之通滯」。

3. 瘀血之特徵

瘀血可發生於機體的任何部位，故其證多而複雜，變化無窮，但「瘀血有瘀血之證可查」，臨床表現以疼痛、腫塊、出血、紫暗、脈澀為其主要特徵。①疼痛：瘀阻經脈，不通則痛，其痛多呈針灸、刀割或鈍痛、久痛不癒，反覆發作，痛處不移、按之則劇，晝輕夜重。《素問·舉痛論》曰：「寒氣入經而稽遲，泣而不行，客於脈外則血少，客於脈中則氣不通，

故卒然而痛。」②腫塊：瘀積腫塊，觸之可得，固定不移，多有瘀血。《醫林改錯》云：「氣無形不能結塊，結塊者必有形之血也。」③出血：瘀血既是病理產物，又是一種致病因素，有些出血是瘀血所致，而出血之後，離經之血不消而瘀，反更易造成經脈失暢，進一步加重出血或變生他病，這在婦科尤為常見，如月經不調、崩漏、惡露不盡等。④紫暗：跌仆損傷，常見受傷局部青黑、晦暗、腫痛、功能障礙等症狀。內有瘀血，亦多見面色黧黑，唇爪青紫，舌色紫暗或紫斑瘀點，或有肌膚甲錯，皮膚赤絲縷紋，腹大青筋暴露等。《靈樞·厥病》說：「真心痛，手足清至節。」《金匱要略·驚悸吐衄下血胸滿瘀血病脈證治》亦云：「病人胸滿，唇痿舌青……為有瘀血。」

另外，因「瘀血」停滯的部位不同，程度的差異，時間的長短，還可出現寒熱、口渴、喘咳、胸肋撐脹、小腹硬滿、髮黃、心悸、怔忡、健忘、失眠、癲狂、麻木、癱瘓等症。但臨床必須四診合參，全面辨證，方能診斷無誤。瘀血證以澀脈為主，而細脈、弦脈、遲脈、沉脈亦屬常見。

4. 關於「逐瘀」

瘀血證雖有寒、熱、虛、實之不同，但「血脈不通」則是其共性，故可以此作為一切瘀血證的共同基礎，治療則「疏其氣血，令其條達」。《素問·至真要大論》即在「活血祛瘀」的原則下，分別輔溫經、清熱、補虛、理氣等法，亦即《素問·三部九候論》所謂「必先度其形之肥瘦，以調其氣血之虛實，實則瀉之，虛則補之。必先去其血脈而後調之，無問其病，以平為期」。由於氣血常相互為病，故祛瘀方中多配以行氣之藥。

對於瘀血的治療，因病症緩急輕重不同，在臟腑經暢者，當活之化之；若瘀久症重，病在臟腑，或有死血塊者，當逐之破之。臨床實踐證明，活血祛瘀藥物的作用實有強、中、弱之別，其中逐瘀破血藥較活血化

瘀藥性峻力猛，攻堅潰結之力較強。王清任最常用的四種活血藥，即桃仁破血，屬最強類活血藥，川芎、赤芍、紅花則力為中等；並且，把它們配合應用，確能收到「逐瘀」的效果，可見王清任治病獨具匠心，用藥精巧，而方用「逐瘀湯」之名，亦不無道理。化者，即用活血力量較弱的藥物，疏通經脈，暢流血行；破法，則是用最猛烈之品，直攻病所，使死血頑結崩解而除；逐瘀則介乎於二者之間，所用活血藥物之力亦較強，使瘀血潰散而消。一般說來，病緩症輕，瘀在經絡，或屬血行不暢者，當活之化之；若瘀久症重，病在臟腑，或有死血塊者，當逐之破之。

三、藥物組成

桃仁四錢，紅花三錢，當歸三錢，生地黃三錢，川芎一錢半，赤芍二錢，牛膝三錢，桔梗一錢半，柴胡一錢，枳殼二錢，甘草二錢。

四、使用方法

水煎服。

五、方解

王清任透過長期的臨床實踐，了解到瘀血的實質及廣泛性，並對其治法有獨特見解，提出根據瘀血的不同部位，進行針對性的治療。

王清任認為：「唯血府之血，瘀而不活，最難分別。」因而指出不能一見上述某證，就投予血府逐瘀湯，必須在常法治療不效，或經仔細辨識確屬瘀血所致撢，如疼痛日久不癒，反覆發作，固定不移，疼如針灸、刀

割,並常有口唇、面部暗黑,舌暗有瘀斑、瘀點等,才用活血逐瘀法。雖然《醫林改錯》所列病症,有些是王清任個人的經驗,但瘀血為病,確屬複雜,且中醫又有「怪病多瘀」之說,因此,王清任治驗亦實可為借鑑。

本方係桃紅四物湯合四逆散加桔梗、牛膝組成。桃紅四物湯(《和劑局方》)是四物湯加桃仁、紅花而成,能養血化瘀。《成方便讀》「一切補血諸方,又當從此四物而化也」,此方乃調理一切血證,為其所長。王清任以生地黃易熟地黃,赤芍易白芍,更增強攻逐「血府」瘀熱之力。四逆散為《傷寒論》方,能和解表裏,疏肝理脾。主治傳經熱邪,傳入於裏,陽氣內鬱,或肝鬱不疏,肝脾不和,脾土壅滯不運,陽氣不達四肢的「熱厥證」。當然,王清任立法,重在活血逐瘀。桃紅四物湯合四逆散為血府逐瘀湯之主體,長於理氣活血逐瘀。其中桃仁破血行瘀,潤燥滑腸。《神農本草經》謂其「主瘀血,血閉,症瘕邪氣」,為活血祛瘀之上品。紅花活血通經,祛瘀止痛。《本草綱目》謂其:「活血、潤燥、止痛、散腫、通經。」臨床運用顯示,紅花確善於通利經脈,活血祛瘀。川芎性溫、味辛,能行氣開鬱,祛風燥溼,活血止痛。張元素說:「川芎上行頭目,下行血海。」它能透達全身,入血行氣,善治血瘀氣滯。赤芍行瘀、止痛、涼血、消腫。《本草經疏》說:「主破散,主通利,專入肝家血分,故主邪氣腹痛。」以上4味,為活血祛瘀之首選,而王清任尤常運用,並多將它們配合,相得益彰,活血逐瘀之力更強。柴胡和解表裏,疏肝升陽。《傷寒論》中小柴胡湯證皆由上焦不通所致,可見柴胡能疏通上焦,和解表裏,運轉樞機,透達邪熱,又為治肝鬱氣滯之主藥,它能入藏血之臟,疏肝解鬱,暢達氣血,並能升達陽氣,以利濁陰下降,還能解血府之熱。桔梗能開宣肺氣,祛痰排膿。《神農本草經》曰:「主胸脅痛如刀刺,腹滿,腸鳴幽幽,驚恐悸氣。」本方用桔梗載藥上達胸中,共奏活血逐瘀之效。枳殼破氣,

行痰，消積。枳殼善治胸中、腸胃氣滯，與桔梗相配，開肺散結之功尤佳。牛膝祛風利溼，通經活血。本藥性善降而能引血下行，血府逐瘀湯用來活血逐瘀，通利經絡，引血下行，使胸中瘀血得以消散排出。臨床上川牛膝生用效果最佳。此外，當歸，為補血活血之要藥。生地黃，重在滋陰養血，以防理氣藥之辛散、逐瘀藥之破泄而耗傷陰血，且二藥也有活血之用。甘草調和諸藥，全方組合，行氣破滯，活血逐瘀。

全方用藥十一味，立法謹嚴，選藥得當。值得注意的是，除桔梗、枳殼外，皆能入肝經。肝臟有調節全身血液的功能，直接影響臟腑經脈氣血的活動，其疏泄功能，對人體氣機的調暢至關重要，故肝臟有病，易致氣血鬱滯。李東垣《醫學發明》曰：「血者，皆肝之所主，惡血必歸於肝，不問何經之傷，必留脅下，蓋肝主血故也。」指出了肝與「瘀血」的重要關係，並創立了復元活血湯，以治損傷惡血留於脅下，對後世甚有啟發。當然，血液的循行，還須有賴於心主血、肺朝百脈、脾統血等功能相互協調來完成，但「惡血必歸於肝」的道理，無疑是值得深入探討的。

同時，本方立法還以臟腑、氣血的功能特點和生理、病理關係為依據，組方氣血兼顧，升降同用，攻中有補。全方以活血祛瘀藥物為主，配疏肝理氣之品，寓行氣於活血之中，使疏泄正常，則氣鬱得散，血瘀得除。同時，方中柴胡、桔梗，其性上升，枳殼、牛膝則善降，川芎透達全身，最能散邪，共奏升清降濁之功。但其目的不在升清，而重在降濁，使瘀穢得逐，不再為患，達到「血化下行不作癆」。並且，行氣活血兼養血益陰，祛瘀即能生新，寓補於攻之中。總之，既有開肺藥物，又有下氣之品，且瘀血從肝而治，疏肝行氣以活血，使氣機升降有常，出入有序，氣血暢流，瘀去新生。

六、方歌

血府當歸生地桃，紅花甘草殼赤芍；
柴胡芎桔牛膝等，血化下行不作癆。（王清任）
血府逐瘀四逆散，桃紅四物牛膝添；
桔梗排膿又祛痰，胸脅刺痛腹滿蠲。（楊建宇）

第二節　經方集注

《醫林改錯》中載：「立血府逐瘀湯，治胸中血府血瘀之證。」該書所列適應病症為「頭痛、胸痛、胸不任物、胸任重物、天亮出汗、食自胸右下、心裡熱（名曰燈籠熱）、瞀悶、急躁、夜睡夢多、呃逆（俗名打咯忒）、飲水即嗆、不眠、小兒夜啼、心跳心煩、夜不安、俗言肝氣病、乾嘔、晚發一陣熱」。

唐宗海《血證論》卷八：「王清任著《醫林改錯》，論多粗舛，唯治瘀血最長。所立三方，乃治瘀血活套方也。一書中唯此湯歌訣『血化下行不作癆』句頗有見識。凡癆所由成，多是瘀血為害，吾於血症諸門，言之綦詳，並採此語以為印證。」

第三節　類方簡析

一、通竅活血湯

組成：赤芍一錢，川芎一錢，桃仁三錢（研泥），紅花三錢，老蔥三根（切碎），鮮薑三錢（切碎），大棗七個（去核），麝香五錢（絹包）。

用法：黃酒半斤，將前七味煎一盅，去滓，將麝香入酒內，再煎二沸，臨臥服。

功用：活血化瘀，通竅活絡。

主治：頭髮脫落，眼疼白珠紅，糟鼻子，耳聾年久，白癜風，紫癜風，紫印臉，青記臉如墨，牙疳，出氣臭，婦女乾勞，男子勞病，交節病作，小兒疳積。

鑑別：本方配有麝香、老蔥、生薑等，故辛香通竅作用較好，主治瘀阻頭面之證。

方解：頭為諸陽之會，口、眼、耳、鼻諸竅之所，麝香芳香走竄，活血散瘀醒腦同時能「通諸竅，開經絡」，黃酒能升能散，活血通脈，老蔥宣通上下陽氣，三味共同作用，能宣導藥勢上行頭面部，促進血液循環，消除瘀血而達到治療上述疾病的目的。

方歌：

通竅全憑好麝香，桃紅大棗老蔥薑，
川芎黃酒赤芍藥，表裏通經第一方。（《醫林改錯》）

第一章　方劑概論

二、膈下逐瘀湯

組成：五靈脂二錢（炒），當歸三錢，川芎三錢，桃仁三錢（研泥），牡丹皮二錢，赤芍二錢，烏藥二錢，元胡（延胡索）一錢，甘草三錢，香附錢半，紅花三錢，枳殼錢半。

用法：水煎服。

功用：活血化瘀，行氣止痛。

主治：積塊，小兒痞塊，痛不移處，臥則腹墜，腎瀉，久瀉。

鑑別：本方配有香附、延胡索、烏藥、枳殼等疏肝行氣止痛藥，故行氣止痛作用較好，主治瘀阻膈下，肝鬱氣滯之兩脅及腹中脹痛。

方解：王清任尤嫌桃仁、紅花、赤芍、當歸、川芎化瘀之力不足，又增五靈脂、牡丹皮、延胡索，且增烏藥、香附、枳殼以行氣止痛。此方與血府逐瘀湯相比，活血化瘀、行氣止痛之功更強，已全然沒有調和之意，其所治病症應屬氣滯血瘀重證、實證，故病人氣弱，不任消伐者，宜適加扶正之藥，且「病輕者少服，病重者……病去藥止」。

方歌：

膈下逐瘀桃牡丹，赤芍烏藥元胡甘，
歸芎靈脂紅花殼，香附開鬱血亦安。（《醫林改錯》）

三、少腹逐瘀湯

組成：小茴香七粒（炒），乾薑二錢（炒），元胡（延胡索）一錢，沒藥二錢（研），當歸三錢，川芎二錢，官桂一錢，赤芍二錢，蒲黃三錢（生），五靈脂二錢（炒）。

用法：水煎服。

功用：活血化瘀，溫經理氣止痛。

主治：少腹積塊疼痛；或有積塊不疼痛；或疼痛而無積塊；或少腹脹滿；或經血見時，先腰痠少腹脹；或經血一月見三五次，接連不斷，斷而又來，其色或紫，或黑，或塊，或崩漏兼少腹疼痛，或粉紅兼白帶；皆能治之，效不可盡述。並能「去疾、種子、安胎」而治不孕症。

鑑別：本方配有溫裏祛寒之小茴香、官桂、乾薑，故溫經止痛作用較好，主治血瘀少腹，月經不調，痛經等。

方解：此方由赤芍、當歸、川芎活血化瘀，散結止痛之蒲黃、五靈脂、沒藥易桃仁、紅花，並加溫經祛寒之薑、桂，行氣止痛之延胡索、茴香而成。

方歌：

少腹茴香與炒薑，元胡靈脂沒芎當，
蒲黃官桂赤芍藥，種子安胎第一方。（《醫林改錯》）

四、身痛逐瘀湯

組成：秦艽一錢，川芎二錢，桃仁三錢，紅花三錢，甘草二錢，羌活一錢，沒藥二錢，當歸三錢，靈脂（五靈脂）二錢（炒），香附一錢，牛膝三錢，地龍二錢（去土）。若微熱，加蒼朮、黃柏；若虛弱，量加黃耆一二兩。

用法：水煎服。

功用：活血祛瘀，祛風除濕，通痹止痛。

主治：瘀血挾風溼，經絡痺阻，肩痛、臂痛、腰腿痛，或周身疼痛，經久不癒者。

鑑別：本方配有通絡宣痺止痛之秦艽、羌活、地龍等，故多用於瘀血痺阻經絡所致的肢體痺痛或周身疼痛等。

方解：本方以川芎、當歸、桃仁、紅花活血祛瘀；牛膝、五靈脂、地龍行血舒絡，通痺止痛；秦艽、羌活祛風除溼；香附行氣活血；甘草調和諸藥。共奏活血祛瘀、祛風除溼、蠲痺止痛之功。

方歌：

身痛逐瘀膝地龍，羌秦香附草歸芎，
黃耆蒼柏量加減，要緊五靈桃沒紅。（《醫林改錯》）

五、補陽還五湯

組成：黃耆（生）四兩，當歸尾二錢，赤芍錢半，地龍一錢，川芎一錢，紅花一錢，桃仁一錢。

用法：水煎服。

功用：補氣活血通絡。

主治：半身不遂，口眼斜，語言謇澀，口角流涎，大便乾燥，小便頻數，遺尿不禁。

鑑別：王清任認為，半身不遂之症是人身元氣虧損至五成，每半身只剩二成半，並向一邊歸併所致，與之同時出現的其他症候，均是由於氣虛不能支配器官，器官失其職能所致。

方解：本方重用黃耆以補不足之五成氣。《本草備要》謂此藥「生用

固表，無汗能發，有汗能止，溫分肉，實腠理，瀉陰火，解肌熱。」《醫學啟源》謂其「治虛勞自汗，補肺氣，實皮毛……益胃氣去諸經之痛」，可見其功用有邪祛邪，無邪扶正，較之人參，有補虛之功而無留邪之弊，王清任視為補益元氣的最佳藥選。又氣者，血之帥也，氣虛運血無力則血凝而成瘀，故配桃仁、紅花、赤芍、當歸、川芎通暢血脈，以配合元氣啟動血行，值得推敲的是這五藥中，川芎、赤芍、桃仁、紅花用量皆輕，僅為1～1.5錢，唯獨當歸用量為2錢，這正是王清任立方之妙處，因黃耆配當歸，此即李東垣當歸補血湯，二藥同用，使氣血相互資生，更有利於元氣的恢復；地龍通行諸絡，使元氣直達病所。此方黃耆用至4兩，占全方藥量總和的五分之四還多，王清任立此方重在補氣，其意顯明，然目前在臨床運用時，臨床醫師常根據各自的用藥心旨而予以變動，使其以補氣為主變為補與活血化瘀俱重。

方歌：

補陽還五赤芍芎，歸尾通經佐地龍，
四兩黃耆為主藥，血中瘀滯用桃紅。（《醫林改錯》）

第二章　臨床藥學基礎

第一節　主要藥物的功能和主治

　　本方由四逆散合桃紅四物湯加桔梗、牛膝組成，本方證實質是由四逆散方證、桃紅四物湯方證合桔梗藥證、牛膝藥證而成。

一、四逆散功效和主治

　　四逆散方源於《傷寒論》，主治少陰病熱化陽鬱的四肢不溫症，即：「少陰病，四逆，其人或咳，或悸，或小便不利，或腹中痛，或泄利下重者，四逆散主之。」從條文記載來看，「咳」、「悸」、「小便不利」、「腹中痛」、「泄利下重」均是或然證，而只有「四逆」才是本方證的特徵證、必然證。若從藥證角度分析，本方證還應當有組成本方的4味藥的藥證。

(一) 以藥測證，用柴胡則有胸膈脅肋部位的脹滿不適感覺

　　柴胡主治胸脅苦滿也，旁治寒熱往來、腹中痛、脅下痞硬。其中胸滿悶憋脹是柴胡藥證的關鍵指徵。可能是由功能性病變引起，表現為一種主觀感覺上的異常，也可能是由心肺等器質性病變引起。往來寒熱除寒熱交替感之外，還可能存在一種有節律性，或者日節律，或者月節律，如失

眠、月經前後諸症等，也可能是指沒有明顯的節律，時發時止，不可捉摸，如癲癇、過敏性鼻炎等。柴胡證典型的表現還有神情默默，所以一般認為情緒低落，食慾不振，性格偏內向等肝氣鬱結證症狀是柴胡證、柴胡體質的辨識關鍵，但是臨床不盡如此，柴胡證也可以表現為情緒亢奮，脾氣急躁，喋喋不休，容易興奮激動，血壓波動、心率加快，焦慮緊張，甚至恐懼驚悸等肝鬱化火證症狀。除胸脅部位的不適外，還常見身體側面、腹股溝等「柴胡帶」的病變。

（二）以藥測證，
　　用枳實則有胃脹、腹脹、大便乾結證，且腹診按之膨滿

枳實主治結實之毒也，旁治胸滿胸痹、腹滿腹痛。胸腹部位的氣機運行不暢，常常會出現胸悶、胃脹、腹脹、大便乾結等肝鬱氣滯、胃腸氣滯、腑氣不通的有餘實證表現。枳實苦、辛，微寒。歸脾、胃、大腸經，「瀉痰，能衝牆倒壁，滑竅瀉氣之藥」，可以破氣消積，化痰散痞，主治食積停滯，痞滿脹痛，瀉痢後重，大便不通，痰滯氣阻，胸痹，結胸等氣滯實證，正如《藥品化義》所言枳實「專泄胃實……開導堅結有推牆倒壁之功，故主中脘以治血分，療臍腹間實滿，消痰癖，祛停水，逐宿食，破結胸，通便閉，非此不能也……若皮膚作癢，因積血滯於中，不能營養肌表，若飲食不思，因脾鬱結不能運化，皆取其辛散苦瀉之力也。為血分中之氣藥，唯此稱最」。

枳實、枳殼雖有區別，但屬一物之本。臨床應用雖有側重，亦經常互為代替使用，可參。

（三）以藥測證，
　　　用芍藥則有胃痛、腹痛、小腿抽筋疼痛、大便乾結證

　　芍藥苦酸、涼，可以養柔肝，緩中止痛，斂陰，是主治痙攣性疼痛的良藥，如《神農本草經》所言「主邪氣腹痛，除血痹，破堅積，（治）寒熱疝瘕，止痛，利小便，益氣」，《名醫別錄》所言「通順血脈，緩中，散惡血，逐賊血，去水氣，利膀胱、大小腸，消癰腫，時行寒熱，中惡，腹痛，腰痛」。《傷寒論》中多次運用芍藥，如桂枝加芍藥湯主治「腹滿時痛」，桂枝加大黃湯主「大實痛」，小建中湯主治「虛勞裏急」、「腹中痛」，芍藥甘草湯主治「腳攣急」，小青龍湯主治「咳逆」等，《藥徵》從上述含有芍藥諸方證的共同主治中凝練出芍藥藥證，「主治結實而拘攣也，旁治腹痛、頭痛、身體不仁、疼痛、腹滿、咳逆、下利、腫膿」。有學者研究芍藥甘草湯證發現，本方不僅治療腳弱無力，行步艱難等，亦廣用於胃腸道疼痛，腓腸肌痙攣性疼痛，頭痛。舉凡胸、腹、脅、背、腿肌肉及神經性疼痛，推而廣之，舉凡內臟平滑肌痙攣性疼痛，無不可以用芍藥甘草湯為基礎方加減應用，特別是在加大芍藥劑量時，鎮痛作用尤為顯著。由此可見，芍藥不僅能緩解胃腸平滑肌的痙攣，而且能緩解腓腸肌等部位的痙攣。

（四）以藥測證，一般認為，「甘草生用，和中緩急，為使藥」

　　但是甘草並非是一味可有可無的佐使藥，有學者認為煩躁、急迫、疼痛、痙攣、拘急等證是甘草的作用靶向所在。正如《藥徵》所言「主治急迫也，故治裏急、急痛、攣急，而旁治厥冷、煩躁、衝逆之等諸般急迫之毒也」。

二、桃紅四物湯功效和主治

桃紅四物湯是養血活血名方，由四物湯加味桃仁、紅花而成。方名首見於《醫宗金鑑》，在《玉機微義》轉引的《醫壘元戎》中也稱加味四物湯。在《醫宗金鑑·調經門·先期證治》中記載「經水先期而至……若血多有塊，色紫稠黏，乃內有瘀血，用四物湯加桃仁、紅花破之，名桃紅四物湯」，由此可見月經先期，色紫稠黏，有血塊是本方證關鍵指徵；在《玉機微義·理血之劑》中，「元戎加味四物湯治瘀血腰痛」，由此可見瘀血腰痛是本方證另一關鍵指徵。根據方證對應的藥證原則，本方證還應當見組成本方的四物湯方證、桃仁藥證和紅花藥證。四物湯又名地髓湯、大川芎湯，出自《仙授理傷續斷祕方》，即「凡跌損，腸肚中汙血，且服散血藥，如四物湯之類」，「凡損，大小便不通，未可便服損藥，蓋損藥用酒必熱。且服四物湯，更看如何」，「凡傷重腸內有瘀血者用此」，「如傷重者，第一用大承氣湯，或小承氣湯，或四物湯，通大小便去瘀血也」，由此可見，本方原本用於跌仆損傷後的瘀血證，用於治療「腸肚中汙血」，大小便不通等證。本方可以養血化瘀，一般多將本方運用於血虛證，即症見心悸失眠，頭暈目眩，面色無華，婦人月經不調，量少或經閉不行，臍腹作痛，舌淡，脈細弦或細澀。現代將本方化裁運用於治療月經不調、胎產疾病、蕁麻疹、骨傷科疾病、過敏性紫癜、神經性頭痛等疾病。

(一) 以藥測證，用桃仁則有小腹滿痛，月經不調，大便祕結證

《藥徵》說桃仁「主治瘀血，少腹滿痛，故兼治腸癰，及婦人經水不利」。其作用靶點大多位於下焦，如下焦瘀血的生殖系統疾病，如月經不調、慢性盆腔炎、前列腺肥大，消化系統疾病如腹脹、便祕等。正如鄒

井杬所言「桃仁主治瘀血急結，少腹滿痛明矣。凡毒結於少腹，則小便不利，或如淋。其如此者，後必有膿自下。或瀉血者，或婦人經水不利者，是又臍下久瘀血之所致也」。桃仁苦、甘、平，歸心、肝、大腸經，可以活血祛瘀，潤腸通便，止咳平喘，用於治療經閉，痛經，症瘕痞塊，跌仆損傷，腸燥便祕等，為治療血瘀血閉的良藥，正如《本經逢原》所言「桃仁入手足厥陰血分，為血瘀、血閉之專藥。苦以泄滯血，甘以生新血。畢竟破血之功居多，觀《本經》主治可知仲景桃核承氣、抵當湯，皆取破血之用。又治熱入血室，瘀積症瘕，經閉，癥母，心腹痛，大腸祕結，亦取散肝經之血結。熬香治頹疝痛癢，《千金》法也」。肌膚甲錯是桃仁藥證的另一關鍵指徵。瘀血內阻，不能榮養肌膚則會出現肌膚乾燥脫屑、色素沉著、皮膚變厚，脛前皮膚尤其明顯，病程長久往往還可見到面色暗黑，無光澤，口唇紫暗不豐滿等。《神農本草經》中所載「桃仁，氣味苦，甘、平，無毒。主瘀血，血閉，症瘕，邪氣，殺小蟲。桃花殺注惡鬼，令人好顏色」，「好顏色」可能就和桃仁活血化瘀有關。

(二) 紅花味辛，性溫，歸心、肝經，氣香行散，入血分，具有活血通經，祛瘀止痛的功效

正如《本草彙言》所言「紅花，破血、行血、和血、調血之藥也……惡露搶心，臍腹絞痛；或瀝漿難生，蹩不下，或胞衣不落，子死腹中。是皆臨產諸證，非紅花不能治。若產後血暈、口噤指搦；或邪入血室，譫語發狂；或血悶內脹，僵仆如死，是皆產後諸證，非紅花不能定。凡如經閉不通而寒熱交作，或過期腹痛而紫黑淋漓，或跌仆損傷而氣血瘀積，或瘡瘍痛癢而腫潰不安，是皆氣血不和之證，非紅花不能調」。臨床多用於治療痛經，經閉，產後血暈，瘀滯腹痛，胸痹心痛，血積，跌仆瘀腫，關節

疼痛，中風癱瘓，斑疹紫暗。綜上所述，桃紅四物湯融活血破血、養血調經、斂陰和營於一體，全方配伍得當，使瘀去新生。本方有抗炎，降血脂，擴血管，抗疲勞及耐缺氧，抗休克等多種藥理作用。現代臨床應用極其廣泛，已經遠遠超出婦科的應用範圍。桃紅四物湯可用於治療冠心病心絞痛、糖尿病周圍神經病變、血栓閉塞性脈管炎、慢性腎小球腎炎、偏頭痛、癲癇、功能性子宮出血、痛經、女性更年期症候群、色素沉著、小兒血小板減少性紫癜、蕁麻疹、眼底出血等。

三、桔梗

　　以藥測證，用桔梗則有胸滿悶，咳嗽吐痰，咽痛，咽部不適感等證。桔梗「主治濁唾腫膿也，旁治咽喉痛」，且一般認為桔梗可以宣肺、祛痰、利咽、排膿，主治咳嗽痰多、咽喉腫痛、肺癰吐膿、胸滿脅痛、痢疾腹痛、小便癃閉證。但在《醫林改錯》所列舉諸多主治證中，無一證與桔梗相關。桔梗為舟楫之藥，可以條暢氣機，通達上下，即桔梗入肺經，載藥上行，使藥力發揮於胸（血府），又能開胸膈滯氣，宣通氣血，有助於血府瘀血的化與行，與枳殼、柴胡同用，尤善開胸散結，牛膝引瘀血下行，一升一降，使氣血更易運行。

四、牛膝

　　以藥測證，用牛膝則有下肢痿軟無力，跌仆損傷，月經不調等證。牛膝歸肝、腎經，可以補肝腎、強筋骨、活血通經、引火下行、利尿通淋，臨床多用於治療腰膝痠痛、下肢痿軟、血滯經閉、痛經、產後血瘀腹痛、症瘕、胞衣不下、熱淋、血淋、跌仆損傷、癰腫惡瘡、咽喉腫痛等證，正

如《本草綱目》所言，牛膝「所主之病，大抵得酒則能補肝腎，生用則能去惡血，二者而已。其治腰膝骨痛、足痿陰消、失溺久瘧、傷中少氣諸病，非取其補肝腎之功歟。其治癥瘕心腹諸痛、癰腫惡瘡、金瘡折傷喉齒、淋痛尿血、經候胎產諸病，非取其去惡血之功歟」。

第二節　血府逐瘀湯的功效與主治

功效：活血祛瘀，行氣止痛。

主治：胸中血瘀證。胸痛，頭痛日久，痛如針炙而有定處，或呃逆日久不止，或內熱煩悶，或心悸失眠，急躁易怒，入暮潮熱，唇暗或兩目暗黑，舌質暗紅或有瘀斑，脈澀或弦緊。臨床常用於多種瘀血病症，適用範圍涉及內科、外科、婦科、內分泌科、五官科、皮膚科、精神神經科等。

上篇　經典回顧

第三章 源流與方劑理論

第一節 源流

《醫林改錯》載入了王清任二十餘種活血化瘀方劑，呈現了其補氣活血法、行氣活血法、瀉熱活血法、溫陽活血法、解毒活血法、通竅活血法、祛痰活血法、祛風除溼活血法、滋養活血法、逐水活血法、活血止血法、養血安神活血法、平肝潛陽活血法、斂瘡生肌活血法等，而血府逐瘀湯為其行氣活血法的代表方。行氣活血法源流探析如下：

《黃帝內經》在病因病機方面為該法提供了理論依據，並提出行氣活血的治則。如《靈樞·百病始生》云：「若內傷於憂怒，則氣上逆，氣上逆則六輸不通，溫氣不行，凝血蘊裏而不散。」說明憂思惱怒，氣行不暢導致血瘀。《靈樞·脹論》認為脹病病機在於「厥氣在下，營衛留止……乃合為脹」，「其脈大堅以澀者，脹也」。意為氣滯作脹必伴有血液瘀滯不暢，乃氣滯不能行血而成瘀。

漢代《金匱要略·婦人雜病脈證并治》云：「婦人六十二種風，及腹中血氣刺痛，紅藍花酒主之。」紅藍花性味辛溫，活血祛瘀止痛；酒性辛熱，行氣活血。二者相須為用，共奏化瘀活血，行氣止痛之功。該方為運用理氣活血法方劑之雛形。

宋代以前的醫書中，單獨運用行氣活血法的方劑較少見。宋代、金

代、元代時期，始見大量由行氣藥與活血藥配伍而成的方劑。如《太平聖惠方》兩首木香散均以木香、桔梗、檳榔、紫蘇莖葉等，配伍鬼箭羽、桃仁、當歸，主治初得遁屍鬼注，心腹中刺痛不可忍；穿山甲散以木香、檳榔等配伍大黃、桃仁、當歸、鬼箭羽、穿山甲、京三稜主治婦人血氣凝滯，心腹疼一痛。《博濟方》沒藥散由沒藥、紅花、延胡索、當歸組成，主治婦人血瘀腹痛。《聖濟總錄》木香丸以木香、青皮配伍莪朮主治水腫；木香湯以木香、沉香、青橘皮、檳榔、厚朴配伍京三稜、當歸主治腎臟虛冷氣，攻腹中疼痛，兩脅脹滿；另一首木香湯以木香、桔梗、紫蘇莖葉、白檳榔配伍鬼箭羽、當歸，主治初得遁屍鬼注，心腹中刺痛不可忍；枳實湯以枳實、柴胡配伍當歸、川芎，主治髓實證，氣勇悍，煩躁驚熱；薑黃散由薑黃、檳榔組成，主治小兒心痛。《普濟本事方》勝紅丸以青皮、陳皮、香附、砂仁、厚朴等配伍三稜、莪朮，主治血氣不調，脅肋脹痛。《幼幼新書》普救散由延胡索、香附組成，主治小兒心痛不止。《仁齋直指方》失笑散由五靈脂、蒲黃、延胡索組成，主治小腸氣痛及諸血痛；橘皮湯以橘皮、枳殼、檳榔、木香、紫蘇莖葉六香附等配伍川芎、桃仁主治氣痔。《小兒衛生總微論方》五痔丸由川楝子、川芎組成，主治小兒一切諸瘡。《楊氏家藏方》木鱉子丸以沉香、枳殼配伍五靈脂、木鱉子，主治小兒久痢，腸滑脫肛。《素問病機氣宜保命集》金鈴子散由川楝子、延胡索組成，後世醫家把其作為理氣止痛基礎方。《婦人大全良方》曰：「肢節煩疼，口乾少臥，皆因虛弱兒氣血壅滯，故煩悶也。」故用大效琥珀散以烏藥配伍莪朮、當歸主治婦人心膈迷悶，腹臟掐撮疼痛，氣急氣悶，月經不調；此外，還用四味湯以延胡索配伍當歸、血竭、沒藥治療產後一切諸疾；用瘔生丸，由乳香配伍枳殼主治瘦胎，滑胎。《醫壘元戎》八物湯以苦楝子、檳榔、木香等配伍當歸、川芎、延胡索，主治婦人經行腹痛。《醫學

發明》復元活血湯以柴胡配伍當歸、紅花、炮穿山甲、酒大黃、桃仁，主治跌仆損傷，瘀血留於脅下，痛不可忍。《朱氏集驗方》歸芎丸由陳皮、當歸、延胡索組成，主治婦人月候不通。《衛生寶鑑》備金散以炒香附配伍炒當歸尾、五靈脂，主治婦人血崩不止。《醫方大成》十全丹以枳殼、檳榔、青皮、陳皮、木香、縮砂仁、香附等配伍莪朮、三稜，主治小兒乳哺不調，傷於脾胃，致患丁奚，哺露。《世醫得效方》指出：「宿血滯氣，凝結為症瘕，腹中痞塊堅硬作痛，當以破血藥伐之。」《丹溪心法》曰：「氣血沖和，萬病不生。一有怫鬱，諸病生焉。故人生諸病，多生於鬱。蒼朮、撫芎總解諸鬱，隨證加入諸藥。」其還指出，治療腰痛，「瘀血作痛者」，「宜行血順氣，補陰丸加桃仁、紅花之類」；治療脅痛，「有瘀血，當用破血行氣藥，留尖桃仁、香附之類」。此外，朱丹溪還創制了一系列行氣活血方劑，如芎附飲由川芎、香附組成，主治氣血不和及產後頭痛；血鬱湯以香附配伍桃仁、紅花、川芎，主治血鬱；枳芎散由枳實、川芎、炙甘草組成，主治左脅刺痛。《脈因證治》沒乳丸以木香、檳榔等配伍乳香、沒藥、桃仁，主治瘀血痢。

明代，部分醫家開始著重於對該法進行病因病機方面的闡述，並提出行氣活血的治則。與此同時，行氣活血法廣泛表現於治療各科疾病的方劑中。如《普濟方》木香膏由木香、檳榔、當歸組成主治一切跌仆損傷，滯血不散；乳香沒藥散以縮砂、枳殼等配伍乳香、沒藥、當歸，主治跌仆傷損；乳香丸以沉香、檳榔配伍乳香、沒藥、蠍尾，主治小兒腹痛多啼，驚風內吊。《奇效良方》手拈散以五靈脂、沒藥配伍延胡索，活血化瘀，理氣止痛，治療氣滯血瘀之胃痛、腹痛。《醫方類聚》延胡索散由延胡索、乳香、木香組成，主治兒初生下，盤腸刺痛。《校注婦人良方》烏藥散以烏藥、青皮、木香等配伍莪朮、當歸、桃仁，主治血氣壅滯，心腹刺痛。

《攝生眾妙方》三合濟生湯以枳殼、香附、紫蘇葉、大腹皮等配伍川芎、當歸主治臨產艱難，或一二日不下者；芎歸湯以陳皮配伍當歸、川芎，主治子死腹中及胞衣不下。《保嬰撮要》認為小兒頭面瘡的病因，在於「臟腑不和，氣血凝滯於諸陽之經」；腹癰的病因在於「脾經陰虛，氣滯血凝」。《明醫指掌》認為：「挫閃而痛，必氣滯血瘀。氣滯者行氣，血瘀者行血即已。」其還認為痔漏的病因病機在於「熱則血傷，血傷則經滯，經滯則氣不運，氣與血俱滯，乘虛而墜入大腸」。《保命歌括》破血湯以香附、青皮配伍桃仁、紅花、川芎破血行氣，主治瘀血所致脅痛。《萬氏女科》認為經閉不行的病因之一為「憂愁思慮，惱怒怨恨，氣鬱血滯，而經不行者，法當開鬱氣，行滯血而經自行」。其還提出「新產之後，敗血不盡，乘虛流入經絡，與氣相雜，凝滯不行，腐化為水，故令四肢浮腫」，故創制芎歸瀉肝湯以青皮、枳殼、香附配伍當歸尾、川芎、紅花、桃仁，主治產後敗血流入肝經，四肢浮腫，脅下脹痛，手不可按等症。《醫學入門》認為偏頭痛的病因多與氣滯血瘀有關，如「偏頭痛年久，大便燥，目赤眩暈者，此肺乘肝，氣鬱血壅而然」。還認為對「閃挫跌仆墜墮，以致血瘀腰痛，日輕夜重」等症，治「宜行血順氣」。此外，還創制當歸須散以香附、烏藥配伍蘇木、歸尾、紅花、桃仁、赤芍，主治跌仆所致氣血凝結，胸腹脅痛。《古今醫鑑》四味調經止痛散以延胡索配伍當歸、沒藥、紅花，主治月經前後腹痛。《本草綱目》卷十三用延胡索、當歸、桂心等治療氣血凝滯所致肢體拘痛。《赤水玄珠》丹蔘丸以天臺烏藥、香附配伍丹蔘、川芎、當歸身，功用行氣活血，調經止痛。《萬病回春》化瘀回生丹重用大黃、桃仁、紅花、水蛭、虻蟲、乳香、沒藥、三稜、蘇木、益母草等，配伍延胡索、蒲黃、麝香、丁香、香附等治療產後瘀血腹痛和症瘕積聚；活血湯以烏藥、香附、枳殼、木香配伍當歸尾、赤芍、桃仁、延胡索、紅

第三章　源流與方劑理論

花、牡丹皮、川芎，主治死血、血結之腹痛。《外科啟玄》認為疽的病機為「血滯於氣」，癰的病機為「氣滯於血」。並認為背瘡的病因病機為「不慎房事，及庸醫用涼藥敷服，致使血凝氣聚不散」。《證治準繩》羅備金散由香附子、當歸尾、五靈脂組成，主治婦人血崩不止；大延胡索散以延胡索、川楝子、厚朴、桔梗、檳榔、木香等配伍赤芍、莪朮、煨三稜、當歸、川芎，主治婦人經病併產後腹痛；加味烏沉湯以烏藥、縮砂仁、木香、香附配伍延胡索治療婦人經水欲來，臍腹絞痛。《壽世保元》曰：「蓋氣者，血之帥也，氣行則血行，氣止則血止，氣溫則血滑，氣寒則血凝。」又曰：「氣有一息之不運，則血有一息之不行，病出於血，調其氣，猶可以導達病原於氣。」故創制活血湯以烏藥、香附、枳殼、木香等配伍當歸尾、赤芍、桃仁、牡丹皮、延胡索、紅花、川芎主治瘀血腹痛。《外科正宗》認為癭瘤「初起自無表裏之症相兼，但結成形者，宜行散氣血」。故用十全流氣飲以陳皮、烏藥、木香、香附、青皮等配伍川芎、當歸治之。此外，還認為多種外科疾病皆與氣滯血瘀有關，如腋癰是因「肝經血滯，脾經氣凝共結為腫」，痞癖「皆緣內傷過度，氣血橫逆結聚而生」。《濟陰綱目》玄歸散由當歸、延胡索組成，主治月經壅滯，臍腹絞痛；行經紅花湯以青皮、香附等配伍歸尾、赤芍、劉寄奴、牛膝、延胡索、紅花、蘇木、桃仁，主治婦人、室女經候不行，時作脹痛；加味烏藥湯以烏藥、縮砂仁、木香、香附配伍延胡索治婦人經水欲來，臍腹絞痛。張介賓曰：「夫血因氣逆；必須先理其氣，氣行則血無不行也。」他認為：「凡屬有形之證，亦無非由氣之滯，但得氣行，則何聚不散？是以凡治此者，無論是血是痰，必皆兼氣為主，而後隨宜佐使以治之，庶得肯綮之法，無不善矣。」對於血症，他認為「血必由氣，氣行則血行。故凡欲治血，則或攻或補，皆當以調氣為先」；對於癥疽，他認為「無非血氣壅滯留結不行之

所致」；對於杖瘡，他認為「血瘀在內者，宜以活血流氣之藥和之，甚者利之行之，此治血凝之法也」。總之，張景岳認為凡是治療血證，必以調氣為主，故在其著作《景岳全書》中，多次用行氣活血法，如用以治療婦人氣滯血瘀、月經不暢的通瘀煎，即以烏藥、青皮、香附、木香等配伍當歸尾、炒紅花而成。《丹臺玉案》散痛飲以烏藥、青皮、柴胡等配伍延胡索、桃仁、穿山甲、牛膝、紅花主治瘀血阻滯，兩腎作痛；疏肝散瘀湯以青皮、柴胡、烏藥等配伍當歸、紅花、蘇木，主治瘀血凝結，兩脅刺痛；磨平飲以枳殼、香附、烏藥等配伍紅花、桃仁、蘇木、三稜、莪朮，主治死血成塊，奔走作楚等症。《醫宗必讀》推氣散由枳實、川芎、甘草組成，主治左脅刺痛。《證治要訣及類方》對因服固胎藥過多而致的產後惡露不盡，提出「宜順血通氣，不宜蓄血閉氣」之治則。《審視瑤函》將瞇目飛揚證的病因病機總結為「頻擦頻拭風輪竅，氣滯神珠膏血凝」，即「因風吹砂土入目，頻多揩擦，以致血氣凝滯而為病也。」並用順經湯以當柴胡、香附、烏藥、青皮、陳皮等配伍當歸身、川芎、桃仁、紅花、蘇木、赤芍調氣通血，治療室女月水久停。

　　清代，是中醫各科發展的巔峰時期，諸多醫家在醫著中對行氣活血法進行了詳細的論述，並遵照此法，依據自己的經驗創制了大量療效顯著的方劑。如《痧脹玉衡》三香丸以木香、沉香、檀香、砂仁、萊菔子等配伍五靈脂主治痧脹過服冷水，痞悶者；烏藥順氣丸以萊菔子、延胡索、枳殼、青皮、烏藥、香附配伍紅花、三稜、莪朮，主治疹氣內攻，心腹切痛等症；必勝湯以香附、青皮等配伍紅花、桃仁、大黃、赤芍、五靈脂，主治疹證因於血實者；紅花湯以青皮、香附、枳殼等配伍紅花、蒲黃，主治疹毒；沉香阿魏丸以陳皮、青皮、枳實等配伍五靈脂、薑黃、莪朮、三稜、阿魏，主治氣壅血阻所致疹毒。《證治彙補》曰：「一切氣病用

第三章　源流與方劑理論

氣藥而不效者，乃氣滯而血不能波瀾也，宜少佐芎、歸活血，血氣流通而癒。」同時還提出「活血必先順氣，氣降而血自下行」。如新制通幽湯即以香附、紫蘇子、桔梗、陳皮配伍當歸、紅花、桃仁、牡丹皮，主治幽門不通，大便祕結等症。《辨證錄》認為「若有瘀血結住而不散者，以血有形，不比氣之無形而可散也」，故「欲活其血之瘀，非僅氣藥之能散也，必須以有形之物制血，則氣可破血，而無阻滯之憂矣」，即提出理氣與活血並重的治則。同時認為頑瘡病因為人身氣血不和，「其不和者，或因淫浸，或因熱盛，或因淫熱寒邪之交至，遂至氣結而不宜，血滯而不散」，故「治瘡皆以行氣活血為主」。傅青主認為「肝主藏血，氣結而血亦結」，故在《傅青主女科》一書中對於肝鬱血瘀之證，在活血之餘，佐以疏肝解鬱。如加味四物湯、宣鬱通經湯、平肝開鬱止血湯、加減生化湯等，多以白芍、當歸、牡丹皮為主養血活血，佐以少量柴胡或香附疏肝解鬱。《張氏醫通》四烏湯由烏藥、香附等配伍當歸、川芎，治療血中氣滯，小腹急痛等症；散血消腫湯以烏藥、木香、紫蘇、砂仁等配伍當歸尾、五靈脂、川芎、莪朮，主治血脹；醋煎散以香附、烏藥等配伍三稜、莪朮、赤芍，主治經行少腹結痛；香殼散以香附、枳殼、炒青皮、陳皮、烏藥等配伍當歸尾、赤芍、莪朮、紅花，主治蓄血暴起，胸脅小腹作痛等症。《眼科闡微》提出治老年眼症，「內服之藥……行氣活血者居多」。《症因脈治》認為半身不遂之病機為「氣凝血滯，脈痹不行」，腸癰腹痛之病因病機為「惱怒鬱結，氣血凝聚」。《良朋彙集》黃金散以香附配伍當歸尾、五靈脂，主治婦人血崩不止。《女科指掌》瓦楞子丸以瓦楞子、香附配伍桃仁、牡丹皮、當歸、大黃、紅花、川芎，主治氣滯血瘀之痛經。《幼科直言》化滯湯以檳榔、厚朴、陳皮、枳殼、青皮配伍當歸尾，主治積滯腹痛。程仲齡在《醫學心悟》中指出攪腸痧的病因病機「係穢氣閉塞經隧，氣滯血凝」；

又指出月經不調,「將行而腹痛拒按者,氣滯血凝也」。《類證治裁》提出:「血瘕、血症、血瘀,血同而新久分,且血必隨氣,氣行則血行,故治血先理氣。」《外科證治全生集》認為多種外科疾病的病因病機皆與氣血不和有關,如「癰疽二毒,由於心生。蓋心主血而行氣,氣血凝而發毒」,臁瘡的病機為「氣滯血凝」。《醫宗金鑑》認為經行腹痛的病機為氣血不和,「經前痛,則為氣血凝滯。若因氣滯血者,則多脹滿;因血滯氣者,則多疼痛」。此外,還創制枳芎散以枳殼、鬱金配伍川芎,治瘀血輕證之左脅痛;芎皮散由川芎配伍青皮,主治頭面浮腫,目刺澀痛。葉天士治療勞傷之「脅痛嗽血」、「脅有瘕聚」之咯血,「熱蒸迫絡脈,血為上溢,凝結成塊」之吐血,「絡中不得寧靜」之脅肋脹痛,「攻觸作楚,咳痰帶血」,「怒傷動肝,血溢紫塊」等病症常選紫蘇子、降香、桃仁、牡丹皮、茯苓、牛膝、薤白汁等理氣活血之劑。《醫碥》提出虛勞「心下引脅俱痛」,其病機「蓋滯氣不散,新血不行也」。同時還提出用行氣活血法治療霍亂,「蓋氣結則血凝,血凝則氣愈滯,血散氣行,則立癒矣」。《活人方》治瘕調理丸以香附、延胡索、砂仁、木香等配伍當歸、川芎、五靈脂、紅花,理氣開鬱,活血通經,治症瘕。《仙拈集》靈砂散由砂仁、五靈脂組成,主治婦人經閉血塊;通經飲以厚朴配伍桃仁、紅花,主治婦人月水不通;滑胎丸由枳殼、乳香組成,主治滑胎。《醫略六書》調營丸由香附、莪朮、當歸組成,諸藥合用「使血活氣行,則疢癖積塊自消,而腹中刺痛無不退,天癸愆期無不調矣」。《金匱翼》強調了氣血流暢的重要性,認為「經絡者,血氣所流注,不可塞也,塞則氣血壅而廢矣」。沈金鰲曰:「氣運乎血,血本隨氣以周流,氣凝則血亦凝矣。氣凝在何處,則血亦凝在何處矣。夫至氣凝血瘀,則作腫作痛,諸變百出。」在其著作《雜病源流犀燭》中提出多種內外科疾病的病機均與氣滯血瘀有關,如其認為癥瘕者,「因閃挫,氣

凝而血亦隨結，經絡壅瘀，血且不散成塊」；痢疾者，「淫蒸熱壅，以至氣血凝滯，漸至腸胃之病」；烏痧者，「毒在臟腑，氣滯血凝，以致疼痛難忍」；癭瘤者，「氣血凝滯，年數深遠，漸長漸大之證」；杖瘡者，「蓋血滯則氣壅瘀，氣壅瘀則經絡滿急，經絡滿急故腫且痛」。此外，他還強調對跌仆閃挫，「其治之之法，亦必於經絡臟腑間求之，而為之行氣，為之行血，不得徒從外塗抹之已也」；乳岩「須於初起之時，多服疏氣行血之劑，方為良法」。可見其對行氣活血法的重視。治宜「攻補兼施，升降結合，氣血津液同治」。《雜病源流犀燭》寬胸飲以柴胡、鬱金、降香、香附、陳皮、砂仁配伍川芎、當歸、延胡索，主治肝實胸痛，不能轉側，善太息者等症；調榮飲以檳榔、陳皮配伍莪朮、川芎、當歸、延胡索，主治血腫；香附湯以香附、柴胡、青皮配伍川芎、當歸，主治怒氣脅痛；延胡索散以木香等配伍延胡索、當歸、炒蒲黃、赤芍、薑黃、乳香、沒藥，主治瘀血結胸；和氣湯以木香、紫蘇、檳榔、陳皮、香附、青皮等配伍乳香、沒藥，主治虛痞氣痛。《婦科玉尺》認為婦人行經期間，「精神壯盛，陰血有餘，偶感風寒，或食冷物，以致氣滯血凝而閉，宜以通氣活血藥導之，此氣滯也。」《時方歌括》丹蔘飲由丹蔘、檀香、砂仁組成，主治脘腹疼痛。《傷科補要》提出「凡打撲閃錯，或惱怒氣滯，血凝腫痛……致氣血凝結者，宜活血順氣之法」。《傷科彙纂》柴胡飲以柴胡配伍紅花、大桃仁，主治大怒及從高墜下，血積脅下。

自《醫林改錯》之後，《外科證治全書》瘠肥丸以香附、青皮、沉香等配伍川芎、當歸、紅花、延胡索、赤芍、莪朮，主治逆氣瘀血相併而成之肥氣。《外科真詮》認為氣血凝結是多種外科疾病的主要病機，如認為腋疽是「由肝脾二經氣滯血凝而成」，石疽「乃肝經鬱結，氣血凝滯而成」，便毒「為暴怒傷肝，氣滯凝血而發」。《類證治裁》提出治療「腹皮麻痺，

一塊不知痛癢」，宜「活血行氣」。還強調治療腹痛，「理氣滯不宜動血，理血滯則必兼行氣」。《救傷祕旨》十三味總方以木香、烏藥、青皮配伍桃仁、三稜、赤芍、骨碎補、當歸、莪朮、延胡索、蘇木，主治跌仆損傷。《雜病廣要》七氣消聚散以香附米、青皮、枳殼、木香、砂仁、厚朴、陳皮配伍莪朮、三稜，主治積聚相攻，或疼或脹初作者。《醫醇賸義》認為「人之一身，自頂至踵，俱有痛病」，「病各不同，而其為氣凝血滯則一也。」唐宗海中對王清任「血府逐瘀湯」一方非常推崇，並認為其歌訣「血化下行不作癆」句「頗有見識」。在其著作《血證論》中提出：「氣結則血凝」，「蓋血凝於氣分之際，血行則氣行，故以破血為主，是善調氣之法也」。並詳細說明了氣血之間的關係，如「血之運氣運之，即瘀血之行亦氣之行。血瘀於經絡臟腑之間，既無足能行，亦無門可出，唯賴氣運之，使從油膜達腸胃，隨大便而出，是氣行而血自不留也……凡治血者必調氣，使氣不為血之病，而為血之用，斯得之矣」。此外，還從氣血理論著眼，論述癥瘕的證治，如「瘕者，或聚或散，氣為血滯，則聚而成形，血隨氣散，則沒而不見。方其既聚，宜以散氣為解血之法」，「症之為病……須破血行氣，以推除之」。觀唐氏活血化瘀諸方中多佐以枳殼、香附、柴胡等行氣之品，正是行氣活血法之表現。《傷科大成》順氣活血湯以紫蘇梗、厚朴、枳殼、砂仁、木香、香附配伍當歸尾、紅花、炒赤芍、桃仁、蘇木末，主治損傷氣滯血瘀，胸腹脹滿作痛；活血止痛湯以陳皮配伍當歸、蘇木末、川芎、紅花、乳香、沒藥、三七、炒赤芍、土鱉蟲，主治損傷瘀血，紅腫疼痛；吉利散以枳殼、陳皮、香附、厚朴、木香等配伍當歸、川芎、蘇木末、劉寄奴、三七、乳香、沒藥，主治跌仆損傷，紅腫不消。《馬培之外科醫案》疏肝流氣飲以紫蘇梗、枳殼、鬱金、青皮、佛手、烏藥、香附等配伍延胡索、當歸，主治肝癰初起，左脅肋痛。《成方便讀》

烏金丸以香附、延胡索、烏藥、木香等配伍五靈脂、當歸、桃仁、莪朮、乳香、沒藥、紅花、蘇木，主治婦人氣滯血結，症瘕瘀痛，經閉。

近代張錫純在《醫學衷中參西錄》一書中，遵此法創製了多首由理氣藥與活血藥組成的方劑，如治肝鬱血瘀，脅下刺疼之金鈴瀉肝湯中以川楝子、乳香、沒藥、三稜、莪朮、甘草相伍，奏行氣開鬱、活血止疼之功；活絡效靈丹由當歸、丹參、乳香、沒藥組成，治療氣血凝滯，痰瘀症瘕積聚，心腹腰腿疼痛等症。

現代名醫岳美中根據「胸痹心痛」的病理特點，結合王清任行氣活血之法，創製變通血府逐瘀湯，該方由血府逐瘀湯去地黃、柴胡、赤芍加肉桂、薤白組成。宣痹行氣，活血化瘀。對老年人冠心病、心絞痛的治療有顯著的療效，是血府逐瘀湯在現代臨床上的成功應用。著名中醫骨傷學家林如高依行氣活血法創製的順氣祛瘀湯，即以枳殼、陳皮、鬱金、桔梗、檳榔等配伍桃仁、三七、紅花。諸藥合用，行氣活血，祛瘀止痛，用於治療胸部外傷，內有蓄血者。

由此可見，《黃帝內經》在病因病機方面為行氣活血法提供了理論依據，並初步提出行氣活血的治則。《金匱要略》遵《黃帝內經》之法，創製出由行氣藥與活血藥配伍組成的具體方劑。自宋代以後，出現了大量表現行氣活血法的方劑，用於治療臨床各科疾病。明代，部分醫家開始著重於針對具體疾病對該法進行病因病機方面的闡述，並明確提出行氣活血的治則。清代，諸多醫家在醫著中對行氣活血法進行了詳細的論述，行氣活血法的臨床應用領域更加廣闊。在總結前代醫家經驗的基礎上，王清任創製了血府逐瘀湯、膈下逐瘀湯、通氣散等一系列表現行氣活血法的方劑，在大量桃仁、紅花、當歸、赤芍、川芎等大隊活血化瘀藥中，伍以烏藥、枳殼、柴胡、香附等行氣之品，用於治療以氣滯血瘀證為主要表現的內科、外科、婦科、兒科等各科

疾病。其善用的行氣藥如柴胡、枳殼、桔梗、香附等均是歷代醫家所常用的理氣之品。其中血府逐瘀湯一方由桃紅四物湯合四逆散加桔梗、牛膝而成。配伍精當，升降相成，既行血分瘀滯，又解氣分鬱結，活血而不耗血，祛瘀又能生新。自問世以來，以其療效的可靠性和治療範圍的廣泛性得到醫界的一致認可，對後世瘀血病症的治療具有極大的指導意義。自王清任之後，行氣活血法廣泛應用於活血化瘀領域。清末醫家唐宗海在《血證論》一書中大力推崇該法，詳細闡述「行氣活血」之理論，並將其應用於多種瘀血證的治療，為王清任學術思想的重要繼承者。近代張錫純宗王清任理論在其著作《醫學衷中參西錄》中創制了多首表現行氣活血法的方劑。現代名中醫岳美中、林如高依此法創制方劑在各自的治療領域都獲得了顯著的療效。

第二節　古今後世醫家方論

唐宗海

　　王清任著《醫林改錯》，論多粗疏，唯治瘀血最長。所立三方，乃治瘀血活套方也。一書中唯此湯歌訣「血化下行不作癆」句頗有見識。凡癆所由成，多是瘀血為害，吾於血症諸門，言之綦詳，並採此語以為印證。（《血證論·卷八》）

　　陝西省中醫研究所血府逐瘀湯是王清任諸方中應用最廣泛的一個，用以治療「胸中血府血瘀之症」。從所治症目來看，王清任認為屬於血府血瘀的病症有頭痛、胸痛、噎膈、不寐、多夢、呃逆、心悸等十九種病，這些病症雖然各不相同，但只要有瘀血證可據，就可用本方治療。（《醫林改錯評註》）

岳美中

血府逐瘀湯是個有名的方子。方中以桃紅四物湯合四逆散,動藥與靜藥配伍得好,再加牛膝往下一引,柴胡、桔梗往上一提,升降有常,血自下行,用於治療胸膈間瘀血和婦女逆經證,多可數劑而癒。(《岳美中醫話集》)

楊蘊祥

本方是清代名醫王清任創制的一首活血化瘀的著名方劑。他認為,胸中屬於「血府」,故名血府逐瘀湯。是為活血逐瘀的代表方。其所治之證乃為胸中氣血瘀阻,氣機不暢,經絡不通所致。其組方為氣血雙治,用桃紅四物湯活血化瘀以行血分之瘀滯;用四逆散疏肝理氣以解氣分之鬱結。全方使其活血而不耗血,化瘀而不礙新。表現了氣血兼顧,活血寓養血、升降並用的特點。臨床上本方應用十分廣泛,其臨床研究涉及臨床各科。(《古今名方》)

鄧中甲

王清任實際上運用了很多前人的基礎方和基本配伍組合,組成了這個方……所以整個這個方表現活血化瘀為主,行氣為輔,是一個常用的活血化瘀方。這個方是個複方。實際上它的思路,是從桃紅四物湯來的。是個活血化瘀的基礎方,加上行氣疏肝理脾的四逆散兩個合成。加點載藥上行,開宣肺氣,開宣胸中氣機的桔梗和引瘀血下行的牛膝,這兩個相結合。(《鄧中甲方劑學講稿》)

上篇　經典回顧

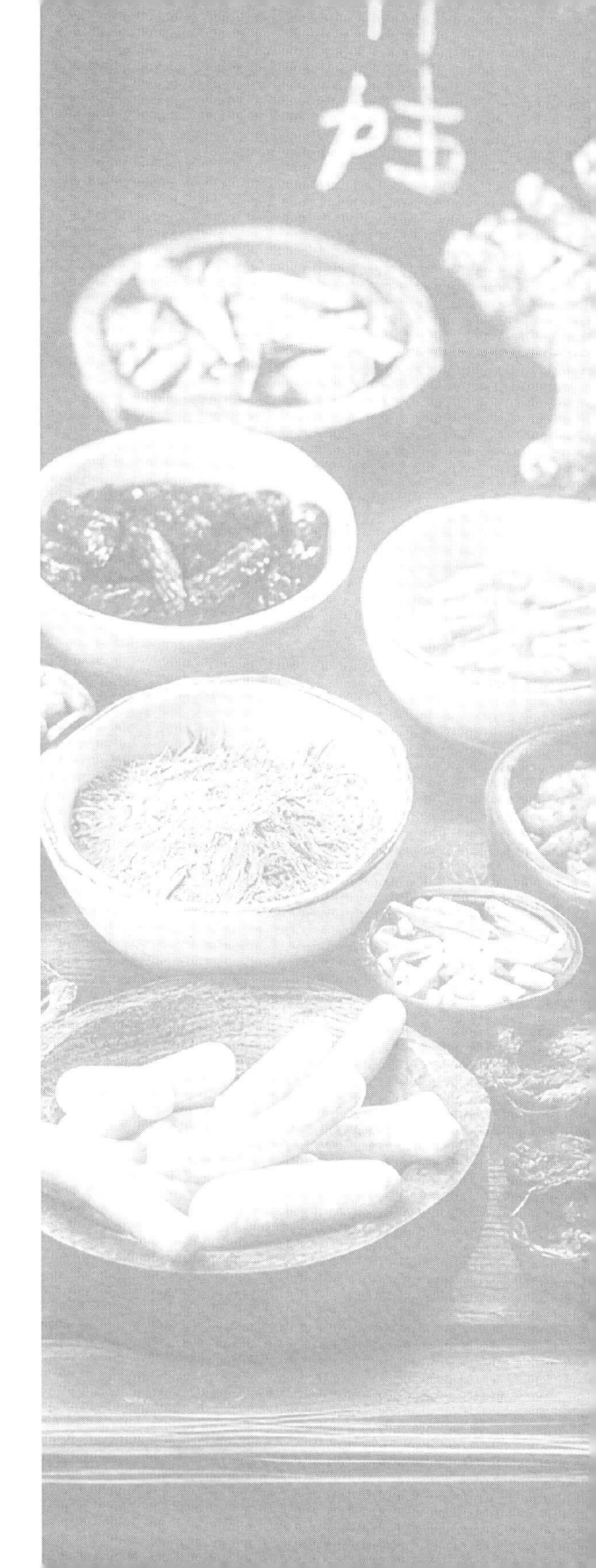

中篇
臨床新見解

　　本篇從三個部分對血府逐瘀湯的臨證進行論述：第一章臨證概論對古代和現代的臨證運用情況進行了整理；第二章介紹經方的臨證思維，從臨證要點、制方機制與類方的鑑別要點、臨證思路與加減、方證辨病等方面進行展開論述；第三章為臨床各論，從內科、外科、婦科、兒科等方面，以臨證精選和醫案精選為基礎進行詳細的解讀，充分表現了中醫「異病同治」的思想，為讀者提供廣闊的應用範圍。

中篇　臨床新見解

第一章 臨證概論

第一節 古代臨證回顧

一、肝氣病，脅悶，急躁

此乃肝氣不舒之證。情志活動主要是心神的功能，但與肝的疏泄功能也密切相關。葉天士較明確地論述精神刺激與肝主疏泄的關係，《臨證指南醫案》指出「惱怒肝鬱」、「氣鬱不舒，木不條達」、「悒鬱動肝致病……疏泄失職」。正常的情志活動，主要依賴於氣血正常運行，肝主疏泄之所以影響情志活動，主要在於氣機舒暢，氣血調和，那麼心情也開朗。肝失疏泄，氣機不暢，在情志上表現為鬱鬱寡歡，精神壓抑。血府逐瘀湯方中四逆散疏肝理氣助肝用，四物湯補血養血補肝體，體用並治而肝氣條達；氣滯日久則瘀血漸生，加以桃仁、紅花活血，發揮未病先防，既病防變的作用。因此在治療此種症候時應加重四逆散藥物用量或以柴胡疏肝散代之，而患者症見脅肋隱痛，按之則舒，且伴煩熱、舌紅苔少等症狀，則考慮肝陰虛，可去柴胡而代以川楝子或香櫞、佛手、綠萼梅等性味平和之品。

中篇　臨床新見解

二、夜睡夢多，不眠，夜不安

　　此乃肝不藏血所致。正常情況下，人體各部分的血量相對恆定。但是隨著機體活動量增減、情緒變化、外界氣候變化等因素，人體各部分的血量也隨之有所變化，這種變化透過肝的藏血和疏泄功能而實現。當機體活動劇烈或情緒激動時，透過肝氣的疏泄作用將肝臟所貯藏的血液向外周輸布，以供機體的需求。當人體處於安靜或情緒穩定時，機體外周對血液的需求量相對減少，部分血液便又歸藏於肝。《素問·五臟生成》曰「人臥血歸於肝」，王冰注解說：「肝藏血，心行之，人動則血運於諸經，人靜則血歸於肝臟。何者？肝主血海故也。」如果情志不遂，肝失疏泄，初則氣機鬱結，久必血行失暢，夜臥血不歸肝，神不歸舍，而致不寐。再者若年老正虛或素稟肝血不足，或久病失血，肝血虧損，血虛氣鬱，夜臥則血難歸肝，魂不歸藏而病不寐。治療此種症候時應加重四物湯藥物用量或加酸棗仁以增強其補養肝血的作用，亦可加用生龍骨、生牡蠣以平肝潛陽。

三、呃逆

　　此屬肝氣犯胃證，中焦氣機升降即是脾的升清和胃的降濁，表現於脾胃對飲食物的消化，及將水穀精微吸收轉輸，將糟粕排出體外的功能。肝的疏泄功能正常，全身氣機疏通暢達，有助於脾升胃降和兩者之間的協調。故《素問·寶命全形論》說：「土得木而達。」肝之疏泄失司，則脾胃升降失常而見呃逆、噯氣等證。對於呃逆、噯氣的治療，血府逐瘀湯方中用四逆散疏肝理氣，氣機調暢則中焦升降得復。臨證可在該方的基礎加用旋覆花、代赭石等增強其和胃降逆的功效。

四、飲水即嗆

王清任在《醫林改錯》中說「飲水即嗆,乃會厭有血滯」,而咽喉部是肝經的循行部位,《靈樞‧經脈》有肝經「……循喉嚨之後,上入頏顙」,明白兩者連繫,則可知此方重在引藥入肝經,理氣活血化瘀,進而治療飲水即嗆。

五、心跳心忙

《醫林改錯》中說「心跳心忙,用歸脾安神等方不效,用此方百發百中」,此方主治證的病位非在心脾,而在心肝,主因肝血不足,血不養心,心肝血虛,虛熱內生,擾動心神所致;或因肝氣鬱滯,血行無力,心脈痺阻。心主血脈,血脈瘀阻,血行不暢,心失所養,則見心動不安。患者往往有因氣機不利而有胸悶不舒之感。血府逐瘀湯中以四逆散理氣解鬱,氣行則血行。桃紅四物湯補血活血,血脈暢通,肝有所藏,心有所主則諸證得消。

六、乾嘔

證屬肝胃不和。該病多因情志不遂,肝失條達,肝氣不舒,橫逆犯胃,胃氣上逆可見乾嘔頻作。治療肝胃不和應升降同調,臨床上肝胃同病者並不少見,而這兩個臟器的關係亦是一個升降的關係。其中肝氣主升,胃主通降,在治療這種肝胃不和的病變時,應充分考慮到這一生理特點,選擇恰當的藥物。血府逐瘀湯中含柴胡和枳實一個藥對,其中柴胡主升,疏肝理氣,枳實主降,通降胃氣,使氣機升降協調,則疾病自除。

中篇　臨床新見解

七、心裡熱

症見身外涼，心裡熱，故名「燈籠病」，王清任認為是內有血瘀所致。至於血瘀是如何導致內熱外涼則語焉不詳，如果強行用血瘀生熱解釋則未免牽強。該病由氣鬱而致，肝氣失於條達，氣鬱於內，鬱而化熱故見心裡熱；氣機不能外達，失於溫煦則外有寒證。氣鬱則血行滯緩而又導致血瘀。血府逐瘀湯中以四逆散理氣解鬱，有切中病因之功；以桃紅四物湯活血化瘀，有未病先防之妙，兩者相得益彰，再加上桔梗、牛膝升降相因，則周身氣機調暢，血脈通達。

第二節　現代臨證概述

一、單方妙用

◎案　時復症

某，男，11歲。2009年7月8日初診。患者2年前出現雙眼奇癢，磨不適，結膜暗紅，畏光流淚，每年夏季天氣炎熱時症狀加重，氣候變涼爽後好轉或痊癒，曾在各級眼科醫院檢查後診斷為春季性結膜炎，中醫稱時復症，給予抗過敏、抗炎等治療，用2%的色甘酸鈉眼藥水、左氧氟沙星眼藥水、皮質醇眼藥水等，開始治療時有效果，但1週過後症狀恢復原狀。本次就診時症見：奇癢，磨不適，結膜暗紅，畏光，舌質淡紅，苔薄，脈細澀。診斷為時復症。辨證為瘀血阻絡。方用血府逐瘀湯加減治療。

處方：當歸10g，生地黃20g，川芎10g，芍藥、桃仁、紅花、赤芍、

048

甘草各 10g，僵蠶 6g，白蒺藜 15g，烏梢蛇 8g。5 劑，每日 1 劑，水煎服。

5 劑後，症狀減輕，再加減變化服用 4 劑後，結膜暗紅色減輕，囑其天熱時戴墨鏡，用 2% 的色甘酸鈉眼藥水、左氧氟沙星眼藥水鞏固療效，直到天氣轉涼時未發作。

◎案　貝賽特氏症

某，女，42 歲。已婚，以咽痛，吞嚥困難伴外陰搔癢半月，加重 3 天為主訴。1 年前，患者皮膚脫屑，起臥不安，口腔、咽部疼痛，曾治療。近半月上症加重，口腔、咽部疼痛，外陰搔癢，近 3 天患者病情加重，口腔及咽部疼痛加重，影響進食、進水。外陰灼熱疼痛，納差，心煩，舌質紅、苔薄，脈數。體格檢查：雙眼結膜充血，口腔及咽部可見多處黏膜潰瘍和白色假膜，心肺未見異常，腹軟，肝脾未及。婦科檢查：陰道黏膜全部被白色假膜覆蓋，尚有潰瘍形成。血液常規：白血球（WBC）15×10⁹/L，嗜中性球百分比（N%）86%，淋巴細胞百分比（L%）12%。診斷為貝賽特氏症。治以活血化瘀、理氣化痰、養陰清熱。方用血府逐瘀湯加減。

處方：桃仁、紅花、川芎、桔梗、柴胡、枳殼、黨參、浙貝母、桑白皮、沙參、連翹、生甘草、炙甘草各 10g，生地黃 30g，赤芍、牛膝、白芍、澤瀉、當歸各 15g，山楂、瓜蔞、黃耆、麥冬、蒲公英、金銀花、豬苓各 20g。

每日 1 劑，並配合靜脈注射頭孢替唑每日 2 次，每次 3g，Kalii Dehydrographolidi Succinas 每日 1 次，每次 0.2g，服上方 12 劑後，患者口腔、咽喉疼痛明顯減輕，口腔潰瘍轉好，灰白色纖維膜消失，外陰灼痛亦止。停止靜脈注射抗生素，繼服上方 30 劑，患者諸症消失，口腔、咽部黏膜正常。婦科檢查：陰道黏膜正常，痊癒出院。隨訪半年，病情無復發。

◎案　腦梗塞後呃逆

紀某，男，71歲，退休人士。2003年3月1日初診。因「腦梗塞」住院，治療1週後病情好轉，3月10日，飲熱水時引起嗆咳，遂即呃逆不止，劇烈時引起嘔吐，影響飲食和睡眠，口渴不欲飲，舌質略暗紅，苔黃膩。中醫診斷為呃逆。辨證為熱傷血絡、瘀血痹阻膈下。治以活血化瘀、理氣和胃。方用血府逐瘀湯加減。

處方：桃仁、當歸、生地黃各12g，赤芍、白芍、川芎、牛膝各9g，桔梗5g，枳殼6g，柴胡、甘草各3g。3劑，水煎服。

服上藥3劑後，呃逆減輕，繼服3劑而癒。

按呃逆一症，中醫認為是胃氣上逆所致。清代王清任對呃逆的發病機制和治法又提出了新的見解，在其所著《醫林改錯》中云：「因血府血瘀……故呃氣……無論傷寒、瘟疫、雜症，一見呃逆，速用此方，無論輕重，一付即效，此余之心法也。」此種呃逆為血瘀所致，故宗王清任，用血府逐瘀湯治癒。

◎案　下肢潰瘍

李某，男，64歲。2002年6月3日初診。患者素有右下肢靜脈曲張史，2個月前因外傷致右小腿潰破，自行包紮後仍堅持下田工作。曾在當地醫院間歇治療未癒，3天前傷處腫勢擴大，灼熱疼痛，右小腿傷口色黑糜爛，範圍約8cm×10cm，傷口肉色晦暗不鮮有滲液，邊緣凹陷，伴神疲倦怠，少寐心煩，口乾溲赤，大便祕結，舌質暗紅有瘀點，脈沉細澀。診斷為下肢潰瘍。辨證為瘀血凝滯經絡，局部氣血運行失常，外感淫毒蘊結肌膚。治以理氣活血祛瘀、清熱利濕解毒。方用血府逐瘀湯合黃連解毒湯化裁。

處方：生地黃 15g，川芎 6g，赤芍 15g，當歸 9g，柴胡 10g，牛膝 10g，丹參 15g，桔梗 9g，桃仁 6g，紅花 3g，連翹 10g，大黃 9g（後下），黃連 6g，黃柏 6g，梔子 9g，甘草 3g。3 劑，每日 1 劑，水煎服。外用消腫膏外敷。

二診：服上藥 3 天後，身熱燥渴已解，大便通，但傷口腫勢未消，仍有口渴納呆，遵上方加石斛、麥冬、天花粉各 10g，繼服上方 7 劑，外治同上。

三診：熱退，寐安，傷口腫勢漸消，死肌開始部分脫落。守原方加減，1 個月後複診，全身症狀消失，瘡面可見部分新鮮肉芽，改用十全大補丸善後。歷經 40 餘天，服藥 40 餘劑，創口腐肉脫盡，瘡面新鮮，基本癒合。

按下肢潰瘍屬中醫「臁瘡」範疇。俗稱「老爛腿」，好發於小腿下 3 分之 1 的內外側部位，多見於長期從事站立工作，或伴有下肢靜脈曲張的患者，創口經久難以收口，或雖經收口，每因損傷而復發，病程纏綿久治。本案患者病久失治，局部氣血運行受阻，脈絡失於通暢，綜觀患者又有寒熱、口乾便秘等症，故用血府逐瘀湯理氣活血祛瘀的同時，兼用黃連解毒湯清熱利溼，涼血解毒，使溼毒清，瘀血散，脈絡通暢，頑疾竭除。

◎案　反覆發熱

某，男，70 歲。因間斷發熱 1 年餘，於 2009 年 9 月 21 日初診。患者訴 1 年前無明顯誘因自感周身倦怠，肢節痠痛，體溫（T）37.3℃，自服感冒藥，體溫仍持續在 37.3～38.1℃，晝輕夜重，情志不遂時尤甚，伴口乾不欲飲，脅肋脹痛，煩躁易怒，夜間睡眠差，每夜睡眠 2～3 小時，大便乾結，小便黃。先後在多家醫院做尿液常規、血液常規、胸部 X 光、腹部超音波、顱腦 CT、結核菌素試驗等檢查，均未見異常，曾應用多種抗生素及清熱解毒中藥治療，均未奏效，故來診。就診時患者 T 37.7℃，血

壓（BP）130/80mmHg（1mmHg = 0.133kPa），心率（HR）72次／分，面色萎黃無華，皮膚乾燥，形體略瘦，舌質暗紅，苔薄黃，脈細澀。中醫診斷為內傷發熱。辨證為肝鬱氣滯、瘀血內阻。治以活血化瘀、疏肝解鬱。方用血府逐瘀湯加減。

處方：桃仁12g，紅花12g，生地黃12g，當歸12g，川牛膝12g，雞血藤9g，桔梗12g，柴胡9g，鬱金9g，甘草6g，炒酸棗仁15g。3劑，每日1劑，水煎服。

二診：患者情緒好轉，自感疲倦減輕，夜間睡眠4小時左右，T 37.5℃。效不更方，上方繼服5劑，諸症悉除。隨訪半年，未再發熱。

按長期低熱屬中醫學「內傷發熱」範疇。《靈樞·癰疽》曰：「營氣稽留於經脈之中，則血泣而不行，不行則衛氣從之而不通，壅遏而不得行，故熱。」說明瘀血停積於體內，氣血不通，營衛壅遏可引起發熱。清代王清任在《醫林改錯》中說：「後半日發熱，前半日更甚，後半日輕，前半日不燒，此是血府血瘀。血瘀之輕者，不分四段，唯日落前後燒兩時，再輕者，或燒一時，此內燒兼身熱而言。」該病例為內傷發熱，治療以活血化瘀為主，行氣疏肝解鬱、清心除煩為輔，以血府逐瘀湯加減。方中當歸、桃仁、紅花、雞血藤活血祛瘀；川牛膝祛瘀血、通血脈，並引瘀血下行，為方中主要組成部分；柴胡疏肝解鬱，並達清陽；桔梗寬胸行氣，使氣行則血行；生地黃涼血清熱，配當歸又能養血潤燥，使祛瘀而不傷陰血；炒酸棗仁有養心安神之功；鬱金疏肝解鬱、清心除煩；甘草調和諸藥。諸藥合用，達到活血化瘀、行氣疏肝、清熱除煩之目的。

◎案　肺間質纖維化

某，男，36歲。因咳嗽反覆發作2年餘，加重1個月，門診以「咳嗽」於2011年1月4日收入院。入院時患者精神差，面色暗滯無華，咳嗽，

痰少而黏，活動後胸悶、氣短，舌質暗紅，苔薄黃少津，脈沉細。胸部CT顯示：雙肺下葉呈網狀、結節狀改變，蜂窩肺。西醫診斷為肺間質纖維化。行抗炎藥物治療10天，症狀略有減輕，但患者口渴口苦，倦怠乏力，不能活動，活動則胸悶氣短，咳嗽喘憋。中醫辨證為氣陰虧虛、痰瘀互結。治以益氣養陰、化痰行瘀。方用血府逐瘀湯化裁。

處方：西洋參6g，川芎10g，桃仁10g，浙貝母10g，三七粉3g（沖服），地龍12g，麥冬15g，丹參20g，鬱金15g，炙枇杷葉10g，天花粉15g，焦山楂、焦神曲、焦麥芽各12g，炙甘草6g。每日1劑，水煎400ml，早晚2次溫服。

服10劑後咳嗽減輕，但活動後仍胸悶氣短、乏力，舌脈同上，上方去炙枇杷葉，加黃耆15g、赤芍10g，繼續服用30劑後，上述症狀消失。

按清代唐容川在《血證論》一書中指出「血瘀既久，亦能化為痰水」，「瘀血流注，亦發腫脹者，乃血變成水之證」，明確地提出瘀血、痰水相互膠結危害的病理機制，為臨床治療「痰挾瘀血，遂成窠囊」等疑難雜症提出了具體有效的方藥，堪稱痰瘀同治之大家。清代名醫葉天士對痰瘀相關學說卓有發揮，將眾多疑難、幽深、久耽之疾稱為絡病，首先創立了「久病入絡」學說，認為久病入絡，須考慮痰瘀互阻之證。對以上病例，根據醫家觀點，沿用醫家之方，進行辨證施治，喜獲桴鼓之效。

◎案　腦梗塞後性格改變

某，女，67歲。2010年8月12日初診。患者半年前無明顯誘因出現情緒不穩定，喜怒無常，徹夜不寐，曾在某精神病醫院診斷為「精神分裂症」，經治療，效不佳，遂由家人陪同來診。患者面色無華，性情焦躁，坐立不安，時而唉聲嘆氣，時而暗自嬉笑，口氣穢臭，喉中痰鳴，咯吐不盡，大便3～5日一行，質乾難解，小便色黃，舌質暗、苔薄黃，脈細

滑。顱腦 CT 示：大腦左側額葉皮質下腔隙性腦梗塞。治以活血化瘀、瀉火祛痰、寧心安神。方用血府逐瘀湯合癲狂夢醒湯加減。

處方：桃仁、紅花、赤芍、川芎、膽南星、鬱金各12g，益智仁20g，黃芩、石菖蒲、遠志、柴胡各6g，牡丹皮9g，梔子9g，大黃3g（後下），芒硝3g（後下），枳實6g，厚朴9g。7劑，每日1劑，水煎2次，取汁400ml，分2次溫服。

服後精神好轉，入夜稍能安眠，大便每日1次，質軟成形。上方去大黃、芒硝、枳實、厚朴，繼服10劑，配合維他命B6片口服。隨訪半年未發，現能適應家庭生活，能與人正常來往。

按無症狀腦梗塞多數患者可表現為頭暈、肢體麻木、性格改變、記憶力下降、精神異常等。該例患者主要為類似精神分裂的表現，依據症狀，結合舌苔脈象，認為腦絡瘀阻，神明不調，進而導致氣血逆亂於上，腦絡瘀滯，致氣滯血瘀，腦絡瘀阻，神明不調而致中風。「頭者，精明之府」，腦絡痹阻，則精神意識思考活動異常，進而出現類似癲狂之症狀。採用血府逐瘀湯合癲狂夢醒湯加減，諸症悉除。

◎案　坐骨神經痛

劉某，男，46歲，工人。1994年9月26日初診。患者左臀、大腿後側、小腿後外側疼痛間斷發作4年，活動受限11個月，加重半月。起始尚能忍受，但服消炎痛（吲哚美辛）、阿斯匹靈片，用針灸、按摩、牽引等療法均無效。近半月來，因左下肢劇痛而臥床不起，動則疼痛加劇，寢食不安，家人抬送入院就診。症見：表情痛苦，右側臥位，左坐骨神經分布區壓痛明顯，舌暗苔白膩，脈弦細。腰椎X光片顯示腰3－5椎體骨質增生。西醫診斷為左坐骨神經痛。中醫診斷為痹症。辨證為氣滯血瘀。治

以活血化瘀、理氣通絡。方用血府逐瘀湯加減。

處方：當歸 15g，桃仁 12g，紅花 12g，赤芍 12g，生地黃 15g，桔梗 15g，柴胡 12g，川芎 15g，牛膝 18g，黃耆 30g，杜仲 15g，烏梢蛇 15g，延胡索 15g，杭白芍 15g，香附 15g。6 劑，水煎服，每日 1 劑，囑睡硬板床。

服藥 6 劑，疼痛明顯減輕。效不更方，再進 10 劑，症狀基本緩解，行走自如。上方減柴胡繼服 6 劑，以資鞏固。隨訪 3 年，未再復發。

按坐骨神經痛屬於中醫學「痹症」範疇。風寒溼邪或氣血虛弱，跌仆損傷，均可致氣滯血瘀，經絡不通而痛。以血府逐瘀湯為主，輔以黃耆、杜仲、杭白芍扶正補虛，佐以烏梢蛇、香附加重理氣通絡之效，切中病機，標本兼治，雖非原方主症，卻效如桴鼓。

◎案　老年性皮膚搔癢

趙某，女，70 歲。2012 年 1 月 6 日初診。反覆皮膚搔癢 10 餘年，以雙下肢尤為明顯，可見皮膚脫屑、抓痕，甚至有血痂，遇熱及冬季加重。曾用中藥、西藥內服、外敷等，病情反覆發作。舌質暗苔薄白，脈弦細。西醫診斷為老年性皮膚搔癢。中醫診斷為風搔癢。辨證為血虛生風。治以活血養血、祛風止癢。方用血府逐瘀湯加減。

處方：黃耆 60g，當歸、生地黃、烏梢蛇各 30g，桃仁、紅花、枳殼、赤芍各 15g，川芎、牛膝各 10g，柴胡、甘草各 6g。7 劑，水煎服，每日 1 劑。

服藥後搔癢大減。上方加防風、白朮、製何首烏各 10g 以養血祛風，續服 7 劑。後服用六味地黃丸 2 個月，隨訪至今未復發。

按老年性皮膚搔癢多屬血熱、血虛，治療常以涼血、補血等為主。但是，患者前期的治療並不理想。病程長達 10 年，「久病致瘀」、「久病及

腎」，治療當養血活血，輔以祛風止癢。重用黃耆養血，配以當歸、生地黃、烏梢蛇養血活血祛風，桃仁、紅花、枳殼、赤芍、川芎行氣活血，以「治風先治血，血行風自減」輔以少許柴胡疏肝理氣，甘草調和諸藥。隨後加防風透玄府，白朮、製何首烏健脾養血。最後以六味地黃丸補腎以資鞏固。使氣血充沛，內風自滅，而搔癢止。

◎案　椎基底動脈供血不足

鄧某，男，55歲。2012年9月3日初診。近半月來因工作勞累，感頭暈、噁心、視物旋轉，查頸椎片顯示頸椎病。經顱都卜勒顯示椎基底動脈供血不足。用紅花黃色素、強力定眩片等治療無明顯緩解。既往無高血壓、梅尼爾氏症等病史。舌質淡苔滑，脈弦細。西醫診斷為椎基底動脈供血不足。中醫診斷為眩暈。辨證為氣虛血瘀。治以補氣活血化瘀。方用血府逐瘀湯加減。

處方：黃耆、黨參各40g，當歸、生地黃各30g，桃仁、紅花、枳殼、赤芍各15g，柴胡、桔梗、川芎、牛膝、天麻、甘草各10g。5劑，每日1劑，水煎服。

服藥後未再眩暈發作。再服5劑後改右歸丸口服3個月鞏固療效，隨訪至今未再復發。

按患者年過半百，加之案牘勞累，腎精虧虛，氣虛血瘀而致眩暈。重用黃耆、黨參補氣養血，當歸、生地黃補腎養血，桃紅四物湯養血活血，四逆散行氣活血，天麻平肝熄風定眩。藥證相符，故療效故佳。

◎案　血管性頭痛

李某，女，65歲。2010年6月21日初診。病史：反覆頭痛4～5年，曾在某醫院做頭顱CT檢查未見異常，診斷為血管性頭痛。否認高血壓

病、冠心病、糖尿病等病史。症見：反覆頭痛，左側為主，偶有頭暈，無噁心嘔吐，無胸悶心悸，肢體活動無異常，口唇淡暗，舌暗紅、苔白，脈弦細。西醫診斷為血管性頭痛。中醫診斷為頭痛。辨證為瘀血頭痛。治以活血化瘀止痛。方用血府逐瘀湯加減。

處方：桃仁、紅花、川芎、當歸、枳殼、水蛭各10g，生地黃、赤芍、牛膝、延胡索各15g，柴胡、甘草各6g。7劑，每日1劑，水煎服。

二診：6月28日。服藥後頭痛明顯減輕，無頭暈，口唇及舌淡暗，脈弦細。治以補氣活血化瘀為法，仍以血府逐瘀湯加減。

處方：黃耆、黨參各30g，桃仁、紅花、川芎、枳殼、水蛭各10g，當歸、生地黃、赤芍、牛膝各15g，柴胡、甘草各6g。7劑，每日1劑，水煎服。

服上藥7劑後患者頭痛緩解。其後以該方為主調理，隨訪1年餘，頭痛無明顯發作。

按本案頭痛日久，久病入絡，唇、舌淡暗，均顯示瘀血之象。黃煌教授緊扣瘀血之證，以血府逐瘀湯加減治之。初診時以活血止痛為法，考慮患者久病、久痛入絡，一般草木、金石之品難以搜逐，故以水蛭加強搜風化瘀通絡之力；以延胡索「專治一身上下諸痛」。二診時，頭痛緩解，考慮患者久病體虛，唇、舌俱淡，脈細，有氣虛之象，故加黃耆、黨參以益氣扶正助血行，增強療效。正如《醫林改錯·血府逐瘀湯所治症目》云：「查患頭痛者，無表症，無裏症，無氣虛、痰飲等症，忽犯忽好，百方不效，用此方一劑而癒。」透過本案治療還可看出，血府逐瘀湯長於行氣活血，但對於久病之人，尚需兼顧本虛。加用黃耆、黨參、水蛭以益氣活血通絡，活血而不傷正，可以久服調理，以奏全功。

中篇　臨床新見解

◎案　手部溼疹

梁某，女，44歲，醫院清潔人員。2007年5月19日初診。主訴：雙手掌肥厚粗糙，反覆蛻皮，時有皸裂2年，加重半年。檢查：雙手掌暗紅色斑塊，浸潤肥厚，表面乾燥粗糙，舌偏紅，苔薄白，脈細弱。

處方：血府逐瘀湯加蟬蛻10g，3劑。

二診：服藥期間雙手掌皮膚變薄變軟，無蛻皮及皸裂，停藥後有所反覆。舌脈如前。

處方：血府逐瘀湯3劑，每日1劑，水煎服。

2008年8月23日隨訪，皮損未發。

按手部溼疹屬溼疹的特殊類型之一。溼疹是由多種內外因素引起的真皮淺層及表皮炎症，一般認為與變態反應有關。西醫全身治療的目的在於抗炎、止癢，常用抗組織胺藥和鎮靜安定劑，有繼發感染者，加用抗生素；局部治療遵循外用藥物的使用原則，根據皮損特點選用氧化鋅油、3%硼酸溶液，及糖皮質激素霜劑、乳劑、糊劑、軟膏、硬膏、塗膜劑等。中醫強調辨證施治，全身治療多以清熱利溼或健脾滲溼為法，常用龍膽瀉肝湯或胃苓湯加清熱涼血藥或祛風止癢藥治療。本例根據反覆發作，病程遷延，以及皮損乾燥粗糙等特徵，以血府逐瘀湯活血化瘀，養血潤燥，並抗變態反應獲效。

◎案　唇炎

盧某，男，40歲。2011年11月11日初診。主訴：口唇乾裂2年。症見：口乾舌燥不欲飲，口唇麻癢感，下頜及唇周亦自覺麻癢感，夜間尤甚，無鼻乾眼乾，無胃痛胃脹，納食正常，二便可，夜寐安，舌暗紅有瘀斑、苔黃而乾，脈沉。西醫診斷為口唇周圍炎症。中醫診斷為唇炎。辨證為氣滯血瘀、失於濡養。治以行氣活血、健脾益陰。方用血府逐瘀湯加減。

處方：當歸10g，生地黃15g，桃仁10g，紅花10g，炒枳殼10g，赤芍15g，柴胡10g，甘草6g，桔梗10g，藿香10g，牛膝15g，烏梅6g，北沙參10g，山藥20g。21劑，每日1劑，水煎服。

服藥後患者訴口唇乾裂明顯減輕，麻癢感已無。

按口唇乾裂多為脾胃虛弱或陰液虧虛所致，但此患者口唇乾裂2年，且伴有口唇、唇周及下頜麻癢感，但口乾不欲飲水，夜間明顯，均為血瘀之象，考慮口唇乾裂為瘀血內停，津液不能上乘於口，「舊血不去，新血不生」，口唇失於濡養所致。治療不僅應健運脾胃，首當活血化瘀，行血濡潤，故以血府逐瘀湯加山藥健運脾胃，烏梅酸甘化陰，共奏良效。

◎案 耳脹

祝某，女，42歲。2011年9月21日初診。主訴：耳脹1個月。症見：雙耳脹悶不適，進食後明顯，聽力正常，此前用過多種方法如針灸、中藥、西藥等治療，均未見明顯好轉，伴有咽部不適，偶有泛酸，燒心，口乾，無頭暈頭痛，無胃痛胃脹，二便可，睡眠尚可，舌淡暗、苔薄白有瘀斑，脈弦。相關檢查均未見明顯異常。西醫診斷為功能性耳脹、慢性胃炎、逆流性食道炎。中醫診斷為耳脹、吞酸。辨證為氣滯血瘀、腎陰虧虛。治以行氣活血、補益腎陰。方用血府逐瘀湯加減。

處方：當歸10g，生地黃15g，桃仁10g，紅花10g，麩炒枳殼10g，赤芍15g，甘草6g，桔梗10g，牛膝15g，薑黃10g，白芍15g，熟地黃15g，酒山茱萸15g，茯苓15g，柴胡10g。7劑，每日1劑，水煎服。

二診：2011年9月28日，仍雙耳脹悶不適，進食、水後明顯，口乾，無胃脹胃痛，無燒心泛酸，舌紅苔薄中有裂紋、瘀斑，脈弦。繼服原方14劑。

三診：2011 年 10 月 12 日，雙側耳脹減輕，無耳鳴，說話有鼻音，自覺胃中有氣，無胸痛，口乾，舌淡紅苔薄白，脈弱。

處方：炒白芍 15g，陳皮 10g，柴胡 10g，甘草 6g，炒枳殼 10g，醋香附 10g，川芎 10g，炒白朮 15g，當歸 10g，天麻 10g，牡丹皮 10g，梔子 10g，蟬蛻 6g，薑半夏 9g，石菖蒲 10g。21 劑，服法同上。

四診：2011 年 11 月 11 日，咽乾，耳脹明顯減輕，偶有頭暈，腰痠，噯氣，舌淡苔薄白少津，脈沉細弱。

處方：當歸 10g，生地黃 15g，桃仁 10g，紅花 10g，枳殼 10g，甘草 6g，牛膝 15g，薑黃 10g，白芍 15g，熟地黃 20g，山茱萸 10g，玄參 10g，天花粉 10g，陳皮 10g。

繼服 21 劑。服藥後患者訴諸症較前明顯減輕。

按此患者聽力正常，僅自覺雙耳脹悶不適，經檢查排除雙耳器質性病變，屬功能性耳脹。除雙耳脹悶外，同時伴有燒心泛酸，咽部不適，結合舌淡暗苔薄白有瘀斑，脈弦，辨證為氣滯血瘀、腎陰虧虛，治以血府逐瘀湯加行氣藥及補益腎陰藥物治療，守方治療 21 劑後症狀較前好轉。三診考慮患者肝氣鬱結，上擾清陽，故以四逆散加減治療。四診患者實邪已衰其大半，腎陰虛明顯，故以血府逐瘀湯加熟地黃、山茱萸等補益腎陰藥治療，終獲良效。

◎案　吞酸

韋某，女，40 歲。2010 年 7 月 17 日初診。主訴：燒心泛酸伴胃脘脹痛 10 餘年。患者常有燒心泛酸，曾服 Omeprazole、Rabeprazole 等多種西藥治療，效果不甚明顯。來診時曾服中藥數月，用過疏肝和胃、清熱理氣、制酸等藥物。症見：燒心泛酸，胸骨後燒灼樣疼痛，胃脘脹痛，伴有

噯氣，二便尚可，舌暗紅有瘀斑、苔黃，脈弦。胃鏡示：逆流性食道炎（C級）；慢性淺表性胃炎。西醫診斷為胃食道逆流疾病。中醫診斷為吞酸。辨證為瘀熱互結。治以化瘀寬胸、清熱和胃。方用血府逐瘀湯加減。

處方：當歸10g，生地黃15g，桃仁10g，紅花6g，麩炒枳殼10g，赤芍15g，柴胡10g，甘草6g，川芎10g，牛膝15g，煅瓦楞子15g，竹茹10g，旋覆花10g（包煎），代赭石20g（先煎）。7劑，每日1劑，水煎服。

二診：2010年7月24日，仍胃脘部疼痛，胸痛，肋骨壓痛明顯，舌淡暗、苔薄白，脈滑。原方去瓦楞子、竹茹、旋覆花、代赭石，加桔梗10g、絲瓜絡10g、防風10g，繼服7劑。

三診：2010年7月31日，諸症好轉，仍偶有胸痛，納便可，舌淡、苔白膩，脈沉細。上方加麩炒蒼朮15g、薑厚朴10g，繼服7劑。服藥後患者訴其症狀較前明顯改善，囑前方繼服並注意生活調攝。

按患者既往胃食道逆流病病史較長，且經中西藥物治療無效，久病者，易氣機鬱滯，氣鬱則血凝。清代葉天士在《臨證指南醫案》中多次提及「初為氣結在經，久則血傷入絡」，「病久痛久則入血絡」。結合患者有胸骨後灼痛、舌暗紅有瘀斑、苔黃等表現，為有瘀熱之象，故用血府逐瘀湯化裁以活血化瘀、行氣止痛。患者泛酸明顯，胃酸上逆是病之由，故加瓦楞子以制酸，加竹茹、旋覆花、代赭石以和胃降逆。二診患者未訴泛酸，但胸痛、肋骨壓痛明顯，故減去瓦楞子、竹茹、旋覆花、代赭石，加桔梗、絲瓜絡、防風行氣活絡止痛。三診患者舌苔白膩，考慮溼滯胃脘，故增加麩炒蒼朮、薑厚朴行氣化溼。藥物得當，加之患者守方治療，最終獲得良好療效。

◎案 假性延髓性麻痺

趙某，男，75歲。患者素有頭暈、頭痛，因突然失語、偏癱、吞嚥困

難、飲水嗆咳1天，於2002年3月26日初診。經查頭顱CT等，臨床診斷為腦梗塞併發假性延髓性麻痺、輕度腦萎縮。予吸氧、擴血管，給予低分子右旋糖酐、能量合劑、血漿蛋白等治療2週後，偏癱有所改善，但語言和吞嚥功能未見好轉而症狀加重。又予中藥益氣復元、滋陰潛陽、調補脾胃等法治療10天，仍無好轉。症見：T 36.8℃，HR 80次／分，BP 130/80mmHg，呼吸平穩，形體消瘦，面色不華，表情淡漠，口角喎斜，舌強，發音無聲，飲水嗆咳，吞嚥困難，右半身不遂，舌偏，舌淡暗，苔白，脈弦細。治以活血化瘀、健脾養胃。方用血府逐瘀湯加調養脾胃之品。

服藥5劑後，患者發音有聲，言語斷續，能少量飲水，嗆咳明顯減少。繼服藥7劑，患者發音清晰，語言較前流利，能進半流食，少有嗆咳，患肢活動較前有力，語言及吞嚥功能恢復。

按本例中醫診為中風，失語，痿證。病初肝腎不足，陰虛陽亢，肝風內動。病至後期漸致脾氣虛弱，形瘦肉羸，血瘀經絡、筋脈不用，氣虛血瘀徵象明顯，故予活血化瘀法佐以調補脾胃治療，使中風不語和吞嚥功能障礙迅速得到恢復。古代醫家有「久病多虛」、「久病多瘀」的論述。本例因久病不癒，耗傷正氣，而致氣血陰陽皆虛，氣虛則推動無力，陽虛則溫煦無能，陰血虧虛則血脈不充，均導致氣血運行不暢，形成瘀血，而瘀血又可阻滯新血之化生，使虛者更虛，虛中夾瘀，病情纏綿難癒。而住院期間靜脈給予了大量支持補養的西藥，又予中藥一味壅補，其補之有餘而祛邪不足，故難奏效。用血府逐瘀湯加健脾益氣之品攻補兼施，使瘀血祛除，正氣恢復而頑症頓癒。

◎案　腦動脈硬化

楊某，女性，68歲。2003年8月21日初診。患笑症已近半載，無明顯誘因，發無定時，或二三日一發，或一日發二三次，陣發嬉笑，笑聲中

等，笑發時內心明瞭，但不能自控，每次發作 10 餘分鐘，止後如常。曾於西醫院多方檢查，排除精神疾患，疑為「腦動脈硬化」所致，口服改善腦循環藥物無效。症見：體胖，神清，應答自如，舉止正常，面色少華，舌略紅，舌下脈絡紫暗，苔白，脈沉細。投血府逐瘀湯化裁，2 劑知，4 劑癒。之後用血府逐瘀丸合天王補心丹緩調 1 個月，隨訪半年未復發。

按本案患者為心血瘀阻，心神失養而致笑不休。如《黃帝內經》云：「心者，君主之官，神明出焉。」「心氣虛則悲，心氣實則笑不休」。故予血府逐瘀湯治之而效。中醫認為心藏神，在志為喜，在聲為笑。又云：其意為心氣實則心志有餘而笑不休。由以上可知，「笑不休」病位在心，病性屬實。證之臨床，心氣實者不外乎心火亢盛，痰火擾心，頑痰滯塞心竅及心血瘀阻。而心火亢盛者多伴面紅目赤，煩熱燥急，少寐，溲赤，渴喜冷飲，舌紅乾，舌尖絳，脈數等火熱熾盛之徵象；痰火擾心者多伴見興奮狂亂，面目紅赤，舌尖紅，苔黃濁膩，脈滑數；頑痰內結，滯塞心竅者則見笑後時悲，目光呆滯，頭暈頭重，脘痞咯痰，舌體胖大，苔白厚膩，脈弦滑等症。本案患者既無心火亢盛之象，亦全無痰濁內盛之徵，雖然亦無瘀血的一般見證，但排除上述心火、痰濁致病的可能，又遵「怪病多瘀」，「久病多瘀」之說，從活血化瘀入手，藥到病除。

◎案　慢性肺炎性結節

侯某，男，51 歲。2010 年 8 月 2 日初診。患者乾咳半年，逐漸加重，未診治。6 月 22 日體檢時發現右肺陰影，於當地醫院給予清熱解毒中藥治療無效。7 月 6 日複查 CT 示右肺下葉結節影，直徑 1.5cm。考慮良性病變，建議複查，但未專門治療。高血壓史 20 餘年未吃藥。現乾咳晨甚，胸悶刺痛，舌紅有瘀點、苔黃、脈數。辨證為痰瘀互結、氣滯血瘀。治以活血化瘀、清瀉肺熱、化痰止咳。方用血府逐瘀湯合千金葦莖湯加減。

處方：蘆根、冬瓜子、貓爪草、山慈菇各30g，薏仁18g，桃仁、紅花、柴胡、枳殼、生地黃、赤芍、川芎、當歸、桔梗、三稜、莪朮各10g，甘草6g。7劑，每日1劑。

二診：2010年8月12日，患者訴服藥後乾咳減輕，胸悶刺痛感減，餘無不適。上方去三稜、莪朮，加黃芩10g、魚腥草30g，每日1劑，繼服21劑。2個月後複查胸部CT示右肺下葉小結節影明顯縮小，1年後複查胸部X光示肺內結節消失。

按葦莖湯作為治療肺癰之經典方劑，血府逐瘀湯作為治療胸中血瘀證之要方，卻被王晞星巧妙結合、有效應用於慢性肺炎性結節的治療中。其中，蘆根、葦莖二者出自同一種植物，又因葦莖供應較少，故以蘆根代之；瓜瓣多以冬瓜子代之。臨床上，需在辨證基礎上配合其他藥物運用，而此類疾病多責之痰瘀互結、氣滯血瘀，故多與化痰止咳的紫菀、款冬花、浙貝母、木蝴蝶，清泄肺熱的黃芩、魚腥草，破血行氣的三稜、莪朮等藥物合用，並酌加具有軟堅散結作用的僵蠶、貓爪草、山慈菇等藥，使證有主方，病有主藥，藥有專司，效如桴鼓，從而快速有效地切中病機並獲得療效。

二、多方合用

本方在臨床中應用廣泛，常與其他經方、時方合方應用。

(一) 參芪合血府逐瘀湯加減冠心病多支病變重度狹窄

◎案

劉某，男，60歲。2013年6月25日初診。患者於5年前因勞累後出現胸痛伴氣短、乏力等症，近1週加重，曾於某醫院診斷為冠心病，經冠

狀動脈造影證實屬冠狀動脈（簡稱「冠脈」）多支病變，患者拒絕手術及介入治療，為求中藥治療，故來診治。症見：胸痛、氣短，活動後加重，伴左肩背放射痛，休息或口服速效救心丸後可緩解，飲食可，夜寐可，二便和。既往否認糖尿病、高血壓病史。體格檢查：BP 110/70mmHg，HR 69次／分，律齊，未聞及病理性雜音，雙肺呼吸音清，未聞及乾溼囉音，舌質淡紫，苔薄白，脈沉澀。輔助檢查：三酸甘油酯（TRIG）1.72mmol/L。心電圖示：竇性心律，ST-T 改變。曾於 2012 年 4 月行冠脈 CTA 示：右冠脈後降支狹窄＞75%，左前降支狹窄＞75%。為進一步診治，於 2012 年 5 月行冠狀動脈血管攝影示：左冠脈主幹遠段局限性狹窄 60%、前降支近段局限性狹窄 70%。右冠脈左心室後支節段性狹窄 75%。西醫診斷為冠心病、心絞痛。中醫診斷為胸痹。辨證為氣虛血瘀。治以益氣活血化瘀。方用參芪合血府逐瘀湯加減。

處方：黃耆 40g，太子參 10g，當歸 20g，桃仁 15g，紅花 15g，赤芍 20g，柴胡 15g，川芎 20g，牛膝 30g，地龍 30g，雞血藤 30g，土鱉蟲 10g，水蛭 7g，瓜蔞 20g，鬱金 20g，全蠍 5g，甘草 10g。14 劑，每日 1 劑，水煎服，分早晚 2 次溫服。

二診：自訴胸痛發作次數減少，氣短，前方改黃耆 50g、太子參 15g 以增補氣之功，繼服 14 劑。

三診：患者自訴偶有胸痛時作，活動後加重，前方加僵蠶 10g、蜈蚣 1 條以增加通絡止痛之功，繼服 14 劑。

四診：患者自訴胸痛明顯減輕，偶有氣短，後背痛時作，前方加狗脊 20g、三七 10g 以散瘀定痛，繼服 14 劑。

五診：自訴諸症好轉，活動後偶有胸痛、氣短，偶有胃脘部不適，前

方加砂仁 25g、茯苓 20g、炒白朮 20g 以防久服活血化瘀之品傷及脾胃。

隨後患者持續服用參芪合血府逐瘀湯加減 1 年餘，自覺症狀好轉，故 2014 年 12 月複查冠脈 CTA 示：右冠脈近、中段管腔狹窄小於 50%，遠端管腔狹窄約大於 50%，左主幹、前降支遠段狹窄小於 50%，左迴旋支管腔狹窄小於 50%。

按血因氣而瘀，氣虛無力運血而致瘀血痹阻心脈，此類瘀血胸痹心痛，純以活血化瘀治療，則難以取效，必須益氣為主，輔以活血通絡，才能達到氣旺血行、絡通痛止之目的。本方以黃耆、太子參補氣為主，以統血之運行，具有益氣扶正，氣血行則瘀祛之力。當歸、川芎、紅花、赤芍、桃仁等皆為活血之品。諸活血藥配於益氣藥之中，以助氣旺血行之作用。柴胡以調理氣機，助行血祛瘀；佐當歸以滋陰養血潤燥，使祛瘀而不傷陰血；水蛭、僵蠶、蜈蚣、地龍等蟲類藥通經活絡化瘀，以暢通長期氣血凝滯的心絡；從現代藥理分析，黃耆有保護心肌細胞膜的作用；太子參、當歸、桃仁等均可抗血栓形成，抗缺血所致損傷；赤芍有抗動脈粥狀硬化作用；川芎能擴張冠脈，抗血栓形成；葛根中所含葛根素具有降低心肌耗氧量，增加冠脈血流量，保護缺血心肌作用。水蛭、地龍、土鱉蟲等有抗凝、抗血栓、促纖溶及增加心肌血流量作用。

(二) 血府逐瘀湯合止痙散加減治療偏頭痛

◎案

某，56 歲。2012 年 10 月 21 日初診。患者頭痛 3 年有餘，近年不斷加重，發作時痛不欲生，痛在頭頂不移，痛如錐刺，甚則用手擊頭，或捶胸頓足，抱頭呼號。曾到多家醫院，服用止痛藥、安眠藥、打止痛針，效果不明顯，納呆，眠差，血壓不高。2011 年 8 月曾有心電圖檢查顯示輕度

心肌缺血，偶有胸悶。症見：體胖，舌質暗，有瘀斑、瘀點，舌薄白，脈沉澀。診斷為偏頭痛。辨證為痛久入絡、瘀血頭痛。治以活血通絡、化瘀止痛。方用血府逐瘀湯合止痙散加減。

處方：桃仁 10g，紅花 10g，川芎 10g，赤芍 10g，當歸 10g，生地黃 10g，川牛膝 15g，枳殼 10g，柴胡 10g，全蠍 10g，炙蜈蚣 2 條（研末）。3 劑，每日 1 劑，水煎服。

二診：10 月 24 日，頭痛明顯減輕，飲食增加，睡眠改善。上方加炙僵蠶 6g、蔓荊子 10g、細辛 3g，續服 3 劑。

三診：10 月 27 日，頭痛消失，生活如常，要求再服用 3 劑，以鞏固療效。

按該患者病日久，頭痛程度可謂甚矣「久病入絡」、「久病必瘀」。清代醫家王清任大倡瘀血之說，《醫林改錯・頭痛》論述血府逐瘀湯證時說：「查患頭痛者，無表症，無裏症，無氣虛、痰飲等症，忽犯忽好，百方不效，用此方一劑而愈。」本例用血府逐瘀湯方以桃仁、紅花等為君藥；以當歸、川芎、赤芍等為臣藥，以增強活血化瘀的藥力；生地涼血清熱，合當歸以養陰血，使祛瘀而不傷正；柴胡、枳殼疏肝理氣使氣行則血行；牛膝活血祛瘀，並能引瘀血下行而清；枳殼宣降胸中氣機。諸藥共奏活血祛瘀，使絡脈暢通，通而不痛，頭痛得消。方中用止痙散（全蠍、蜈蚣）熄風止痙，通絡止痛，以增強祛風解痙作用，並加用僵蠶這些蟲蟻搜剔之品，更加強熄風祛風、散結止痛作用；加細辛芳香通絡、辛散定痛；蔓荊子能散風熱、清利頭目，為治療偏正頭痛之至品，以助其治頭痛效力。

中篇　臨床新見解

（三）歸脾湯合血府逐瘀湯加減治療呆病

◎案

某，男，65歲。2014年6月6日初診。主訴：反應遲鈍、健忘6個月餘。症見：患者6個月前無明顯誘因出現言語重複、反應遲鈍、記憶力下降，常有丟三落四現象，神情呆滯，表情淡漠，語音清晰，語聲低微，善悲欲哭，倦怠懶言，神疲乏力，眠可，飲食差，舌質暗紫，脈弦細滑，二便基本正常。患者既往高血壓病6年，降壓藥物服用不規律。患者曾於2010年4月2日因腦梗塞入院治療，經治療後未遺留明顯後遺症狀。遂於當地醫院就診，以「腦梗塞」為診斷治療月餘後，病情較前稍減輕，但此後病情逐漸加重，近1週來出現煩躁、強哭及不識親屬，為進一步明確診療，遂來求診。體格檢查：形體偏胖，步態正常，慢性病容，伸舌左偏，左側鼻唇溝稍變淺，四肢肌力、肌張力基本正常腱反射存在，查多克徵（＋），左側巴賓斯基徵（＋）。頸動脈彩色超音波顯示：雙側頸部動脈粥狀硬化並斑塊形成。心電圖顯示：前側壁T波改變。頭顱MRI顯示：多發性腦梗塞，顱內動脈多發硬化及重度狹窄，腦萎縮，腦白質脫髓鞘。西醫診斷為血管性痴呆、多發性腦梗塞、冠心病缺血性心肌病型、高血壓病3級（極高危）。中醫診斷為呆病。辨證為心脾兩虛、瘀血阻絡。治以健脾養心、益氣化瘀。方用歸脾湯合血府逐瘀湯加減。

處方：黃耆90g，川芎12g，當歸12g，桃仁12g，枳殼15g，白朮12g，茯苓12g，川牛膝12g，赤芍15g，生龍骨、生牡蠣各30g（先煎），葛根30g，生地黃30g，桔梗3g，水蛭10g，遠志11g，炙甘草6g。14劑，每日1劑，水煎服，早晚分服。

以上方為基礎方加減治療1個月餘，患者無煩躁現象，精神狀態明顯

好轉，但仍記憶力差，時有強哭。仍以上方加減服用 3 個月餘，患者反應力較前好轉，記憶力改善，已無言語重複，情緒基本穩定，近事記憶較前有所好轉，強哭症狀未再出現，日常生活能夠基本自理。

　　按患者為老年男性，平素異常喜歡肥甘厚味之品，長期飲食不節，導致脾胃損傷，健運無權，水穀精微不可正常運化，痰濁內生，痰鬱相互膠結日久導致氣血運行不暢。中風後患者多可能出現陰陽失調，氣血逆亂，又加上痰瘀互結，阻於腦絡而發為此病。《靈樞‧邪客》記載曰：「心者，五臟六腑之大主也，精神之所舍也。」《靈樞‧本神》說：「心氣虛則悲，實則笑不休。」心氣不足，則哭笑無常。腦梗塞患者常會出現哭笑失常之臨床症狀，中醫學認為這與心主神志的功能失調有密切關係。此病為本虛標實之證，以心脾虧虛為本，痰濁瘀血上蒙清竅為標，精神萎靡、腦神失養則健忘、反應遲鈍。《醫林錯改》中指出：「元氣既虛，不能達於血管，血管無氣，必停留為瘀。」治療的關鍵環節在於健脾養心，益氣化瘀。歸脾湯是治療因思慮過度導致的氣血虧虛、心脾兩虛，而全方配伍具有健脾養心、益氣補血之臨床效果。血府逐瘀湯是治療瘀血內阻的常用處方，具體功效是活血化瘀、行氣止痛。上述 2 方合用則使氣血生化有源，氣旺則血行，氣血同治，既可行血分之瘀滯，又可解氣分之鬱結，達到活血而無耗血之慮，行氣又無傷陰之弊的較好臨床效果。方中黃耆、葛根、桔梗皆有升舉清陽之效；川牛膝則引血下行，升降相因，既可升達清陽，又可降瀉下行；赤芍、枳殼、桃仁、川芎以活血行氣；再加上生黃耆、白朮、茯苓以健脾益氣，氣血調和；生龍骨、生牡蠣以重鎮安神，改善睡眠。諸藥合用，共奏益氣化瘀、鎮靜安神、健脾養心之效。

(四)小陷胸湯合血府逐瘀湯加味治療病竇症候群

◎案

吳某，男，59歲，農民。1999年10月7日初診。訴胸悶如窒1年餘，加重2個月，於1年前冒受雨淋及過食肥甘厚味之品而發胸悶如窒，氣短。平時患者亦嗜好飲酒，近2個月症狀加重，曾在某醫院就醫，確診為病竇症候群。經口服阿托品片等藥物，症狀未改善，並出現煩躁，失眠等症。遂來求診中醫。症見：胸悶如窒，氣短，頭困重，嗜睡，口苦，口黏，大便黏滯不爽，3～6天1次，舌質淡紅，苔黃厚膩，脈遲，節律不齊。BP 120/60mmHg，HR 42次／分，竇性停搏，心律不齊。西醫診斷為病竇症候群。中醫診斷為胸痹。辨證為痰濁互結、阻滯心脈。治以寬胸滌痰泄濁、活血化瘀。方以小陷胸湯合血府逐瘀湯加味。

處方：瓜蔞20g，半夏、黃連、枳實各10g，大黃6g，鬱金、桃仁、紅花、赤芍、牛膝、葛根各10g，丹參30g。5劑，每日1劑，水煎服。

服5劑後，患者諸症消失，HR 65次／分，律齊，又服10劑，HR已達65～75次／分，隨訪2年，症狀未復發。

(五)血府逐瘀湯合生脈湯並用治療充血性心力衰竭

◎案

某，男，72歲。患高血壓、冠心病10餘年，曾因心力衰竭住院治療多次。此次因外感誘發病情加重，經用抗感染、強心利尿及血管擴張劑治療月餘未效。臨床表現：心悸、氣短、咳喘持續不解、不能平臥、咯大量白色泡沫痰、動則喘甚、心胸煩悶、脘腹脹悶、納呆、口乾、尿少。BP 150/100mmHg，端坐呼吸，面目水腫，唇甲發紺，頸靜脈怒張，肝頸靜脈

反流徵（＋），兩肺底溼囉音，全肺可聞及哮鳴音。HR 120 次／分，可聞及早期收縮，5～7 次／分，心界向左擴大。肝於右肋下 4cm 處可觸及，質中等，觸痛，雙下肢水腫（＋＋＋）。X 光示：兩肺紋理增多，心臟向兩側擴大。心電圖示：電軸左偏，左心室肥大，V1～V5 ST-T 改變，顯示心肌缺血。西醫診斷為冠心病，心力衰竭Ⅲ度。中醫診斷為胸痹。辨證為心腎陽虛、血瘀水泛。治以益氣溫陽、活血利水。原西藥繼用，再予血府逐瘀湯合生脈湯加減。

處方：人參 10g，麥冬 12g，五味子 10g，熟地黃 10g，當歸 12g，赤芍 10g，川芎 9g，桃仁 10g，紅花 10g，柴胡 12g，枳實 3g，甘草 3g，牛膝 15g，茯苓 10g，澤瀉 10g，車前子 18g，黃耆 10g，白朮 15g，肉桂 5g，葶藶子 12g，焦山楂、焦神曲、焦麥芽各 20g。6 劑，每日 1 劑，水煎服。

上藥服 6 劑後水腫、咳喘大減，能高枕入睡，HR 降至 92 次／分，兩肺囉音及哮鳴音明顯減少，繼原方再服 10 劑，生活能自理，心力衰竭得以糾正，隨訪半年未復發。

按頑固性心力衰竭是內科危急重症，是各種心臟病的主要併發症，屬本虛標實，陽虛血瘀水泛。其病位在心與肺、脾、腎、肝多臟器相關。屬中醫學心悸、喘證、水腫範疇。治以益氣溫陽、活血利水。方中，人參、肉桂、黃耆、白朮，補氣溫陽健脾；當歸、赤芍、川芎、桃仁、紅花、牛膝活血化瘀；澤瀉、車前子、葶藶子、茯苓利水消腫；柴胡、枳實舒肝行氣，以助活血；麥冬、五味子，配合人參生津復脈，故而患者服用後有較鞏固的療效。

（六）血府逐瘀湯合萆薢滲濕湯治療下肢血栓性淺靜脈炎

◎案

吳某，男，59歲，棉紡廠工人。2003年6月20日初診。主訴：右小腿內後側出現硬索狀物腫痛半月，站立或行走時脹痛加重，抬高患肢後可減輕。患者原有下肢靜脈曲張病史6年餘，平素喜食肥甘，嗜酒。檢查見右小腿內下2分之1處及後側皮內可觸及硬索狀物，迂曲，長約5.5cm，有壓痛，索狀物周圍大片皮膚紅熱疼痛，輕度腫脹，體溫正常，舌質紅暗，苔黃膩，脈弦。西醫診斷為右小腿血栓性淺靜脈炎。辨證分析為原有靜脈曲張，復長久站立，損傷脈絡，又兼素有濕熱，濕熱瘀血阻結蘊毒，而成「惡脈」之證。治以行瘀通絡、清熱解毒利濕。方用血府逐瘀湯加減。

處方：當歸15g，桃仁10g，紅花10g，柴胡10g，枳殼10g，萆薢15g，赤芍10g，川芎10g，牛膝15g，丹參15g，薏仁15g，黃柏10g，豬苓12g，車前草15g，蒲公英15g，紫花地丁15g。

以上方加減，水煎，內服治療20餘日，諸症消退，硬索狀物已不能觸及而治癒。治療期間，患者照常工作。

按血府逐瘀湯出自《醫林改錯》，為治療血瘀胸中，阻礙氣機之胸痛、憋悶的常用方。現代以本方加減，為治療多種瘀血病症之主方。方中當歸、川芎、赤芍、桃紅、紅花為活血祛瘀要藥；牛膝祛瘀通脈並引藥下行；柴胡、枳殼理氣行氣，使氣行則血行。萆薢滲濕湯出自《瘍科心得集》，具有清熱利濕之功，其中萆薢作為主藥，其味苦平，氣薄，為除濕要藥，前人有萆薢「治濕最長」之說；薏仁、茯苓、澤瀉皆為淡滲利濕清熱之品，使濕熱之邪由下而去；黃柏入下焦能清熱除濕。兩方合用共奏行瘀通絡，清熱利濕之效，與本病病因病機相符，臨床實踐說明兩方配合應

用並適當化裁，可獲得滿意療效。

（七）黃連溫膽湯合血府逐瘀湯加減治療胸痹

◎案

某，女，66 歲。2015 年 3 月 2 日初診。患者於 10 小時前重體力勞動後突然出現胸痛，伴左肩背放射痛，並伴有胸悶憋氣、心慌，無咳嗽、咯血等症狀，無噁心嘔吐，舌下含服科學中藥藥丸 10 粒，約 5 分鐘症狀緩解；之後又發作多次，症狀有加重趨勢；現特來就診。症見：神志清，精神差，胸痛，呈刺痛樣，伴左肩背放射痛，胸痛發作時胸悶憋氣明顯，心慌，肢體困倦，乏力，平素痰多、色黃，易煩躁；納差，多夢、眠差，小便色黃，大便祕結；舌質紫暗，舌下脈絡迂曲，苔黃厚膩，脈弦滑。既往冠心病病史 30 餘年，高脂血症病史 5 年，均未規律服藥；有冠心病家族史。患者來診時心絞痛發作，立即囑舌下含服科學中藥藥丸 15 粒，約 15 分鐘疼痛緩解。西醫診斷為冠心病心絞痛。中醫診斷為胸痹。辨證為痰瘀互結、熱擾心神。治以化痰祛瘀、清心安神。方用黃連溫膽湯合血府逐瘀湯加減。

處方：清半夏 12g，陳皮 12g，黃連 6g，茯苓 30g，竹茹 12g，枳實 12g，當歸 12g，紅花 6g，川芎 12g，赤芍 12g，地龍 12g，三七粉 6g（沖服），蓮子心 6g，淡竹葉 9g，酸棗仁 12g，麥冬 15g。7 劑，每日 1 劑，水煎服。

7 天後患者複診，胸痛發作次數減少，疼痛程度減輕，胸悶憋氣、心慌、肢體困倦、痰多等症狀明顯減輕，繼服 14 天後複診，胸痛未再發作，諸症明顯減輕。

按患者年老久病，精氣虧損，「氣能行津」、「氣為血之帥」，精氣虛少則津血不得運化，聚為痰濁、瘀血，痰瘀痺阻，日久化熱，諸邪夾雜為病；痰瘀痺阻心脈，故發為胸痛及肩背放射痛；痰熱阻肺，故平素痰多、色黃，邪侵胸膺，氣機逆亂，故胸悶、憋氣，痰熱擾心，故夢多、易煩躁；痰溼困脾，脾不運化，氣血津液無以化生，全身肌肉失養，故肢體困倦、乏力。舌脈俱為瘀血、痰熱之象。方中清半夏、當歸、紅花為君藥，清熱化痰、養血活血；陳皮、茯苓、竹茹、枳實、川芎、赤芍為臣，助君藥化痰祛瘀之力；佐以黃連、蓮子心、淡竹葉清心安神。全方多以攻伐之藥為主，故使以酸棗仁、麥冬養陰生津，並兼有清心安神治療熱擾心神之失眠。諸邪得去，則氣機升降有條，心氣舒暢，心脈自通，通則不痛。

(八) 血府逐瘀湯合生脈散治療冠心病

◎案

陳某，女，49歲。1997年11月14日初診。患者反覆心悸胸悶，陣發左胸痛2年，就診前3天上述症狀加重，伴氣短、舌質暗、苔薄白、脈沉細結代。查體：心界不大，律不齊，可聞及早期收縮5～7次／分，HR 81次／分，未聞及雜音。BP 115/70mmHg，心電圖頻發多源早期收縮，Ⅱ、Ⅲ、aVFT波低平。中醫診斷為胸痹、心悸。辨證為氣虛血瘀。治以血府逐瘀湯合生脈散加黃耆40g、苦參15g、石菖蒲15g，5劑。

服後自覺症狀減輕，心電圖仍頻發心房早期收縮。繼服方7劑，自覺諸症緩解，心電圖示早期收縮消失。上方繼服10劑，心電圖大致正常。

按冠心病屬中醫學「胸痹」、「心悸」範疇，其主要病機為氣虛血瘀，脈氣不相接續。本方以川芎、當歸、桃仁、紅花、牛膝、丹參活血化瘀；枳殼、桔梗開胸順氣；重用黃耆補氣益心，扶正陽氣；人參、麥冬、五味

子、生地黃養陰生津，清心生脈；苦參調節心律；石菖蒲開心竅，全方補氣活血化瘀，使氣血旺盛，陰陽相濟，血脈通暢，補而不滯，療效滿意。

(九) 血府逐瘀湯合四妙勇安湯加減治療肺動脈高壓

◎案

陳某，男，25歲。2010年4月16日初診。病史：因反覆暈厥3年餘，胸痛、咯血1年餘就診，曾在多家大醫院診療，診斷為「肺動脈高壓原因待查，肺血管炎併原位性血栓形成」，病因不明，療效欠佳。症見：反覆出現大量咯血、血色鮮紅、胸悶等，就診時服用威而鋼、波生坦、糖皮質激素（後因股骨頭壞死改用環磷醯胺）等藥物。體格檢查：HR 70次／分，律不齊，頻發早期收縮，三尖瓣區、肺動脈區可聞及收縮期Ⅲ／Ⅵ雜音。腹平軟，無壓痛和反跳痛，肝稍大，肋下一橫指可觸及，脾肋下未觸及。動態心電圖示：不完全性右束支傳導阻滯；心房早期收縮；頻發心室早期收縮。超音波心動圖示：肺動脈內徑增寬；右心房、右心室明顯增大，右心室壁增厚；三尖瓣前葉部分腱索斷裂可能並關閉不全（中－重度）；肺動脈瓣關閉不全（中度）；肺動脈高壓（重度，肺動脈壓為128mmHg）；主動脈關閉不全（輕微）；左心室收縮、舒張功能正常。舌暗紅、少苔，脈細、結。西醫診斷為肺動脈高壓。中醫診斷為血證（咯血）。辨證為瘀毒內阻、血熱妄行。治療仍使用原服之西藥，同時根據中醫辨證，以活血化瘀、涼血解毒為治法。方選血府逐瘀湯合四妙勇安湯加減。

處方：桃仁、紅花、川芎、當歸、枳殼、甘草各10g，生地黃、白芍、牛膝、黃芩、玄參、金銀花、連翹、丹參、紫草各15g，柴胡6g。每日1劑，水煎服，連服3月餘。

中篇　臨床新見解

二診：7月20日，仍有少量咯血，口乾，胸悶較前減輕，但全身乏力，因皮膚毛囊炎而皮膚搔癢，舌暗紅、少苔，脈細微數。辨證為血瘀熱毒，並有氣虛之象。藥見顯效，仍以血府逐瘀湯合四妙勇安湯加減。

處方：上方加黃耆30g、三七粉15g。如法煎服，繼續治療3月餘。

三診：11月9日，未再出現咯血，活動後有輕度胸悶、疲倦，舌暗紅、少苔，脈細。因出現股骨頭壞死，西藥改糖皮質激素為環磷醯胺，並配合科學中藥複方血栓通膠囊口服長期治療。後複查超音波心動圖：肺動脈壓降至73mmHg。隨訪近1年，病情穩定，偶有少量咯血，下肢乏力改善，尤其近半年未再咯血，可從事一般日常活動。

按本案病情複雜，病史較長，主要診斷：肺動脈高壓及肺血管炎並原位性血栓形成。之前多次治療仍有反覆大量咯血，並因激素治療出現股骨頭壞死。治療難度較大。初診時肺動脈高壓較嚴重，反覆咯血，中醫辨證為血證（咯血），屬瘀毒內阻、血熱妄行。正如前賢所云：離經之血即為瘀血；瘀血不去，則血脈不通，致咯血反覆。結合辨病，血管炎屬熱毒內蘊之症。故而治以活血化瘀，兼涼血解毒止血。二診時咯血已經減少，疲倦乏力，中醫辨證屬血瘀熱毒，並有氣虛之象，故原方繼用，加用黃耆、三七粉，益氣養血活血。三診時，改為長期口服複方血栓通膠囊，此後症狀明顯改善，偶有少量咯血，肺動脈壓亦明顯下降。黃煌教授始終掌握瘀血為基本病機，以血府逐瘀湯為主方（服用半年餘），臨證加減，獲得良好效果。

（十）血府逐瘀湯加六味地黃湯加減治療視物模糊

◎案

李某，男，50歲。2009年6月初診。有糖尿病史5年。主訴：視物模糊，進行性視力下降半年餘。自訴近半年感視物模糊，視力下降，伴頭

量、口乾、煩躁、指端麻木感，夜間全身有發熱感，舌邊有瘀斑，苔少，脈弦細數。辨證為瘀血阻絡、肝腎陰虛。治以活血化瘀、滋陰柔肝。方用血府逐瘀湯加六味地黃湯加減。

處方：桃仁10g，紅花10g，生地黃15g，赤芍15g，當歸10g，川芎10g，柴胡10g，桔梗10g，牛膝10g，枳殼10g，山藥30g，山茱萸15g，茯苓30g，牡丹皮10g。7劑，每日1劑，水煎服。

上藥服7劑後，視力有改善，視物模糊減輕，再服7劑，視力明顯恢復，視物模糊，口乾，夜間發熱感明顯減輕，目前間斷在門診服中藥，基本症狀改善，一般情況尚可。

按對糖尿病病機認識，逐漸突破了陰虛燥熱立論，也不再單純依據上、中、下三消劃分為綱要辨論，據文獻報導，發現瘀血阻絡症候貫穿於糖尿病的全過程，瘀血呈現的症候多數兼夾於其他證型中，乃因溼熱、陰虛、氣虛、陽虛的病理變化，均產生不同程度的瘀血，「久病入絡」瘀血阻於眼部血絡則視物模糊，阻於四肢則手足麻木，舌質紫暗，舌下絡脈曲張更是其明證。

（十一）血府逐瘀湯加四妙散加減治療出汗

◎案

胡某，男，64歲。2009年10月初診。全身出汗1年餘，一直口服中藥玉屏風散、當歸六黃湯、牡蠣散加減治療無效，曾行直腸癌切除術史，1年多來不因外界因素及季節影響，白晝時時蒸蒸汗出，汗黏，夜間尚不明顯，熱勢不盛，伴頭昏，心悸，納差，乏力，腰腿痠軟無力，下肢冷，口膩，症見：面色晦暗，身體消瘦，舌暗紅，舌面及舌邊均有瘀斑，唇

暗，苔黃厚膩，脈弦澀，舌下脈絡曲張。辨證為瘀血阻絡、溼濁鬱滯。治以活血化瘀、利溼化濁。方用血府逐瘀湯加四妙散加減。

處方：生地黃 15g，當歸 10g，川芎 10g，赤芍 15g，桃仁 15g，紅花 6g，柴胡 15g，枳殼 15g，牛膝 10g，桔梗 10g，蒼朮 15g，薏仁 30g，黃柏 5g，浮小麥 30g。7 劑，每日 1 劑，水煎服。

服上藥 7 劑後，出汗減少，訴胃部脹悶不適。去生地黃，加厚朴 15g、砂仁 10g（後下），繼服 7 劑，出汗明顯減少，苔厚膩減輕，胃納增加，目前在門診隨訪。

按對於汗症的辨證，臨證當著重辨別陰陽虛實，一般來說，汗症以虛證多見，自汗多屬氣虛不固，盜汗多屬陰虛內熱，也有因肝火，溼熱等邪熱鬱蒸而致，則屬實證，病久出現陰陽虛實夾雜的情況。臨床虛證多採用益氣養陰，固表斂汗；實證當清肝瀉熱，化溼和營；虛實夾雜則據虛證的主次適當兼顧；但臨床上治療效果並不佳，正如《景岳全書‧汗證》認為：「自汗盜汗，亦各有陰陽之證，不得謂自汗必屬陽虛，盜汗必屬陰虛。」《醫林改錯‧血府逐瘀湯所致之症目》說：「竟有用補氣、固表、滋陰、降火，服之不效，而反加重者，不知血瘀亦令人自汗、盜汗，用血府逐瘀湯。」對血瘀導致自汗、盜汗的治療做了補充。

(十二) 血府逐瘀湯加酸棗仁湯加減治療不寐

◎案

王某，女，45 歲。2008 年 8 月 2 日初診。主訴：失眠 3 個月，3 個月來入睡困難，多夢，易醒，有時徹夜不眠，性情急躁易怒，心煩心悸，月經量少，連綿不斷，色黑，腰膝痠軟，口乾苦，食少，舌暗紅，苔白膩，

舌下脈絡紫暗，脈弦數。一直在某醫院口服中藥逍遙散、歸脾湯等加減治療效果不佳。分析臨床症狀，辨證為肝鬱血瘀、心神不寧。治以疏肝解鬱、化瘀安神。方用血府逐瘀湯加酸棗仁湯加減。

處方：生地黃 15g，當歸 10g，川芎 10g，赤芍 15g，桃仁 15g，紅花 10g，柴胡 10g，枳殼 15g，牛膝 10g，酸棗仁 30g，知母 15g，茯神 30g，鬱金 15g。5 劑，每日 1 劑，水煎服。

二診：訴睡眠時間增加，易入睡。續服 7 劑，夜寐恢復如期，兩年無復發。

按不寐傳統中醫基本病機是氣血及臟腑功能失調，陰虛於內，陽浮於外，陰陽失和，心神不寧所致。現代人生活節奏快，工作壓力大，情志易鬱，氣機阻滯，久則成瘀，瘀久化熱，氣鬱化火，則心悸失眠，本方活血化瘀而不傷血，疏肝解鬱而不耗氣的特點，補充了逍遙散和歸脾湯疏肝養血，健脾益氣不足，改善不寐之證。

中篇　臨床新見解

第二章　臨證思維

第一節　臨證要點

血府逐瘀湯在王清任的《醫林改錯》中原文主治「胸中血府血瘀之症」，並在「血府逐瘀湯所治之症目」條下還列舉了19種病症，即頭痛、胸痛、胸不任物、胸任重物、天亮出汗、食自胸右下、心裡熱（名曰燈籠病）、瞀悶、急躁、夜睡夢多、呃逆（俗名打咯忒）、飲水即嗆、不眠、小兒夜啼、心跳心忙、夜不安、肝氣病、乾嘔以及晚發一陣熱等。

王清任將「頭痛」一證列於本方證主治規律之首，可見頭痛對於本方證的診斷價值，血管神經性頭痛在本方證的疾病譜中占有重要地位。原文謂「頭痛有外感，必有發熱、惡寒之表症，發散可癒；有積熱，必舌乾、口渴，用承氣可癒；有氣虛，必似痛不痛，用參芪可癒。查患頭痛者，無表症，無裏症，無氣虛、痰飲等症，忽犯忽好，百方不效，用此方一劑而癒」，這裡的頭痛特徵大致有導致瘀血內停的病史，性質表現為刺痛，頭痛如裂，也可見脹痛、跳痛、搏動性頭痛等，另外見有瘀血的面色、腿、月經、舌、脈等指徵支持。

「胸疼」特徵為「胸疼在前面，用木金散可癒；後通背亦疼，用瓜蔞薤白白酒湯可癒；在傷寒，用瓜蔞、陷胸、柴胡等，皆可癒……有忽然胸疼，前方皆不應，用此方一付，疼立止」，有觀念認為這裡的胸痛可能就

中篇　臨床新見解

是反覆發作的冠心病心絞痛症狀，中醫辨證非痰濁，非痰熱，非寒凝，非氣滯，而是氣滯血瘀。

「胸不任物」是胸前憋悶煩躁症狀的一種延伸，可能是精神官能症的表現之一，是臨床運用四逆散的指徵之一。

「天亮出汗」是血府逐瘀湯證的一個難點。以方測證，一般認為因方中有四逆散，且患者多因有較為典型的柴胡證而末梢循環開放不多，因此患者多主訴為很難出汗，皮膚乾燥，外觀偏暗發黃，甚至粗糙，而王清任在此指出本方可以主治「天亮出汗」，即「醒後出汗，名曰自汗，因出汗醒，名曰盜汗，盜散人之氣血，此是千古不易之定論。竟有用補氣固表、滋陰降火，服之不效，而反加重者，不知血瘀亦令人自汗、盜汗，用血府逐瘀湯，一兩付而汗止」，中醫學認為該出汗的病機為氣滯血瘀，是因瘀血內阻而導致汗腺開合失司，在症狀體徵上，其汗出多為大汗淋漓，常伴有潮熱、燥熱、煩躁，汗出而煩熱不減，汗後身不涼，不惡風，脈搏不浮緩。這一點需與其他止汗方方證相鑑別。其出汗常有導致瘀血內停的病史，常見有急躁易怒，憂鬱煩躁，手腳發涼，胸悶脅脹等四逆散的肝氣鬱結證或肝鬱化火證，還見有瘀血的色脈證。

「食自胸右下」是患者自我感覺的一種異常，王清任解釋說「食自胃管而下，宜從正中。食入咽，有從胸右邊嚥下者，胃管在肺管之後，仍由肺葉之下轉入肺前，由肺下至肺前，出膈膜入腹，肺管正中，血府有瘀血，將胃管擠靠於右，輕則易治，無礙飲食也；重則難治，擠靠胃管彎而細，有礙飲食也。此方可效，痊癒難」，這可能是一種精神官能症症狀，屬於胸部感覺的異常，是柴胡證指徵之一。

「心裡熱（名曰燈籠病）」即是患者主觀上的發熱感覺，可以主訴為

「煩熱」、「燥熱」，醫者不一定能透過體溫計檢查出相關陽性證據，屬於自我感覺的異常，是臨床使用柴胡證的指徵之一，也可因為瘀血內停導致煩熱不安。

「瞀悶」、「急躁」、「肝氣病」均是患者胸悶煩躁、憂鬱不舒，或急躁易怒的表現，所以王清任解釋說「小事不能開展，即是血瘀，三付可好」，「平素和平，有病急躁，是血瘀，一二付必好」，「無故愛生氣，是血府血瘀，不可以氣治，此方應手效」，在這裡王清任用生動細膩的筆墨刻劃出了一個血府逐瘀湯方證特徵的患者形象，這也提醒急躁易怒不完全是肝氣鬱結或肝鬱化火，其中往往還夾雜有瘀血內阻這一核心病機。

「夜睡夢多」、「不眠」、「夜不安」即患者夜晚極度煩躁，心胸懊憹，翻來覆去，難以入眠，甚至寐而早醒，難以繼續的場面，正如王清任所言「夜睡夢多，是血瘀，此方一兩付痊癒，外無良方」，「夜不能睡，用安神養血藥治之不效者，此方若神」，「夜不安者，將臥則起，坐未穩又欲睡，一夜無寧刻，重者滿床亂滾，此血府血瘀，此方服十餘付，可除根」。本病現代醫學多診斷為精神官能症，神經衰弱，且患者因長期心煩不安，難以入寐還會導致頭痛、頭暈、乏力、心悸、氣短等症狀。

「呃逆」一般多認為是胃失和降，胃氣上逆所致，多由肝鬱氣滯、痰凝氣滯、痰飲內停、胃寒、胃火等導致，臨床常用旋覆代赭石湯、丁香柿蒂湯、柴胡疏肝散、半夏厚朴湯、小半夏湯、丁香散、竹葉石膏湯、橘皮竹茹湯等和胃行氣降逆止呃法治療，但是王清任在此描述了另外一種類型的呃逆，即氣滯血瘀型呃逆，正如王清任所言「因血府血瘀，將通左氣門、右氣門歸併心上一根氣管從外擠嚴，吸氣不能下行，隨上出，故呃氣。若血瘀甚，氣管閉塞，出入之氣不通，悶絕而死。古人不知病源，以橘皮竹茹湯、承氣湯、都氣湯、丁香柿蒂湯、附子理中湯、生薑瀉心湯、

中篇　臨床新見解

代赭旋覆湯、大小陷胸等湯治之，無一效者。相傳咯忒傷寒、咯忒瘟病，必死。醫家因古無良法，見此症則棄而不治。無論傷寒、瘟疫、雜症，一見呃逆，速用此方，無論輕重，一付即效。此餘之心法也」，這種呃逆多為特定的疾病所伴發，如急性心肌梗塞後呃逆，腦梗塞後呃逆，肝硬化伴發呃逆，腦震盪後伴發呃逆，外傷後呃逆以及消化道手術後伴發呃逆等，且該類疾病多有瘀血內停這一關鍵病機支持，現代醫學認為可能與胃腸道瘀血，膈神經受刺激有關。除有上述疾病病史導致瘀血證外，本病還當見有瘀血證的色脈證支持。

「飲水即嗆」，王清任認為是由「會厭有血滯」導致，即「飲水即嗆，乃會厭有血滯，用此方極效。古人評論全錯，余詳於痘症條」，這裡的嗆咳症狀可能是指某一種特定疾病所伴發的症狀，很可能是延髓性麻痺的臨床表現。

「小兒夜啼」這一症狀從血瘀論治較為奇特，王清任解釋說「何得白日不啼？夜啼者，血瘀也，此方一兩付痊癒」，王清任認為本病晚上發作，所以從瘀血論治，這可能與夜晚人歸於臥，氣血漸趨平靜，容易氣滯血瘀有關。胡希恕治療哮喘推崇運用大柴胡湯合桂枝茯苓丸，認為夜晚發作多為血瘀，可能與此相似，可以互參。

「心跳心忙」是指患者自覺心慌不適，可能是某一種類型的心律失常，也可能是患者自覺的一種症狀，但客觀檢查並無陽性發現，現代醫學多診斷為精神官能症。這種類型的心慌往往是情緒激動後加重，晚上加重，活動後好轉，還會同時伴有胸悶胸痛，久用鎮靜安神、養血補心等方劑而不效。

「乾嘔」即「嘔吐」，王清任解釋說「無他症，唯乾嘔，血瘀之症，用此方化血，而嘔立止」。一般認為嘔吐病因複雜，乾嘔一症常見於脾氣

虛、痰飲內停、胃陰不足、胃火熾盛等，臨床並非瘀血一證可以囊括。這裡的嘔吐與「呃逆」、「飲水即嗆」等相似，為繼發於某種特定疾病的症狀。

「晚發一陣熱」即是患者下午或晚上自覺發熱，王清任解釋說「每晚內熱，兼皮膚熱一時。此方一付可癒，重者兩付」，這裡描述的症狀可能出現於圍停經期症候群、自律神經失調、精神官能症等疾病，病機多為瘀血發熱，往往可以診查到相關瘀血指徵。

第二節　制方機制

中醫學認為，血液的循行，賴於心氣主血、脾氣統血和肺朝百脈等功能相互協調來完成。其間肝膽的升發、疏泄，肺氣的宣發、肅降，脾氣的升清、降濁，心腎的陰陽交泰、水火既濟等，都是人體氣機運動的具體表現，也是人體生命活動的基本特徵和臟腑經絡、陰陽氣血對立統一的基本運動過程。只有人體氣機運行正常，才能保持血液循環流動的通暢。該方即根據臟腑經絡的生理功能特點，結合氣血生理、病理的相互影響為立法依據，進行組方用藥，其選藥精當合理，立法嚴謹科學。

一、氣血兼顧

氣和血在生理上相互連繫，「氣為血帥，血為氣母」；病理上相互影響，「氣病及血，血病及氣」。二者密不可分。方中以活血藥為主，適當配以疏肝理氣之品，寓行氣於活血之中，使疏泄正常，則「氣鬱宣通血瘀安」。

二、升降相因

利用藥物的升降浮沉，透過適當配伍，或升多於降，或降多於升，以調節人體陰陽氣血失常的病理狀態，使其達到新的動態平衡。方中柴胡、桔梗其性升浮，枳殼、牛膝其性沉降，川芎血中氣藥，透達全身，無所不至，最能散邪。5味藥同用，可收升清降濁之功。但其目的重在降濁而不在升清，只不過使清氣沖和，瘀穢易逐，從而達到「血化下行不作癆」的治療效果。

三、補瀉兼施

祛邪不忘扶正，治病不忘留人，以期邪去正安。這充分說明了王清任組方的嚴謹性。《珍珠囊》謂生地黃「涼血、生血、補腎水真陰」。故方中於大量的活血祛瘀藥中加入生地黃以養血益陰，以防逐瘀之品耗傷陰血，使陰血匱乏而兩敗俱傷，同時根據瘀血不去，新血不生，祛瘀才能生新的道理，而寓補於攻之中。

再者，方中生地黃、川芎動靜相配，養血理血，相得益彰；當歸血中血藥，川芎血中氣藥，二藥結合，氣血兼顧，行氣活血、祛瘀止痛之功頓增；桃仁、紅花相需為用，活血通經，祛瘀生新，功專力宏；柴胡、桔梗、枳殼升發疏散，配當歸、生地黃益陰養血為動靜結合。峻烈祛瘀之品配滋膩潤下之藥為剛柔相濟，茲不一一贅述。總之，該方所治病變以膈上氣滯血瘀的實證為主，或確為瘀血所致的某些情志病變。故方中既有提升肺氣之藥，又有下氣暢中之品；且以「惡血必歸於肝」之論治，疏肝行氣，以利活血。從而使氣機升降有序，出入有常；血脈沖和，瘀去新生。該方制定機制嚴謹，配伍科學，活血祛瘀效果顯著。

第三節　與類方的鑑別要點

在《醫林改錯》一書中，有通竅活血湯、血府逐瘀湯、膈下逐瘀湯、少腹逐瘀湯、身痛逐瘀湯、通經逐瘀湯、會厭逐瘀湯、解毒活血湯等 8 首以活血、逐瘀命名的方劑，這些方劑在藥物組成與適應證上均有許多類似之處，以下從組成藥物、適應證對這 8 首方劑做出比較分析。

一、組成藥物比較

8 首方劑共計用藥 34 種。其中活血祛瘀藥 7 種，即川芎、沒藥、桃仁、紅花、穿山甲、五靈脂、牛膝；兼有活血通絡作用的藥有 11 種，即生地黃、赤芍、牡丹皮、當歸、延胡索、地龍、桂枝、老蔥、皂角刺、蒲黃、麝香，共計 18 種活血逐瘀藥，占全部用藥數目的一半以上。其次有枳實、枳殼、香附、烏藥等理氣藥，乾薑、小茴香、肉桂等溫裏藥，柴胡、葛根等散風熱藥，連翹、玄參等清熱藥；秦艽、羌活等祛風溼藥。可見，王清任活血類方劑的藥物構成，以活血藥＋理氣藥、活血藥＋溫裏藥、活血藥＋清熱藥的結構最為多見，表現了瘀血證的形成多與氣鬱、寒凝、熱壅有關的這一病理機制。各藥在方中出現的次數，以赤芍、桃仁、紅花最多，各 7 次；當歸 6 次；甘草、川芎各 5 次；柴胡 4 次；生地黃、五靈脂各 3 次；枳實、枳殼、桔梗、牛膝、沒藥、香附、烏藥、地龍、連翹、延胡索、麝香各 2 次，其餘均為 1 次。其中出現次數較多的桃仁、紅花、赤芍、當歸、川芎、柴胡、枳實（殼）、生地黃、甘草等用藥，與血府逐瘀湯的組方最為接近，這是目前臨床上血府逐瘀湯影響最大、運用最廣泛的原因之一。

中篇　臨床新見解

二、適應證比較

　　王清任所創的這8首活血逐瘀方，適應證相當廣泛，涉及內科、外科、婦科、兒科、五官科、皮膚科等各科。①血府逐瘀湯適應證：頭痛，胸痛，胸不任物，胸任重物，天亮出汗，食自胸右下，心裡熱，瞀悶，急躁，夜睡夢多，呃逆，飲水即嗆，不眠，小兒夜啼，心跳心忙，夜不安，肝氣病，乾嘔，晚發一陣熱。瘀血部位：胸中血府。②通竅活血湯適應證：頭髮脫落，眼疼白珠紅，糟鼻子，耳聾年久，白癜風，紫癜風，紫印臉，青記臉如墨，牙疳，出氣臭，婦女乾勞，男子勞病，交節病作，小兒疳證。瘀血部位：頭面四肢血管。③膈下逐瘀湯適應證：積塊，小兒痞塊，肚腹痛不移處，臥則腹墜，腎瀉，久瀉。瘀血部位：膈下肚腹。④少腹逐瘀湯適應證：積塊，疼痛，脹滿，月經不調，崩漏，帶下，不孕，滑胎。瘀血部位：少腹。⑤身痛逐瘀湯適應證：肩痛，臂痛，腰疼，腿疼，或周身疼痛。瘀血部位：肩臂腰腿。其間兼夾因素為風溼。⑥通經逐瘀湯適應證：痘瘡作癢。瘀血部位：皮外膚裡。其間兼夾因素為瘟毒。⑦會厭逐瘀湯適應證：痘瘡飲水即嗆。瘀血部位：會厭。其間兼夾因素為瘟毒。⑧解毒活血湯適應證：霍亂吐瀉轉筋。瘀血部位：津門。其間兼夾因素為瘟毒。

　　此8首活血逐瘀類方所適應的病症均為瘀血證，區別主要在於適應病症的血瘀部位不同和兼邪不同。

1. 血瘀部位不同

　　上述這些病症，王清任認為均由瘀血所致，但又分別治之，各設一方，是有其特殊用意的。王清任認為人體沒有三焦，只有內、外、上、下之別，「在外分頭面四肢、周身血管；在內分膈膜上下兩段。膈膜以上，心肺咽喉，左右氣門，其餘之物，皆在膈膜以上」。所以對血瘀於頭面、

四肢、血管者，立通竅活血湯；瘀於胸中血府者，立血府逐瘀湯；瘀於肚腹者，立膈下逐瘀湯。原書對此3方的適應證、發病原因論述最詳。

通竅活血湯是為皮膚、毛髮、五官（眼、耳、鼻）、全身血管等部位之瘀血證而設，而這些部位大多有與外界相通的各種孔竅，故以「通竅」命名，並選用麝香、老蔥等通竅走竄藥與桃仁、紅花、芍藥、川芎等活血祛瘀藥配合成方。目前在斑脫或脂漏性禿髮、銀屑病、花斑癬、神經性耳聾、結膜炎、血管神經性頭痛、腦血栓、各種慢性消耗性疾病等的治療中運用廣泛。

血府逐瘀湯為「胸中血府血瘀」證而設。其適應證大致可分為兩類，一為氣血鬱於胸所出現的胸痛、心慌、食自胸右下等胸部症狀；一為肝氣鬱結、熱不外達所致的頭痛，天亮出汗，急躁，晚發一陣熱等自律神經失調的症狀。因胸中為主血脈之心臟所居，胸脅為肝經所布，故血府瘀血證實為心、肝氣血鬱滯證。其方以桃仁、紅花、當歸、川芎、芍藥等活血藥配柴胡、枳殼、桔梗等理氣寬胸藥組成。或可看作是四逆散與桃紅四物湯的合方，前者和肝之氣血，後者化肝經血瘀。目前在神經性頭痛、腦外傷後遺症、腦血管痙攣、冠心病心絞痛、心律失常、精神官能症、失眠症、癲癇、自發性氣胸、胸壁淺靜脈炎、食道癌、感染性發熱等多種疾病中可見其適應證。

膈下逐瘀湯主要用於膈下腹部的瘀血症，應包括肝脾腫大、肝硬化、腹部的良性或惡性腫瘤及各種慢性腸炎等疾病，並以腹部包塊及疼痛部位固定為主要用方指徵。故此方除活血藥外，配入了既能祛瘀血，又有較強止痛作用的五靈脂、延胡索、牡丹皮等，同時加入烏藥、香附、枳殼等大量理氣止痛藥。

由於少腹（下腹）的瘀血證有其特殊性，故王清任在下卷又另立少腹

逐瘀湯。此方主要適用於盆腔部位的子宮、卵巢等女性生殖器官的多種疾病。如卵巢腫瘤、子宮腫瘤、子宮內膜異位症、痛經、月經不調、功能性子宮出血、不孕症、習慣性流產等。其用方指徵為少腹部腫塊、疼痛、出血。方以溫通少腹氣血的小茴香、肉桂，配活血止痛的當歸、川芎、五靈脂、延胡索、沒藥，及兼止血作用的乾薑、蒲黃等組成。故此方應用於少腹部的寒凝血瘀證。

2. 兼邪不同

其他4方乃王清任為瘀血而兼夾他邪的情況而設。即兼風溼者，立身痛逐瘀湯；兼瘟毒者，立通經逐瘀湯、會厭逐瘀湯及解毒活血湯。

身痛逐瘀湯是用於治療肩痛、臂痛、腰疼、腿疼、周身疼痛等痺症的方劑。王清任認為，風寒溼熱諸邪一旦入於血脈，使血凝澀，其疼痛單以袪邪法往往難以奏效，此時應以桃仁、紅花、當歸、沒藥、靈脂等活血祛瘀止痛藥，加袪風溼的秦艽、羌活，以及通經和絡的地龍等治之。

通經逐瘀湯是用於瘟毒熾盛，瘀血凝滯於血管，痘毒不能外達，以致痘瘡密集，色紫或暗或黑，皮膚作癢，煩躁，晝夜不眠。因病在皮膚毛竅，故此方與通竅活血湯相類似，即在其方基礎上加穿山甲、地龍、皂角刺等通絡透竅藥，並加連翹、柴胡透解在表之瘟毒。

會厭逐瘀湯則用於瘟毒血凝於會厭，以致出痘四、五天至七、八天後，飲水即嗆者。因病位在膈上會厭，故用藥與血府逐瘀湯相類似，即去活血的川芎、牛膝，加清熱涼血利咽的玄參而成。

解毒活血湯用於瘟毒入於氣血，壅塞津門（「幽門之左寸許」，大致相當於十二指腸乳頭部位），水不得出，以致霍亂上吐下瀉，故立「活其血，解其毒」之法。此方病位雖不在膈上血府，但因位於肝經循行的右脅

部位，故用藥也類似血府逐瘀湯，以柴胡、芍藥、枳殼、甘草疏理肝經之氣血；以當歸、地黃、桃仁、紅花活血祛瘀，以連翹、葛根清解瘟毒。

綜上分析，王清任 8 首活血逐瘀方可分為兩類，一類主要從瘀血的部位考慮組方用藥，即通竅、血府、膈下、少腹等 4 方；一類則在考慮瘀血部位的基礎上，結合風溼、瘟毒等外邪致病的特殊性，加用相應藥物，故組方思路可視為前一類方劑的變通法。顯然，王清任立方基於對病症特點的深入分析，故針對性強而療效卓著。其表現於這些方劑中的認識方法，對用好活血逐瘀方，以致創制新方等尤具啟發意義。此外，從 8 方的比較中也可以看出，血府逐瘀湯在治療病症的種類、廣度、數量上均居首位，這是該方流傳最廣、影響最大的一個重要原因。

第四節　臨證思路與加減

胸中瘀痛甚者，可加乳香、沒藥活血止痛。

兼青紫腫甚者，可加青皮、香附行氣止痛。

兼氣滯胸悶者，加瓜蔞、薤白以理氣寬胸。

血瘀經閉、痛經，去桔梗，加香附、益母草、澤蘭以活血調經止痛。

脅下有血瘀痞塊，可加鬱金、丹參以活血消癥化積。

瘀熱甚者，可重用生地黃、赤芍，加牡丹皮以涼血退熱。

頭部瘀痛者，可加麝香、老蔥辛散上行，通竅止痛。

禁忌：本方活血祛瘀作用較強，孕婦忌用，以免墮胎。

中篇　臨床新見解

第五節　方證辨病

在應用血府逐瘀湯時,要根據辨證施治原則,若無瘀血見證則不可濫用,因瘀血症狀多端,血瘀之證,情況複雜,臨床運用,輔以補氣血之品,止血勿忘祛瘀,祛邪勿忘補正,舊血得去,新血才能得生。

辨治神志精神疾患:如失眠、中風後憂鬱、癲癇等在其病情變化中出現頭痛、頭暈、寐差,舌有瘀斑,脈象澀或弦緊且符合血府逐瘀湯辨治要點者。

辨治心血管疾患:如高血壓、冠心病、心力衰竭等在其病情變化中出現胸痛、憋悶或心悸,舌有瘀斑,脈象澀且符合血府逐瘀湯辨治要點者。

辨治消化系統疾患:如肝硬化、腸梗阻、腸沾黏等在其病情變化中出現腹痛或腹脹,便祕,舌象暗紅,脈象弦緊或澀且符合血府逐瘀湯辨治要點者。

辨治四肢筋骨疾患:如骨折、下肢靜脈曲張等在其病情變化中出現疼痛、麻木、發涼或發僵,舌有瘀狀,脈呈澀或弦緊象且符合血府逐瘀湯辨治要點者。

辨治血液腫瘤疾患:如癌症、子宮肌瘤等在其病情變化中出現舌象暗,脈象澀等符合血府逐瘀湯辨治要點者。

在臨床應用中,每個疾病的病因、病機以及患者體質皆不盡相同,需要審症求因,靈活應用。一些久治不癒的慢性病和診斷不明的複雜罕見病,往往都具有瘀血指徵,怪病皆為痰作祟,久病皆有瘀其裡。因此不論活血、補血、止血與祛瘀,都應視病情,分清主次,運用活血化瘀法,才可以收到滿意的效果。

第三章　臨床應用探討

第一節　內科疾病

一、呼吸系統疾病

1. 慢性支氣管炎

慢性支氣管炎是由於感染或非感染因素引起氣管、支氣管黏膜及其周圍組織的慢性非特異性炎症。臨床表現有咳嗽、咯痰或喘息等症狀。本病患者常在寒冷季節發病，出現咳嗽、咯痰，尤以晨起為著，痰呈白色泡沫狀，黏稠不易咯出。臨床上，本病最常見於抽菸的患者。

本病在中醫學上屬「咳嗽」及「肺痿」範圍，可分為外感與內傷兩類。外感為六淫（風、寒、暑、溼、燥、火）犯肺，內傷為臟腑功能失調，而致肺失宣肅，肺氣上逆為咳嗽。

中醫對本病在臨床中常進行以下辨證論治：

寒凝瘀滯型：咳嗽、痰多色白清稀，畏寒肢冷，動則喘甚，尿頻或尿失禁，喜熱飲，口不渴，舌質淡，體胖大，苔薄白或滑，脈沉細。治則：溫通化瘀。藥物組成：血府逐瘀湯去赤芍，加製附子12g、細辛6g、白芍20g、黃耆30g。

肝鬱化火型：咳嗽，痰黃黏稠，不易咯出，胸悶，口苦，口渴喜冷飲，

小便黃，大便燥結，舌質紫暗，苔黃或薄黃，脈弦滑或數。治則：清肝化瘀。藥物組成：血府逐瘀湯加大黃 10g、川貝母 12g、魚腥草 30g、射干 15g。

痰瘀阻絡型：咳嗽，痰多，氣喘，喉中痰鳴，晝輕夜重，平臥或活動時加劇，口唇發紺等，舌淡苔白膩，脈滑數。治則：清痰化瘀。藥物組成：血府逐瘀湯加五味子 12g、杏仁 12g、葶藶子 10g、石菖蒲 20g。

醫案精選

◎案

某，男，56 歲。患支氣管炎 10 餘年，近 2 年病情加重，服西藥只能臨時緩解症狀。就診時咳喘甚重，痰白少，小便頻，每遇寒冷諸症明顯加重，舌質淡，苔薄白，脈沉細無力。胸部 X 光檢查雙肺紋理增粗紊亂，白血球（WBC）12×10^9/L，紅血球沉降率（血沉 ESR）26mm/h，肺部聽診有囉音，HR 92 次／分。辨證為寒凝瘀滯。治以溫通化瘀。方用血府逐瘀湯加減。

處方：血府逐瘀湯去生地黃，加製附子 12g、肉桂 6g、黃耆 30g、細辛 6g。6 劑，每日 1 劑，水煎服。

服上藥 6 劑後，咳喘基本控制，上方去製附子，加乾薑 6g，又服 20 劑後，查白血球及血沉均正常，囉音消失，胸部 X 光檢查雙肺無明顯異常。隨訪 1 年，咳喘未再發作。

按血府逐瘀湯是王清任為「瘀血在膈上」而設，功在活血化瘀，疏理氣機。支氣管炎病機是肺氣受邪，累及他臟。《黃帝內經》有「五臟六腑皆令人咳，非獨肺也」，「五臟之久咳，乃移於六腑」的記載。這說明雖然咳嗽病位在肺，但久則累及他臟，其他臟腑的病變也會影響到肺而致咳

嗽。慢性支氣管炎多見於老年患者，各臟俱虛，肺經對於外邪的侵襲首當其衝，臟氣不得宣達，血為氣滯，運行不暢而致血瘀。現代醫學認為，由於長期炎症反覆發作，支氣管黏膜充血水腫，纖維組織增生，使毛細管狹窄，分泌物阻塞，氣道阻力增高，血循環障礙，局部抵抗力降低易受感染。活血化瘀藥物具有較好的抗感染作用，並可利氣祛痰以達氣血暢行、肺絡宣通之目的。血府逐瘀湯能解除微血管痙攣，擴張外周血管，增加血流量，降低微血管通透性。故以此方辨證加減，能收到滿意療效。

◎案

董某，男，62歲，退休工人。2001年1月15日初診。症見：咳嗽，咯白痰，氣喘伴心慌，雙下肢浮腫，舌質暗有瘀點、苔白，脈弦數。西醫診斷為慢性支氣管炎、慢性阻塞性肺氣腫、慢性肺源性心臟病、右心功能不全、心力衰竭Ⅱ度。中醫診斷為肺脹。辨證為脾腎氣虛、瘀血內阻。患者要求服中藥治療。治以活血化瘀、溫陽補氣。方用血府逐瘀湯加減。

處方：血府逐瘀湯加丹參、車前子（另包）各30g，桂枝10g，淫羊藿15g。

每日1劑，水煎服，並口服抗生素，連服12劑後，患者咳喘明顯減輕，水腫消退，唯有輕咳，白痰，囑其服用固本咳喘丸及首烏喘息靈以調理善後。

按慢性支氣管炎，慢性阻塞性肺氣腫，慢性肺源性心臟病，為本虛標實之證，痰濁瘀血阻肺，阻礙氣機升降出入，使肺氣鬱滯，心脈失暢，病久痰濁瘀血互為影響，加之慢性支氣管炎患者多有脾腎陽虛之象，本病在治療中在活血化瘀方中加入溫陽之品，而使病情緩解。

2. 支氣管哮喘

支氣管哮喘是由多種細胞和細胞組分參與的氣道慢性炎症性疾病，這種慢性炎症與氣管高反應性相關，通常出現廣泛而多變的可逆性氣流受限，導致反覆發作的喘息、氣促、胸悶和（或）咳嗽等症狀，多在夜間和（或）清晨發作、加劇，多數患者可自行緩解或經治療緩解。

該病屬中醫學「哮證」範疇。歷代醫家對本病病機的認識多認為是宿痰伏於肺，復加外感、傷食、情志不遂、勞倦等因素所致，而以瘀血論治者甚少。

醫案精選

◎案

某，女，68歲。支氣管哮喘病史20年。於3天前，因哮喘急性發作而在急診治療，靜脈輸入Aminophylline、地塞米松及抗生素等，療效不顯。來中醫門診治療時，症見：胸膈滿悶，喘促氣粗，喉中哮鳴，面色紫暗，唇甲發紺，舌暗紅，脈弦緊。聽診：雙肺滿布哮鳴音。辨證為痰氣瘀血阻於胸中。方用血府逐瘀湯加減。

處方：桃仁15g，紅花15g，當歸12g，赤芍15g，川芎10g，生地黃15，川牛膝30g，桔梗12g，柴胡12g，生甘草10g，杏仁12g，紫蘇子20g，大黃10g（後下）。3劑，每日1劑，水煎200ml。

進藥3劑，喘促減輕，諸症好轉。原方大黃（後下）改用6g，又進3劑。諸症悉退，為鞏固療效繼服3劑，隔日1劑。

按「哮喘」一證，相當於現代醫學的支氣管哮喘。中醫學認為，肺朝百脈，脈者血之府。血液在脈管中正常運行，賴以心氣的推動，又與肺之「治節」密切相關。本案咳喘日久，肺氣虛損，不能貫心脈而朝百脈，輔

心以行血,故致心氣不足,鼓動無力;加之痰濁阻礙氣之升降出入,遂使肺氣鬱滯,心脈失暢而血鬱致瘀,加重哮喘發作。治以活化瘀,降氣平喘為大法,根據中醫學「氣行則血行,氣滯則血瘀」的理論,以活血與理氣藥並用,促進氣血運行,使瘀血祛,氣道通,肺氣得發肅降,哮喘乃平。

◎案

劉某,男,25歲。1994年7月6日初診。因支氣管哮喘在某醫院治療,症狀緩解。但仍覺胸部脹悶,喘促未能全除,活動後加重,遂求診中醫。症見:形體消瘦,面色少華,兩唇輕度發紺,聽診雙肺可聞及散在乾囉音,舌質暗紅有瘀斑,苔薄白膩,兩脈弦滑。中醫診斷為喘證。辨證為內有痰飲、胸陽不振。治以活血化瘀、通陽化氣平喘。方用血府逐瘀湯加減。

處方:桃仁10g,紅花9g,當歸12g,赤芍15g,川芎10g,生地黃15g,枳殼10g,桔梗10g,柴胡12g,桂枝9g,麻黃6g,牛膝15g,紫蘇子10g,白芥子15g,萊菔子15g。3劑,每日1劑,水煎服。

上藥服用3劑後,喘促消失。胸悶明顯緩解,原方去麻黃加陳皮10g,再進3劑,諸症全消。

3. 慢性咽炎

慢性咽炎,病變主要在黏膜層,表現為咽部黏膜慢性充血,其血管周圍有較多淋巴細胞浸潤,也可見白血球及漿細胞浸潤。黏膜及黏膜下結締組織增生。黏液腺可肥大,分泌功能亢進,黏液分泌增多。多見成年人,病程長,易復發。

該病屬於中醫學的「虛火喉痹」,相當於慢性咽炎。其共同特徵是咽喉疼痛乾燥。慢性咽炎在中醫學上應屬「虛火喉痹」範圍。「喉痹」一詞最早見於《素問·陰陽別論》:「一陰一陽結謂之喉痹。」喉痹有分虛火、實

火,《丹溪心法・纏喉風喉痹》指出了「陰虛火炎上」的喉痹。虛火喉痹,又稱陰虛喉痹,如患者喉底簾珠增多,又稱「簾珠喉痹」。

醫案精選

◎案

張某,女,42歲,教師。2004年1月16日初診。咽乾、咽痛、反覆聲音嘶啞3年餘,加重1週,經醫院診斷為慢性咽炎、聲帶肥厚,經靜脈注射、咽部霧化等治療1週未效。症見:神萎面愁,善太息,咽部暗紅少津,後壁多個淋巴濾泡增生,其色暗紫,月經愆期,舌苔薄黃,舌暗紅有瘀斑,脈沉細而澀。透過脈證合參,中醫診斷為喉痹。辨證為氣血瘀阻咽喉。治以疏肝理氣、滋陰養血活血、散結消腫。方用血府逐瘀湯加味。

處方:桃仁12g,紅花9g,生地黃12g,當歸9g,赤芍12g,川芎9g,桔梗6g,牛膝9g,柴胡9g,枳殼12g,玄參12g,浙貝母9g,牡蠣15g,麥冬15g,蟬蛻9g,炙甘草6g。5劑,每日1劑,水煎服。

5日後複診,訴咽部有清利感,聽其發聲已漸好轉,效不更方,服藥1個月而咽炎得癒。

按足少陰腎經從肺上入咽喉,足厥陰肝經循經咽喉,故慢性咽喉疾患常與肝腎有關。患者為教師,長期超負荷用嗓,加之又為女性,年過四旬,肝血不足,肝氣有餘,虛火上炎,無以上濡咽喉,久鬱久病以致氣血結聚,氣、血、痰、瘀凝結咽喉,故成本病。方中四逆散疏肝解鬱,開胸散結;桃紅四物湯養血活血,化瘀通絡;桂枝載藥上行,直達咽喉;牛膝引血下行,引火歸原;生地黃、麥冬、玄參、浙貝母、生牡蠣、桔梗、甘草養陰散結利咽,含「玄麥甘桔」之意。諸藥合用,藥證合拍,故而收效。

◎案

某，女，36歲，教師。2005年1月16日初診。患咽乾、咽痛、聲嘶2年，經某醫院診斷為慢性咽炎，長期服用中西藥和咽部霧化治療無效。症見：神萎面愁，咽部暗紅少津，後壁顆粒增生，其色紫暗，舌苔白質暗，脈沉細。辨證為久病及血、陰虛血瘀。治以活血化瘀、養陰散結。方用血府逐瘀湯加減。

處方：桃仁12g，川芎12g，生地黃15g，紅花10g，當歸15g，赤芍12g，牛膝10g，桔梗15g，柴胡15g，枳殼9g，麥冬12g，鬱金12g，大力子12g。5劑，每日1劑，水煎服。

5日後複診，訴咽部有清利感，是近年來沒有的感覺，再以本方續服5劑，複診言病已去大半，心喜之情可見，聽其發聲，已漸好轉。是方加減服半月而沉痾起。

按患者為教師，長期超負荷用音，加上咽為肺之門戶，為食之道，易受外部風寒燥火之邪入侵，內外相因，積而成疾，日久不癒，情志不舒，肝氣鬱結，氣滯血瘀，耗氣傷陰。王清任該方原用以治療「胸中血府血瘀」，咽之所在個人認為也當有「胸中血府」之義，病機病位相投，故予是方為主加利咽之品，方中血府逐瘀湯以活血化瘀，行氣解鬱，而生地黃、麥冬、桔梗、甘草養陰散結利咽，其含「玄麥甘桔」之旨，且桔梗亦載藥上行，直達病所，故而收效。

4. 慢性阻塞性肺疾病

慢性阻塞性肺疾病（COPD）簡稱慢阻肺，是以持續氣流受限為特徵的可以預防和治療的疾病，其氣流受限多呈進行性發展，與氣道和肺組織對香菸煙霧等有害氣體或有害顆粒的異常慢性炎症反應有關。

慢性阻塞性肺疾病發作期屬中醫學「肺脹」範疇，主要的病因為痰濁、水飲、血瘀互為影響，發作期主要為痰瘀互結。《丹溪心法·咳嗽》記載「肺脹而嗽，或左或右，不得眠，此痰夾瘀血，礙氣而病」。

醫案精選

◎案

柳某，男，74歲，工人。1989年12月20日初診。患者有慢性支氣管炎病史20餘年，每屆冬令則發咳嗽，氣喘。近週又發，咳喘痰黏，不易咯出，動則喘甚，倚息不得臥，面唇發紺，舌有紫氣，脈沉小。兩肺可聞及散在乾囉音。已使用過青黴素靜脈注射1週，咳痰稍減，但氣喘未平。中醫診斷為喘證。辨證屬久喘之體，肺氣不利，瘀血內阻。治以肅肺、利氣、活血。方用血府逐瘀湯加減。

處方：紫蘇子、杏仁、桃仁、赤芍各10g，炙紫菀、熟地黃、牛膝各12g，紅花、川芎、當歸、桔梗、枳殼各6g，甘草5g。5劑，每日1劑，水煎服。

服上方5劑後，喘勢有減，自覺氣道漸暢。續服5劑，喘已基本不作，面唇發紺亦退。再以此方加紫石英15g，囑服半月以為善後調理。

按本案屬中醫學「肺脹」範疇。《靈樞·脹論》曰：「肺脹者，虛滿而喘咳。」《聖濟總錄·肺臟門》指出：「其證氣滿脹，膨膨而咳喘。」因其病久，伴有唇舌發紺，故從瘀血致病考慮。誠如《丹溪心法·咳嗽》所云：「肺脹而嗽，或左或右，不得眠，此痰夾瘀血，礙氣而病。」又「肺朝百脈」。故可見瘀阻於肺，是本病的重要病機，以活血化瘀之劑治之，則百脈通，氣暢，肺氣疏利而喘咳自平。

◎案

某，男，65歲。以咳嗽，氣喘半月為主訴。有阻塞性肺氣腫病史2年。每冬春季節則發，此次患者因外感而誘發，咳嗽，胸悶脅脹，氣喘，動則加劇，不能平臥，痰白，下肢不腫。體格檢查：生命體徵平穩，心律齊，HR 82次／分，各瓣膜未聞及雜音，雙肺呼吸音粗，可聞及乾溼性囉音，腹軟，肝脾未觸及，舌質暗，苔膩，脈弦。胸部X光：肺氣腫併肺部感染。西醫診斷為阻塞性肺氣腫。中醫診斷為肺脹。辨證為肺失肅降、痰瘀蘊肺。治以活血化瘀、疏肝散寒。方以血府逐瘀湯加味。

處方：桃仁6g，紅花6g，當歸10g，生地黃10g，赤芍10g，川芎10g，牛膝15g，桔梗10g，柴胡10g，枳殼10g，甘草5g，瓜蔞20g，桑白皮10g，紫菀10g，杏仁10g，黃芩10g。6劑，每日1劑，水煎服。並配合口服氨比先0.5g，1日3次。

上方服6劑後，患者咳嗽、氣喘明顯減輕，平臥入睡，繼服上方10劑，患者咳嗽、氣喘止，雙肺囉音消失。

按肺氣腫吸氣時，支氣管擴張，氣體尚能進入肺泡，呼氣時，支氣管過度縮小、陷閉，阻礙氣體排出，肺泡內積聚多量氣體，使肺泡膨脹，壓力升高，血液供應減少而產生瘀血。肝氣鬱結則肺氣失宣，血府逐瘀湯可以促進微血管網開放，增強機體抗缺氧作用。柴胡、枳殼一升一降，配合桔梗，使肝氣舒，肺氣宣暢則痰自除、病得癒。

5. 胸膜炎

胸膜炎是指由致病因素（通常為病毒或細菌）刺激胸膜所致的胸膜炎症，又稱「肋膜炎」，其中結核性胸膜炎最常見。胸腔內可伴液體積聚（滲出性胸膜炎）或無液體積聚（乾性胸膜炎）。炎症控制後，胸膜可恢復至正

常，或發生兩層胸膜相互黏連。臨床主要表現為胸痛、咳嗽、胸悶、氣急，甚則呼吸困難。

該病屬於中醫學「胸痹」、「懸飲」等範疇，多由正氣不足，病邪乘虛而入。侵犯肺絡，痰熱蘊結，閉阻胸絡，肺氣不宣，氣滯血瘀，脈絡瘀阻胸陽不振，津液不能四布，水飲停滯胸脅而成。

醫案精選

◎案

某，女，58歲，教師。1年前因結核性胸膜炎並大量積液，經醫院抽液、抗結核、激素治療，胸水完全消失，出院後常胸痛、氣緊而久治不癒，於1998年9月27日來求治中醫。症見：呼吸急促，面唇發紺，左胸廓稍凹陷，叩音濁，呼吸音低，舌有瘀點，脈沉細澀。胸部X光示胸廓畸形，左胸膜增厚、黏連，膈肌活動受限，氣管向左移位。辨證為氣滯血瘀。治以行氣、活血、化瘀。方用血府逐瘀湯加減。

處方：血府逐瘀湯加丹參、青皮、延胡索、川楝子。連服48劑後症狀、體徵消失，胸部X光示除少數鈣化點外，餘無異常，病情痊癒。半年後複查身體健康。

按血府逐瘀湯具有行氣活血的功能，是治療胸膜炎及胸膜炎導致的胸膜增厚黏連最理想的有效方劑。方中桃紅四物湯加牛膝能通調全身血脈；四逆散疏肝理脾，行氣止痛；佐柴胡、桔梗之升，牛膝、枳殼之降，更使氣血全身上下流通，裡外暢行，有瘀之處，一逐無存。據現代研究證實，活血化瘀的桃仁、紅花、當歸、赤芍等有改善微循環和抗炎的作用，可減少病理反應和損害。

第三章　臨床應用探討

◎案

某，男，40歲。2004年5月初診。半月前曾因咳嗽、發熱、體溫38.8℃就診於某診所，當時右側胸痛、胸悶、氣促，以感冒論治，症狀減輕，體溫降至37.6℃。半月後胸痛胸悶氣促加重、午後低熱、盜汗、乏力而來診。胸部X光檢查，見右肺上野斑點狀密度增高影，同側肋膈角消失，伴胸膜輕度肥厚，診斷右上肺Ⅲ型肺結核，右側滲出性胸膜炎（胸腔積液中等量）。查口唇輕度發紺，舌質紫暗，有瘀點，脈滑數。辨證為肺絡瘀滯、水飲內停。治以行氣化瘀，佐以利水。方用血府逐瘀湯加減。

處方：血府逐瘀湯加防己、葶藶子各10g，每日1劑，水煎服。同時服用 Isoniazid、Pyrazinamide、Rifampicin、Ethambutol、Streptomycin　0.75g，每日1次肌內注射。

用藥2週，體溫恢復正常，胸痛胸悶氣促減輕。藥量隨病情調整，守方治療1個月，自覺症狀緩解。胸部X光示右肺上野病灶明顯縮小，胸水基本吸收，唯肋膈角欠銳利。守方繼服半月，症狀消失。胸部X光示右上肺野病灶吸收穩定，肋膈角銳利。

按滲出性胸膜炎的胸腔積液與血瘀的關係甚為密切，在治療上必以化瘀為先，瘀血祛則水自消。

二、消化系統疾病

1. 便祕

便祕為一常見症狀，是指大便次數減少、排便困難和糞便形狀改變而言。大部分的健康成人1～2天排便1次或1天排便2次，若超過48小時而不排便且有不適的感覺即稱之為便祕。

中篇　臨床新見解

中醫認為便祕是由於飲食不節、情志失調、外邪犯胃、稟賦不足等原因致使熱結、氣滯、寒凝、氣血陰陽虧虛引起腸道傳導失司所致。治療以通下為主，針對不同的病因採取相應的治法。

醫案精選

◎案

李某，女，80歲。1994年3月10日初診。患者有便祕史30年，近1個月加重。患者自30年前進入更年期後，大便失調，常2～3日一行。常服果導片與麻仁丸。近1個月來，大便乾結，如羊屎狀，用果導片與麻仁丸效不顯。又曾在某醫院就診，專家予黃龍湯化裁，亦罔效。常要家人以手摳出方舒服。患者有高血壓、冠心病多年，一直服中西藥物。症見：大便祕結如羊屎狀，已1週未行，腰痠不適，煩躁不安，連呼「救命」。尿稍黃，納呆，時胸痛胸悶，舌紫暗，苔少。中醫診斷為便祕。辨證為陰虛血瘀。方用血府逐瘀湯加減。

處方：當歸30g，生地黃20g，桃仁、紅花、赤芍、枳殼、柴胡、川芎、桔梗、牛膝各10g，肉蓯蓉30g，玉竹、黃耆各15g。3劑，每日1劑，水煎服。

二診：10月20日，訴服完1劑後，腹中有聲。服完3劑後，大便已出，先為如羊屎狀，後為條狀，但硬，囑予原方加丹參30g，再進5劑。

三診：10月26日，訴服藥後腹中已舒服，時作矢氣，大便又行2次，呈條狀，不硬。且胸痛亦未作，血壓也較前平穩。囑上方再服10劑。半年後隨訪，大便基本通暢，2天1次，偶不大便，按原方服之，又效。

按便祕原因頗多，老年人則更易便結，如外感熱病，胃熱腸燥，氣虛津枯，腎虛等均可導致。但臨證仍要仔細辨析，本案患者年屆八旬，又有

高血壓、冠心病，理應從虛治。但患者舌質紫暗，苔少，時胸痛胸悶，瘀血證典型。心主一身之血脈，若心陰不足，或心氣鬱滯，心血瘀阻，則心脈鼓動無力，血行不暢。如此不但造成胸痹諸症，而且也影響腸中津液不足，腸運澀滯，而致燥屎不行，濁氣不降之血瘀便祕，故用血府逐瘀湯。

◎案

馬某，女，28歲。因反覆便祕5年，加重1個月，於2011年3月5日初診。自訴從小喜歡肉食，再加上從事會計工作，平時工作較忙缺乏運動，近5年來大便祕結，短則數日長則兩、三週不行，常常靠口服瀉藥才能勉強排便，近1個月來便祕症狀較前明顯加重，口服瀉藥也無濟於事，遂來求診。症見：形體偏瘦，神疲乏力，納食一般，失眠多夢，大便乾如羊糞，燥結難行，舌淡暗，苔薄白，脈細弱。中醫診斷為便祕。辨證為痰溼內蘊、氣滯血瘀。治以活血化瘀、行氣化溼。方用血府逐瘀湯加減。

處方：當歸15g，生地黃15g，桃仁15g，紅花10g，赤芍10g，枳殼10g，柴胡8g，川芎10g，杏仁10g，牛膝10g，石菖蒲10g，黨參30g，肉蓯蓉10g。5劑，每日1劑，水煎服。

囑患者多食蔬菜水果，並堅持鍛鍊身體。服上藥5劑後患者症狀明顯緩解，大便基本能保持3日一行，後堅持服藥3個月，大便如常後停藥。

按患者平素嗜食肥甘厚膩之品，易生溼化痰，阻滯氣機，再加平時體力活動較少久臥傷氣，氣虛則率血無力，更加重了氣滯血瘀的病理結果。瘀血阻滯於腸道經絡，則腸道失養，血虛與血瘀氣虛與氣滯互為因果導致了現在虛實夾雜的便祕症狀。根據治病必求於本的原則，要想獲得長久的療效就必須先從活血化瘀入手。瘀血去而新血生，新血生則腸道得養，腸道得養則排便有力，真所謂綱舉目張牽一髮而動全身也。

2. 膽囊切除術後症候群

膽囊切除術後症候群，膽囊切除術迄今仍是治療膽石症的最佳方法，但術後有此患者仍有右下腹絞痛，疼痛向腰背部放射，所有症狀如同術前，而多種檢查均無異常，臨床上將這樣一組症狀群通稱為膽囊切除術後症候群（PCS）。

醫案精選

◎案

吳某，女，62歲，因患膽囊炎、膽囊結石行膽囊切除術。術後2年出現右上腹絞痛，向患側腰背部放射，有時伴有發熱，噁心，嘔吐，疼痛情況如術前，經抗炎、解痙治療，症狀可緩解，但反覆發作患者不堪其苦。於1998年4月以膽囊切除術後症候群收入住院，分別行超音波、ERCP、CT等檢查，肝、膽、胰、脾、肝內外膽管、胰管均未見異常，血液生化檢查無異常。症見：形體肥胖，舌質偏紫、舌底靜脈迂曲、苔白膩，脈弦細。中醫診斷為腹痛。辨證為氣滯血瘀。治以疏肝利膽、活血通腑。方用血府逐瘀湯加減。

處方：血府逐瘀湯加陳皮、大黃（後下）各6g，10劑後症狀明顯好轉，連服30劑告癒，隨訪2年未復發。

按膽囊切除術後症候群作為一組症狀群，以其發病率高，症狀複雜，治療棘手而引起諸多關注。多認為與膽道殘石、膽總管狹窄、膽囊管殘留過長、Oddi括約肌功能紊亂等有關。雖然發現這些解剖學上的病因，有的放矢，經外科治療可部分緩解，但是仍有許多解剖學上未發現異常，甚至是膽道外因素如精神因素、酗酒、進油膩食物等可誘發上述症狀群。血府逐瘀湯出自王清任的《醫林改錯》，既可活血又可理氣，故凡久病不癒的疑難雜症，總以「疏其氣血，令其條達，而致和平」為治療大法。術後必

有瘀，膽囊作為貯留膽汁之器官，在調節膽管內壓方面有重要作用，膽囊切除術後的患者常有膽總管代償性擴張，稠厚的膽汁淤積於膽總管，膽囊收縮、Oddi括約肌舒張之正常生理節律被破壞，膽總管壓力升高及Oddi括約肌舒張功能紊亂而產生類似膽絞痛症狀，實為疏泄功能紊亂，氣血阻於中焦所致，故以血府逐瘀湯加減診治較為合理。

3. 逆流性食道炎

逆流性食道炎（RE）是由胃、十二指腸內容物逆流入食道引起的食道炎症性病變，內鏡下表現為食道黏膜的破損，即食道糜爛和（或）食道潰瘍。逆流性食道炎可發生於任何年齡的人群，成人發病率隨年齡增長而升高。西方國家的發病率高，而亞洲地區發病率低。這種地域性差異可能與遺傳和環境因素有關。但近二十年全球的發病率都有上升趨勢。中老年人、肥胖、吸菸、飲酒及精神壓力大是逆流性食道炎的高發人群。

本病屬於中醫學「胸痛」、「胃痛」範疇，中醫多從辨證論治，病機多考慮為肝胃不和、脾胃不和或氣滯血瘀等。

醫案精選

◎案

某，男，48歲。2005年4月18日初診。主訴：胸骨後悶痛伴泛酸、燒心2個月。3個月前因失業，悶悶不樂，整日飲酒，近2個月以來漸感胸骨後悶痛，時伴泛酸、燒心，夜間尤重，時而痛醒，曾服快胃片無效。症見：口唇紫暗，舌有瘀斑，苔薄黃，脈弦澀。心電圖檢查正常，血脂、血糖檢查正常。胃鏡檢查：食道下段見炎症，發紅、糜爛。西醫診斷為逆流性食道炎。中醫診斷為胸痹心痛。辨證為氣滯血瘀。方用血府逐瘀湯加味。

處方：桃仁 12g，紅花 9g，當歸 9g，生地黃 9g，川芎 10g，赤芍 9g，牛膝 9g，柴胡 9g，枳殼 6g，旋覆花 15g，黃連 10g，吳茱萸 2g，川楝子 9g。3 劑，每日 1 劑，水煎服。

服完上藥 3 劑後，即覺胸痛明顯減輕，夜能安臥，仍有泛酸、燒心。上方加煅瓦楞子 20g，服至 15 劑，諸症消失。效不更方，繼用上方 20 劑。12 週後患者來述症狀未再發作。胃鏡檢查食道、胃部正常。

按逆流性食道炎主要發病機制是食道下端括約肌不適當地弛緩或經常處於鬆弛狀態，並有逆流物引起食道黏膜損害。中醫學無此病名，多屬「嘈雜」、「吐酸」、「胸痺」等範疇。本病初起多在氣分，肝胃氣滯多見，痰氣交阻，久則氣滯血瘀，出現胸骨後疼痛，故當以活血理氣為法。另外，肝胃氣滯鬱久化熱則泛酸、燒心。《素問‧至真要大論》說：「諸逆衝上，皆屬於火……諸嘔吐酸……皆屬於熱。」故治療當中應兼顧肝胃鬱熱。方用血府逐瘀湯以活血理氣，合左金丸、川楝子以清瀉肝胃邪熱，旋覆花降逆和胃。現代藥理學證實：桃仁、紅花、赤芍、川芎等活血藥能改善食道、胃、腸黏膜微循環，促進黏膜的癒合；而枳殼、柴胡等理氣藥則能促進胃腸平滑肌收縮，加強胃、十二指腸排空；黃連具有抑制胃酸分泌，抗潰瘍、利膽等作用；吳茱萸對於大鼠基礎泌酸有一定抑制作用，與黃連合用抑酸效果加強。故應用加味血府逐瘀湯多能收到良好療效。

4. 肝硬化

肝硬化是一種常見的由不同病因引起的肝臟慢性、進行性、瀰漫性病變，是在肝細胞廣泛變性和壞死基礎上產生肝臟纖維組織瀰漫性增生，並形成再生結節和假小葉，導致正常肝小葉結構和血管解剖的破壞。病變逐漸進展，晚期可出現肝功能衰竭，門靜脈高壓和多種併發症。

肝硬化多為感受疫毒，情志鬱結，生活無度等導致「溼熱毒邪」侵襲

肝臟，留而不去，肝鬱氣滯，疏泄失常，橫逆犯脾，致脾失健運，清陽不升，水穀精微不能布散三焦，濁陰不降，水溼內停，病久及腎，氣血凝滯，肝絡痺阻。為本虛標實之證，最終出現肝、脾、腎三臟虧虛，而致氣、血、水邪更實，進而肝、脾、腎三臟更虛，如此惡性循環，終致正氣大傷，肝功能嚴重受損而致肝衰竭危及生命。肝硬化的中醫本質是肝血瘀阻。肝硬化患者可見兩脅有刺痛，痛有定處，固定不移，有脾腫大體徵，澀脈，舌質紫暗或有瘀斑瘀點，皮膚可見肝掌、蜘蛛痣，局部紅紋赤縷，腹壁可見靜脈怒張。患者多有鼻衄、肌衄或齒衄，亦可見嘔血和便血。

醫案精選

◎案

張某，男，25歲。1952年10月2日初診。患者入院前1年，因乏力，食慾不振，經某醫院診斷為急性無黃疸型肝炎。肝功能無好轉。症見：兩脅刺痛，納呆，脘腹脹滿，頭目眩暈，鼻衄，齒衄，溲黃，便乾。面色晦暗，肝掌，肝大肋下3.5cm，脾大肋下4.0cm，中等硬度，有壓痛，舌質紫暗，脈弦澀。肝功能：麩丙轉胺酶（ALT）470U/L，麝香草酚濁度試驗20U。麝香草酚絮狀試驗（＋＋＋＋），白球比（A/G）為0.8。中醫診斷為脅痛。辨證為氣血鬱滯、絡脈瘀阻。治以疏肝理氣、活血祛瘀。方用血府逐瘀湯加減。

處方：當歸10g，生地黃10g，桃仁10g，紅花10g，枳殼10g，赤芍10g，柴胡10g，川芎6g，丹參10g，澤蘭10g，莪朮6g，三稜6g，茵陳30g，鬱金10g。每日1劑，水煎服。

治療3個月後，脅痛大減，鼻衄，齒衄已止，二便正常。6個月後自覺症狀消失，肝大肋下1.0cm，脾大肋下2.5cm，ALT120U/L以下，麝香

中篇　臨床新見解

草酚濁度試驗 8U，麝香草酚絮狀試驗（＋），白球比為 1.6，好轉出院。

按肝硬化多屬於中醫「積聚」範疇，積證多屬血分，聚證多屬氣分，氣行則血行，氣滯則血滯，日久影響血液流通，以致瘀血留著臟腑引起肝脾腫大。用血府逐瘀湯加丹蔘、澤蘭、三稜、莪朮，功能疏肝解鬱，化瘀通絡，涼血止血，故而有效。

5. 結腸炎

結腸炎是指各種原因引起的結腸炎症性病變。主要臨床表現腹瀉、腹痛、黏液便及膿血便、裏急後重，甚則大便祕結、數日內不能通大便；常伴有消瘦乏力等，多反覆發作。根據不同病因，結腸炎可分為潰瘍性結腸炎、缺血性結腸炎、偽膜性結腸炎等。血府逐瘀湯主要用於潰瘍性結腸炎。

該病屬於中醫學「腸癖」、「痢疾」、「便血」、「腸風」、「泄瀉」等範疇，病因多責之於感受外邪、飲食所傷、情志失調、脾胃虛弱；病機主要因感受外邪導致臟腑氣血陰陽的失調，日久熱腐血敗，化為膿血或寒凝溼滯，日久化熱，或因飲食所傷、七情不和，鬱怒不解，致胃腸氣機壅滯，血行不暢、氣血停滯而最終血絡受損而成本病。從症狀看，結腸炎患者多有血分受損致瘀的表現，從病程看，結腸炎病程長，纏綿難癒，屬「久病入絡，久病必有瘀」。瘀血阻絡是慢性潰瘍性結腸炎的病理基礎和病機關鍵，活血化瘀是治療本病不容忽視的重要法則。

醫案精選

◎案

某，女，45 歲。1998 年 2 月 18 日初診。患者有慢性腹瀉 3 年餘，近日來黎明前腹瀉，小腹脹墜痛，窘迫而瀉，瀉下為黏液樣便，但無膿血，X 光鋇劑灌腸檢查確診為慢性結腸炎。曾服黃連素、Norfloxacin 及中藥參

苓白朮散、四神丸等藥未見明顯效果。症見：面色暗滯，納差，舌質紫暗，苔白，脈弦澀。中醫診斷為泄瀉。辨證為氣滯血瘀、大腸氣機失暢。治以活血化瘀、理氣止痛。方用血府逐瘀湯加減。

處方：桃仁、赤芍、山楂各15g，紅花、當歸、川芎、枳殼、延胡索各10g，黃連5g，柴胡8g，甘草6g。3劑，每日1劑，水煎服，忌食油膩及辛辣之物。

服上藥3劑後，小腹痛及腹瀉大減，藥已中病，繼服5劑；晨瀉已止，胃納增加，僅有小腹脹滿時感不適，繼用上方加木香10g；調治10天而癒。

◎案

黃某，女，46歲，農民。患者訴腹瀉反覆發作3年餘，近數月來晨起則瀉，少腹墜痛，窘迫而瀉，瀉後則舒，瀉下為黏液樣便，色晦暗，無膿血，經乙狀結腸鏡和X光銀劑灌腸檢查確診為慢性結腸炎，迭進溫腎健脾、收斂固澀之劑效果不顯。症見：形體消瘦，面色晦暗，少腹墜痛，納差，舌質暗紫、苔薄白，脈弦澀。中醫診斷為泄瀉。辨證為氣滯血瘀、腸道氣機失暢。治以活血祛瘀、理氣止痛。方用血府逐瘀湯加減。

處方：桃仁12g，紅花、當歸、製香附、川芎、枳殼、赤芍各10g，柴胡9g，黃連6g，甘草3g，延胡索10g，雞內金10g。3劑，每日1劑，水煎服，忌食膏粱厚味、海鮮及辛辣之品。

服上藥3劑後，少腹痛及腹瀉減，再服6劑，晨瀉已止，納食增加，唯有時感少腹不適，繼用上方加木香6g，調治半月，諸症消失。隨訪1年，未見復發。

按五更瀉的治療應從溫腎健脾固澀入手，《醫林改錯》云：「五更天瀉……用二神丸、四神丸等藥治之不效，常有三五年不癒者……有瘀

血。」據此本例並非脾腎陽虛之證，乃為血瘀之證，故活血化瘀、理氣止痛正中病機。雖未採用止瀉之藥，而瀉自止，說明氣滯血瘀之證，絕非健脾溫腎所能收效。

6. 闌尾炎

闌尾炎是因多種因素而形成的炎性改變，為外科常見病，以年輕人最為多見，男性多於女性。臨床上急性闌尾炎較為常見，各年齡層及妊娠期婦女均可發病。慢性闌尾炎較為少見。

該病屬於中醫學「腸癰」範疇。病因病機主要為溼阻、氣滯、瘀凝、熱壅，瘀滯不散，熱勝肉腐則成癰膿。治以活血祛瘀、行氣止痛。

醫案精選

◎案

趙某，男，53歲，農民。2000年6月10日初診。患者右下腹反覆疼痛1年餘。曾求治西醫，診斷為闌尾炎，每次發作時給予消炎鎮痛藥物治療，療效不佳，而且近來發作頻繁，故轉診中醫。症見：面色暗黃，右下腹脹痛，口苦納呆，大便乾結，舌黯淡邊有瘀點、苔白，脈弦。中醫診斷為腹痛。辨證為氣血阻滯。治以活血化瘀、行氣止痛。方用血府逐瘀湯加減。

處方：血府逐瘀湯加黃耆30g、炒延胡索15g、砂仁10g。每日1劑，水煎服。

服10劑時症狀消失，繼服6劑以鞏固療效，後隨訪至今未見復發。

按方中桃仁、紅花、川芎、牛膝活血化瘀；配以柴胡、枳殼、桔梗行氣，引導諸活血祛瘀藥以逐血；當歸、生地黃、甘草養血扶正，並防止祛瘀藥損傷正氣。縱觀全方，祛瘀與行氣合用，活血與養血同施，確為治療慢性闌尾炎良方。

◎案

王某，男，39歲。1996年3月6日初診。患者訴上腹疼痛拒按1天，伴畏寒發熱，噁心嘔吐，後疼痛轉移至右下腹部，大便祕結。體格檢查：麥氏點壓痛明顯，反跳痛（＋），腰大肌徵陽性。WBC 19×109/L，N％85％，L％15％。超音波顯示：右下腹腫塊約1.5cm×2cm×1.8cm。西醫診斷為急性闌尾炎，建議手術治療。患者懼怕手術，要求中藥治療。症見：痛苦病容，面色晦暗，舌暗紅、苔黃膩，脈弦數。中醫診斷為腹痛。辨證為氣血凝滯、溼熱鬱結。治以活血化瘀、清熱除溼。方用血府逐瘀湯加減。

處方：柴胡、紅花、枳殼各10g，生地黃20g、當歸、大黃（後下）、桃仁、赤芍各15g、川牛膝、牡丹皮各12g，白花蛇舌草、金銀花各30g，甘草5g。6劑，每日1劑，水煎服。

服上藥6劑，右下腹痛減輕，上方去大黃，加敗醬草20g、蒲公英30g，繼服6劑，腹痛全消，未觸及炎性包塊，壓痛、反跳痛消失，病告癒。

按急性闌尾炎屬中醫學「腸癰」範圍，因溼熱黏滯，阻於腸胃，導致氣血凝滯，加上溼熱蘊蒸氣血，因而形成癰腫，方以血府逐瘀湯去川芎、桔梗，加大黃、牡丹皮、金銀花、白花蛇舌草、敗醬草、蒲公英等，清熱解毒散結，藥證相符，故效如桴鼓。

7. 瘀膽型肝炎

瘀膽型肝炎亦稱毛細膽管型肝炎，是由於肝細胞受損、肝細胞膽汁分泌障礙以及細小膽管和膽小管上皮細胞損害，使膽汁排出不暢所致，主要表現為較長期肝內梗阻性黃疸。除有輕度急性肝炎變化外，還有毛細膽管

內膽栓形成，嚴重者細胞腫脹，匯管區水腫和小膽管擴張。重點在於肝內瘀阻。

中醫將其歸為「黃疸」範疇。認為黃疸發生的病機關鍵是溼，初期為溼熱，後期以血瘀為主。久病黃疸，溼邪入絡，絡脈不通，血行不暢，瘀血內阻膽腑而膽汁運行受阻，使膽汁不循常道，溢於肌膚故發生黃疸。瘀血內阻脅下，不通則痛。可見瘀血內阻是瘀膽型肝炎發生黃疸的病機關鍵，治以活血化瘀、涼血退黃為主。

醫案精選

◎案

某，男，40歲。2001年12月5日初診。2個月前出現尿黃，鞏膜皮膚黃染，皮膚搔癢，右脅下刺痛，腹脹，乏力納差。近1個月鞏膜皮膚黃染逐漸加深，尿色深如濃茶。在某醫院經保肝退黃及Prednisone等治療，黃疸一度下降，但停藥後又復發，多方治療纏綿不癒。肝功能檢查，血清DB 150μmol/L，ALT中度升高（200U/L），AKP、r-GT明顯升高。超音波示脾略大。除外肝內外梗阻。症見：面色晦暗，舌質暗紅，舌紫有瘀斑，脈弦澀。中醫診斷為脅痛。辨證為氣滯血瘀、血滯肝經、氣血不通。治以活血化瘀、健脾利溼。方用血府逐瘀湯加減。

處方：血府逐瘀湯加丹參、土茯苓各30g，生大黃10g（後下）。藥量隨病情調整，1劑內服。

服藥20劑，黃疸明顯下降，脅痛腹脹緩解，食慾增加。複診舌脈同前，守方繼服2週，黃疸消退，肝功能、血清、DB、SLT、AKP均恢復正常。

按黃疸形成的原因有多種，本案患者存在明顯的瘀血表現。《諸病源

第三章　臨床應用探討

候論》有「血瘀在內則時時體熱而發黃」。張仲景說：「諸黃雖多溼熱，經脈久病，不無瘀血阻滯者也。」血瘀是造成黃疸的一個重要因素。因此用血府逐瘀湯，重用赤芍、丹參活血化瘀，改善血液循環，大黃逐瘀通腑，土茯苓健脾利溼為輔。對瘀膽型肝炎發揮了改善肝臟血液循環、加強膽紅素的結合和排泄、利膽退黃的效果。

◎案

某，男，24歲。以「目黃、身黃、小便色黃」2月餘於2003年11月26日入院。患者發現患有「B型病毒性肝炎」2年餘，於2個月前因淋雨後突然出現以上症狀，伴發熱，經當地醫院予以治療（用藥不詳）後，上述症狀加重，後又到較大型的醫院3次住院治療，診斷為「慢性B型瘀膽型肝炎」，病情未見明顯好轉，黃疸日見加深，並頻繁嘔吐，不能進食。入院時查，生命體徵平穩，患者精神萎靡不振，形寒肢冷，鞏膜、全身皮膚呈黑黃色，舌淡紫、苔白滑，心、肺未見明顯異常，肝濁音界正常，脾肋下6cm，質中、觸痛、脈細澀，肝功能：TBIL 1,654μmol/L，DBIL 345μmol/L，AST 345U/L，ALT 268U/L，ALB 28.6g/L，A/G 1.1；B肝：HBsAg（＋），抗-HBe（＋），抗-HBc（＋）；超音波顯示肝臟光點粗大，回聲均勻，門脈內徑1.3cm，脾肋下6cm；PTA 60％。西醫診斷為慢性B型瘀膽型肝炎。中醫診斷為黃疸（陰黃）。辨證為寒溼瘀血膠著、肝絡阻滯不利。治療按西醫予以補液，保肝等一般治療。方用血府逐瘀湯加減。

處方：茵陳15g，乾薑、白花蛇舌草、當歸各12g，赤芍30g，川芎、桂枝、製附子、桃仁、紅花、牛膝各10g，柴胡、桔梗、枳殼、甘草各6g。水煎，每日2劑，每劑煎1次肛門點滴。

經上西醫支持及中藥肛門點滴7天，患者黃疸稍有減輕，嘔吐停止，

徑用原方改為口服，每日 1 劑。再用上方 10 劑，於 2003 年 12 月 12 日複查肝功能：TBIL 785μmol/L，DBIL 23μmol/L。因患者畏寒肢冷已基本消失予以上方去製附片、桂枝，繼續予以每日 1 劑。

至 2004 年 1 月 15 日患者再次查肝功能：TBIL 54μmol/L，DBIL 16μmol/L，因患者經濟困難，遂帶藥 10 劑出院治療，1 個月後隨訪，患者已痊癒。

按本例膽汁瘀積症患者血清膽固醇升高，以往曾用降低血脂的藥物試圖治療膽汁瘀積症，實際上收效甚微。本病屬中醫「黃疸」範疇，因其病程長、溼與瘀血膠結，多屬陰黃，所以以血府逐瘀湯加入利溼退黃之品，多收到良好效果。現代研究也證明血府逐瘀湯有良好的改善微循環、恢復肝細胞功能。

三、循環系統疾病

1. 病毒性心肌炎

病毒性心肌炎是病毒所引起的心肌急性或慢性炎症，一般認為心肌炎在病毒感染 1～3 週內發生，主要以病毒直接侵犯心肌及由其引起的炎性反應為主。病毒性心肌是指嗜心肌性病毒感染引起的以心肌非特異性間質性炎症為主要病變的心肌炎，病毒性心肌炎在急性期治療不當或由於患者自身免疫功能低下，許多患者遷延為慢性，若轉為慢性，治療比較棘手且併發症也多，西醫多以對症治療和臥床休息為主，以求盡量減少心肌負擔，改善心肌營養和代謝以使炎症心肌恢復及抗炎等，但療效一般。

該病屬於中醫學「心悸」、「怔忡」、「胸痹」範疇，《黃帝內經》中有「邪之所湊，其氣必虛」、「正氣存內，邪不可干」、「脈痹不已，復感於邪，內

舍於心」等論述。現代醫家一般認為，病毒性心肌炎的發病關鍵為正氣不足、邪毒侵心。當機體正氣虛弱，外感溫熱病邪侵入機體後，釀成熱毒，深入心包脈絡，耗損心之氣陰，臟腑失養，變症百出。如心氣不足，鼓動血行無力，血流不暢而形成瘀血。瘀血既成，阻滯脈絡，進一步使氣血窒塞不暢，加重病情，即所謂虛可致瘀，瘀亦可夾虛。

醫案精選

◎案

張某，女，20歲。2009年3月23日因「間斷性心悸、胸痛1年」為主訴來診，患者1年前感冒後出現心悸、乏力、氣短，喜深吸氣，查心肌酶譜偏高（具體數值不詳），心電圖竇性心動過速，服用維生素C片、輔酶Q10片、肌酐片等，效果不佳，後出現胸痛，多於活動後或寒冷時出現，持續時間長短不一。在醫院查心肌酶譜及心電圖無明顯異常。症見：平素納眠一般，二便調，舌質淡暗，邊有齒痕，苔薄白，脈沉細。中醫診斷為心悸。辨證為氣滯血瘀。治以活血化瘀、溫陽補氣。方用血府逐瘀湯加減。

處方：桃仁12g，紅花9g，當歸10g，生地黃10g，牛膝12g，川芎10g，桔梗6g，柴胡6g，升麻6g，枳殼6g，黨參12g，茯苓12g，肉桂6g，甘草6g。7劑，每日1劑，水煎服。

二診：心悸、胸痛減輕，氣短有所改善，仍乏力，餘無不適。在上方基礎上加黃耆10g、紅景天15g。繼服10劑，胸痛明顯減輕，又堅持服用近2個月，心悸、胸痛消失，乏力明顯改善。

按病毒性心肌炎乃本虛標實之病，本虛指正氣虛，邪氣內侵，侵犯心臟，傷及心氣及心陰，氣虛病久易成瘀，瘀滯於心，故出現胸痛，動則耗氣，寒則氣凝，均會影響血液運行，故活動及寒冷時胸痛明顯。清代王清

中篇　臨床新見解

任從血瘀對心悸的治療另闢蹊徑，《醫林改錯》血府逐瘀湯所治之症因云：「心跳心忙，用歸脾安神等方不效，用此方百發百中。」病毒性心肌炎慢性期多兼瘀，應用血府逐瘀湯活血化瘀，酌加補氣之品以助血行，肉桂溫陽以助心之火，方中柴胡、升麻與桔梗兼升提中氣，改善心悸之氣短症狀效果較好。

◎案

某，女，22歲。2010年6月19日初診。主訴：心慌、胸悶，心前區時有刺痛或悶痛感10餘天。患者2個月前淋雨後感冒，10餘天來心慌、胸悶，心前區時有刺痛或悶痛感，氣短乏力，自汗，舌質青紫，苔薄白，脈結代。心電圖示：竇性心律不齊，頻發心室早期收縮。心肌酶、病毒抗體升高。西醫診斷為病毒性心肌炎。中醫診斷為心悸。辨證為氣滯血瘀兼氣陰不足。治以活血化瘀，兼以益氣養陰解毒。方用血府逐瘀湯合生脈飲加減。

處方：桃仁10g，紅花10g，當歸10g，生地黃10g，川芎10g，赤芍10g，桔梗10g，枳殼10g，牛膝10g，連翹10g，黃耆10g，太子參10g，麥冬10g，五味子10g。7劑，每日1劑，水煎服。

服上方7劑後，症狀好轉，上方繼服1個月，諸症皆平。複查心電圖、心肌酶均恢復正常。

按葉天士言：「溫邪上受，首先犯肺，逆傳心包。」縱觀疾病發生發展，本病以心臟虛損（氣陰兩虛）為本，邪毒、瘀血阻滯為標，屬本虛標實之證，確立了以益氣養陰、活血解毒的治療方法。方中黃耆、西洋參補益心氣；麥冬滋陰養心，養心體而助心用；五味子能聚耗散之心氣；桃仁、紅花、赤芍、生地黃、川芎活血行血化瘀；當歸補血活血，與生地黃合用

養血益陰、清熱活血，與桃仁等合用，活血中又補血、化瘀而不傷血；牛膝活血祛瘀，兼引血下行；桔梗、枳殼一升一降，寬胸行氣；連翹、貫眾較清熱解毒。諸藥合用，共奏益氣養陰、活血化瘀、清熱解毒之效。

2. 肺心病

慢性肺源性心臟病（簡稱肺心病）是呼吸系統較為複雜的疾病。慢性肺心病患者由於長期缺氧，二氧化碳瀦留，導致低氧血症和高碳酸血症，引起代償性紅血球增多，紅血球壓積升高，血液處於高凝狀態，造成紅血球攜氧能力下降並誘發凝血機制亢進，肺部微血栓形成，反射引起肺小動脈痙攣，而導致肺動脈高壓，加重右心功能不全，致使肺心病急性發作期的症狀體徵不易緩解。

本病屬於中醫「肺脹」、「喘證」範疇。特點為長期反覆發作，臟腑虛損日益加劇，主要病位在肺、心、脾、腎四臟。主要病理為痰濁、血瘀所困。

醫案精選

◎案

于某，男，75歲。嗜菸40年，20支／天，反覆咳嗽，咯痰40年，氣促10年，加重1週，於2008年4月11日初診。患者因經濟原因拒絕住院治療，伴見咯痰，痰多，胸悶。活動後加重，食慾不振，小便量偏少。體格檢查：呼吸（R）25次／分。口唇發紺，頸靜脈充盈，舌質暗可見瘀斑，脈結代。中醫診斷為咳嗽。辨證為痰瘀互結。治以活血化瘀、降氣化痰。方用血府逐瘀湯合二陳湯加減。

處方：桃仁10g，紅花10g，赤芍10g，牛膝10g，木瓜10g，川芎10g，薏仁30g，桔梗6g，枳殼10g，炙甘草10g，人參10g，白芥子

10g，紫蘇子 10g，萊菔子 10g，半夏 10g，茯苓 10g，瓜蔞 10g，陳皮 10g。2劑，每日 1 劑，水煎服。

服上藥 2 劑後，症減大半，又連服 10 劑後病情平穩，療效明顯。

按中醫學認為，肺主氣，心主血脈，肺氣壅塞可導致心的血脈運行不暢，氣為血帥，血賴氣載，肺氣虛弱或心氣不足，可致心血瘀滯，肺失肅降，肺氣上逆，則見咳喘氣急，血脈瘀滯則見心悸、胸悶、唇青舌暗等症。故方以血府逐瘀湯合二陳湯加減治療。

◎案

夏某，男，65 歲。因反覆咳喘 10 年，加重 1 週，於 2005 年 9 月 10 日初診。患者既往有肺心病史 5 年。入院症見：咳嗽、咯黃色黏液痰伴胸悶、氣促、不能平臥、口乾、身熱、脘痞納呆、小便少。體格檢查：T 38℃，BP 120/80mmHg，呼吸急促、口唇發紺，半臥位，消瘦，頸靜脈怒張，桶狀胸，雙肺可聞及散在哮鳴音及溼囉音。HR 125 次／分，律齊，未聞及雜音，雙下肢浮腫。胸部 X 光片示：肺部感染、肺心病。心電圖示：竇性心動過速、肺性 P 波。血液常規檢查：WBC 14×109/L，N% 80%、L% 15.2%。舌暗紅、舌底靜脈紫暗、苔黃膩、脈細數。西醫診斷為慢性支氣管炎急性發作、阻塞性肺氣腫、慢性肺源性心臟病、心功能不全Ⅳ級。西醫常規治療：臥床休息、吸氧、保持呼吸道通暢、調整水、電解質酸鹼平衡，抗感染、強心利尿、化痰平喘等。中醫診斷為肺脹、胸痹、咳嗽。辨證為肺腎兩虛、心脈瘀阻、痰濁阻肺。治以活血化瘀、理氣化痰、宣肺清熱。方用血府逐瘀湯加減。

處方：桑白皮 12g，川貝母 10g，瓜蔞皮 10g，桃仁 12g，赤芍 12g，桔梗 10g，枳殼 12g，當歸 12g，生地黃 10g，牛膝 10g，紅花 12g，甘草

6g。7 劑，每日 1 劑，水煎分 2 次服。

　　服上藥 7 劑後，症狀明顯消失，咳嗽、咳痰、浮腫、喘氣消失，雙肺囉音消失，複查胸部 X 光示炎症吸收，血液常規檢查正常，一般生命體徵正常。准予出院。

　　按在本虛的基礎上，痰濁與瘀血交阻是其主要的病機特點，氣虛、血瘀、痰阻則貫穿於肺脹之始終。《丹溪心法‧咳嗽》云：「肺脹而嗽，或左或右，不得眠，此痰挾瘀血，礙氣而病。」選用血府逐瘀湯化瘀活血而不傷血，疏肝解鬱而不耗氣，理氣化痰而不傷正，故適用於慢性肺心病之體虛標實之人。

3. 高血壓病

　　高血壓病，是指體循環動脈血壓病理性增高，收縮壓 ≧ 140mm/Hg，舒張壓 ≧ 90mm/Hg，無明顯器質性病因的高血壓，稱為原發性高血壓，即高血壓病。臨床表現有血壓增高、頭暈頭痛、心悸耳鳴、眼花、注意力不集中、記憶減退、手腳麻木、疲乏無力、煩躁易怒等症。高血壓病的後期常伴有心、腦、腎等靶器官受損，產生嚴重的併發症。病因尚不完全明瞭，遺傳因素是基礎，加之後天因素的作用，使正常的血壓調節機制失常所致。

　　中醫學中並無高血壓病名，對於高血病症的記敘和治療，散見於「胸痹」、「心悸」、「頭痛」、「眩暈」、「中風」等篇章。中醫學認為本病為本虛標實，以肝腎虧虛為本，以風、火、痰、瘀為標。《素問‧生氣通天論》載有「陽氣者，大怒則形氣絕，而血菀於上，使人薄厥」，指出陽氣的升降失常可使臟腑經脈不通而致血瘀並引發昏厥。

中篇　臨床新見解

醫案精選

◎案

姜某，女，38 歲。1994 年 4 月 6 日初診。患高血壓病 4 年。平素情志憂鬱不暢，頭痛，頭暈，下肢輕度浮腫，BP 170/105mmHg。每於月經期血壓升高 180～190/120～130mmHg，症狀加重，迭經診治，效果不著。現值經期第一天，頭痛如劈，頭暈甚劇，兩脅及少腹脹滿，雙下肢重度浮腫，經量少而色紫暗、質黏稠有塊，舌質暗有瘀斑、苔薄白，脈沉澀。BP 190/130mmHg。平素月經週期正常，經期 5～7 天。中醫診斷為頭痛、頭暈。辨證為肝鬱氣滯、血瘀水停。治以疏肝行氣、活血利水。方用血府逐瘀湯加味。

處方：當歸、生地黃、川牛膝、桃仁、紅花各 12g，柴胡、赤芍、川芎各 9g，枳殼、桔梗、甘草各 6g，益母草、澤蘭、冬瓜皮各 30g，車前子 15g。3 劑，每日 1 劑，水煎服。

服上藥 3 劑後，頭痛、頭暈、浮腫大減，BP 150/100mmHg。繼服 12 劑，頭痛、頭暈、浮腫消失，BP 140/90mmHg。為鞏固療效，囑其再服 10 劑。月經再次來潮血壓未升高，經量、經色正常，血塊消失。隨訪 1 年未復發。

按婦人「以肝為先天」、「以血為本」，月水為氣血所化。情志憂鬱，致肝失疏泄，則肝鬱氣滯，血脈瘀阻不暢，故頭痛、頭暈，兩脅及少腹脹滿，經量少而色紫暗有塊。氣滯則水停，「血不利則為水」，氣滯、血瘀則水液停聚，水性下趨，故下肢浮腫。行經之際，經血聚於胞宮，一則肝血不足，體不助用，二則血脈相對失充，使氣滯、血瘀、水停益甚，故頭痛、頭暈、浮腫加重，血壓升高。血府逐瘀湯為疏肝行氣、活血祛瘀之良

方，益母草、澤蘭、冬瓜皮、車前子活血利水降壓，俾氣血條暢，血脈暢利，則諸症可癒。

◎案

張某，女，65歲，農民。2013年10月17日初診。有高血壓病史9年。主訴：間斷性頭痛、頭暈，急躁易怒，心煩不寐。曾到某醫院查頸顱TCD及頭顱MRI均未見異常。平時間斷服用Nifedipine緩釋片控制血壓，口服Flunarizine dihydrochloride膠囊、全天麻膠囊等中西藥物，近1週頭痛、頭暈加劇，遂前來就診。症見：頭痛、頭暈，其痛如刺，以雙側額顳不為甚，心煩易怒，夜眠較差，舌質紫暗，舌尖紅，苔薄白，脈弦細澀。BP 170/105mmHg。西醫診斷為高血壓。中醫診斷為頭痛。辨證為肝鬱氣滯、瘀血阻竅。治以疏肝理氣、活血化瘀。方用血府逐瘀湯加減。

處方：生地黃30g，當歸15g，桃仁9g，紅花6g，川芎15g，白芍12g，柴胡10g，牛膝9g，天麻12g，鉤藤15g，菊花12g，炙甘草6g。10劑，每日1劑，水煎分2次溫服。

二診：10月28日，連服上藥10劑後頭痛、頭暈明顯減輕，心煩易怒減輕，舌質仍紫暗，苔薄白，脈弦細。BP 140/100mmHg。守上方加減再進20劑，諸症消失，BP 130/95mmHg，停服降壓西藥，給予血府逐瘀口服液善後。

按高血壓是臨床常見病，正常的血壓是維持機體供血的有效保證，血壓之所以會升高，一定是運行血液的道路出現了阻滯，可能是血管壁變厚，血管腔變窄，或是血液黏稠度增加血流緩慢。所以高血壓產生的關鍵因素就是阻滯，就是循環過程的障礙。應用活血化瘀之法，既可改善血液循環，改善血脈瘀滯的狀況，又可擴張血管，利於降低血壓，改善脂類代

謝。現代研究顯示：用活血通絡之藥，目的是使末梢血流通暢，四周阻力下降，血絡不阻，血壓即可以降低；用活血消瘀之藥，是使血液黏稠度降低，血腫沉渣瘀積得以溶解，管壁彈性恢復如常，血管舒張收縮正常，血流通暢，即可以使血壓恢復正常。本病氣滯血瘀之象明顯，故方選血府逐瘀湯加減，方中當歸、紅花、川芎溫經活血，桃仁活血消瘀，生地黃補水涵木，牛膝活血祛瘀兼補肝腎，赤芍改白芍養血熄風，桔梗、枳殼、柴胡理氣滯以調疏泄，甘草補中緩急，共奏活血化瘀、理氣通滯之功，而療效顯著。

4. 高血壓頭痛

高血壓頭痛特點：額顳位痛者，常為昏悶，脹痛，以午前為重；頂枕位痛者，多是深部搏動樣疼痛，晝輕夜重；巔頂痛者，常呈昏悶，重痛，夜輕晝重。患者常兼眩暈欲仆，手指發麻，視物昏花，耳鳴失聰，或兼心煩，易怒，寐差，甚者徹夜不眠。以上諸症，多在情緒改變，如激動、發怒、憂鬱時或後加重。在氣候劇變時，如久雨將晴，或久晴將雨，或遇非時之寒暖，症狀明顯或加重，頭痛等症加重時，收縮壓較之平素平均增高 10～20mmHg，舒張壓增高 5～10mmHg。舌質瘀點或瘀斑，舌下脈絡瘀血或粗紫，脈多弦，或弦澀，或弦澀而數。

醫案精選

◎案

周某，男，65歲。1994年8月6日初診。主訴：患高血壓頭痛5年，曾使用中西藥物治療未效。近1年來頭痛益甚，時發時止，以頭額顳部為著，有時上午隱痛，下午痛如錐刺，伴胸悶不舒，口苦口乾，心煩易怒，夜寐不寧，有時甚至徹夜不寐，大便乾結不爽，苔薄黃乏津，舌紫紅、邊有瘀點，BP 180/100mmHg。中醫診斷為頭痛。辨證為肝經鬱熱、氣滯挾瘀、陰

虛風動。治以疏肝清熱、行氣活血、養陰熄風。方用血府逐瘀湯加減。

處方：生地黃、熟地黃各 30g，當歸 6g，川芎 10g，赤芍、白芍各 12g，桃仁 10g，紅花 10g，柴胡 6g，枳殼 6g，桔梗 10g，牛膝 10g，龍膽草 10g，全蠍 3g，石決明 15g（先煎）。7 劑，每日 1 劑，水煎服。

二診：8 月 13 日，胸悶、心煩、口苦稍減，便結依然，前方加大黃 6g、麥冬 12g，繼服 7 劑。

三診：8 月 20 日，頭痛次數大減，痛勢亦緩，餘症漸解，BP 160/100mmHg，上方大黃減為 3g，龍膽草減為 6g，繼服 10 劑，諸症漸平，頭痛僅偶發且勢輕，血壓也較穩定（135～160/90～95mmHg），囑常服六味地黃丸早、晚各 15g。隨訪 1 年，病情穩定，頭痛未見復發。

按本例高血壓頭痛雖有其陰虛不足、肝陽上亢一面，但更有其挾瘀一面，故從氣滯血瘀、阻塞脈絡之體徵入手，用行氣活血逐瘀方法，達到了治癒目的。

◎案

宋某，女，55 歲，患高血壓病 20 餘年。平素服降壓藥控制尚好，間有頭痛，近 1 週頭痛加重，頭後部疼痛明顯，頭悶刺痛感，晨起尤重，略有噁心、無嘔吐、肢體活動障礙，飲食如常，腹脹便乾。舌黯淡、苔白、舌下脈絡明顯，脈弦緊、重按無力。BP 160/100mmHg，脈搏、呼吸及理化檢查未見異常。中醫診斷為頭痛。辨證為血瘀。治以活血化瘀、益氣止痛。方用血府逐瘀湯加減。

處方：當歸 15g，川芎 10g，赤芍 15g，生地黃 30g，桃仁 10g，紅花 15g，柴胡 10g，枳殼 15g，桔梗 10g，川牛膝 20g，丹參 30g，檀香 5g，天麻 15g，生黃耆 15g。5 劑，每日 1 劑，水煎分早晚溫服。

服上藥 5 天後，頭痛緩解，繼以隨症加減，連服 21 劑，諸症基本消除，血壓平穩。

按高血壓病因於臟腑陰陽失衡，隨證而治不必刻意降壓，而血壓自能下降。頭痛與血壓波動關係較明顯，若舒張壓較高，多屬血瘀氣虛證，治以活血益氣；若收縮壓較高，多屬肝陽上亢證，治以平肝潛陽。

5. 高脂血症

高脂血症是一種全身性疾病，是指血中膽固醇（TC）和三酸甘油酯（TG）過高或高密度脂蛋白過低，現代醫學稱之為血脂異常。高血脂是中風、冠心病、心肌梗塞、猝死的危險因素，高脂血症也是促進高血壓、糖尿病發生發展的一個重要危險因素。

高脂血症屬中醫學「氣血津液病」範疇。高脂血症病機與腎虛有關，腎虛於下，水不涵木，機體處於陰陽失調的病理狀態，水穀精微不能正常運行傳輸，終釀痰溼，又可致瘀滯。

醫案精選

◎案

于某，女性，72 歲。2008 年 1 月 14 日初診。患者形體偏胖，時感頭昏沉重，肢體麻木，乏力，胸腕痞悶不舒，伴疲倦思睡，多夢，腰痠，舌質紫暗，邊有瘀斑，苔白，脈弦。查肝功能：TC 7.5mmol/L，TG 2.2mmol/L，高密度脂蛋白（HDL）0.96mmol/L。西醫診斷為高脂血症。中醫診斷為頭暈、乏力。辨證為氣滯血瘀、痰濁內阻。治以活血化瘀、化溼泄濁。方用血府逐瘀湯加味。

處方：桃仁 10g，紅花 10g，當歸 10g，生地黃 20g，赤芍 10g，川芎 10g，柴胡 15g，牛膝 15g，甘草 10g，菟絲子 20g，桑寄生 20g，半夏

12g，蒼朮 15g，澤瀉 15g，何首烏 15g。10 劑，每日 1 劑，水煎分服。

服上藥 10 劑後，症狀明顯減輕；繼服 20 劑，諸症消失，複查血脂正常。

按本例方用血府逐瘀湯活血化瘀；何首烏、桑寄生、菟絲子補肝腎；澤瀉、蒼朮、半夏化溼泄濁。藥理研究證實何首烏、菟絲子、桑寄生可調節血脂。諸藥合用，收效甚佳。

◎案

林某，女，63 歲。患者面色晦暗，雙手震顫抖動，手指不能屈伸自如，取物體多次失誤，言語不清，講話時舌顫，流涎，伴腹脹、腰痛、便祕、情緒急躁、舌質暗、舌底靜脈怒張，脈澀。8 個月內 2 次採血查血脂均升高。中醫診斷為中風。辨證為氣滯血瘀、肝腎不足、痰熱生風。治以活血理氣、化瘀祛風、鎮肝清熱。方用血府逐瘀湯加減。

處方：桃仁 15g，紅花 10g，當歸 12g，熟地黃 15g，川芎 12g，赤芍 10g，牛膝 15g，柴胡 12g，枳殼 10g，生龍骨 30g，生牡蠣 30g，鉤藤 15g，黃芩 10g，雞血藤 15g。6 劑，每日 1 劑，水煎服。

服上藥 6 劑後，諸症均不同程度好轉，但仍感乏力、勞累。上方加炙黃耆 30g、白朮 10g、茯苓 15g，以益氣健脾，繼服 40 天，雙手顫抖基本控制，病情明顯好轉，為鞏固療效，上方加減繼服，1 年後隨訪，患者生活基本自理。

按近年來研究結果顯示，高脂血症患者普遍存在明顯的血液流變學改變，如血液黏度增加，血小板聚集力增強，凝血因子活性增加，纖溶系統及血液凝固的自然對抗性物質被抑制，血液呈高凝傾向等。血府逐瘀湯中川芎有較強的擴張血管作用；赤芍有抗血小板凝聚作用；紅花可降低血管

中篇　臨床新見解

通透性；當歸提紅血球表面電荷；牛膝有活血祛瘀，加速血流，使血黏度下降等功效。諸藥合用可改變血液的流變性，降低血液的濃、黏、聚、凝狀態，從而獲得較滿意的臨床療效。

6. 冠心病

冠狀動脈粥狀硬化性心臟病（簡稱「冠心病」），是指冠狀動脈粥狀硬化使血管腔阻塞，導致心肌缺血、缺氧而引起的心臟病、它和冠狀動脈硬化改變一起統稱為冠狀動脈性心臟病，並稱缺血性心臟病，多發於40歲以上，男性多於女性。

中醫稱為胸痹心痛局限於胸膺部，多為氣滯或血瘀，放射至肩背、咽喉直至膺臑，手指。胸部刺痛，痛處固定不移入夜更甚，時或心悸不寧，舌質紫暗，脈象沉澀。氣鬱日久瘀血內停，絡脈不通，故見胸部刺痛，血脈凝滯，故痛處固定不移。血屬陰夜亦屬陰，故入夜痛甚，瘀血阻塞心失所養，故心悸不寧。治法以活血化瘀，通絡止痛為主。治標「以通為主」，有活血，化瘀，化痰，通陽理氣作用。治本調理陰陽、臟腑、氣血為主，有補陽，滋陰補氣血作用。

醫案精選

◎案

王某，男，54歲。2009年4月29日以「間斷胸痛5年」為主訴來診。5年前曾無明顯誘因出現胸痛，持續數秒可自行消失，未服藥治療，1年前於冬季再次出現胸痛、胸悶，且伴背痛，持續約2分鐘尚緩解，至醫院查CT示：左主幹、前降支近段多發鈣化及軟斑塊併管腔輕度狹窄；右冠脈近段鈣化併管腔輕度狹窄。西醫診斷為冠心病，給予活血化瘀科學中藥、阿斯匹靈腸溶片、Lovastatin等藥物口服，胸痛有所減輕，現胸部灼

第三章　臨床應用探討

熱感，多於陰雨天加重，平素納可，眠差，視物模糊，聽力欠佳，大便時有發黑，夜尿頻。繼往有前列腺炎病史。體格檢查：BP 140/100mmHg，HR 82次／分，律齊，舌質暗紅，苔薄白膩，脈弦。中醫診斷為胸痹。辨證為氣滯血瘀。治以活血化瘀、活絡止痛。方用血府逐瘀湯加減。

處方：當歸 15g，生地黃 12g，桃仁 12g，紅花 12g，枳殼 12g，赤芍 12g，柴胡 12g，川芎 15g，桔梗 12g，川牛膝 30g，丹參 30g，紅景天 20g，毛冬青 15g，葛根 30g，甘草 6g。14劑，每日1劑，水煎服。

2週後複診，訴胸部灼熱感明顯減輕，仍有指甲樣大小不適，視物模糊，腹脹，納可，眠欠佳，大便正常，夜尿頻。體格檢查：BP 140/100mmHg，HR 80次／分，律齊，舌質暗，苔白膩，脈弦。上方加延胡索 15g 繼服。此後諸症消失。

按本病為本虛標實之證，根據其臨床表現特點，似無從辨證，但據舌脈，應以血瘀為主，應用血府逐瘀湯加減運用，竟收奇效，細究其，並非偶然。《素問‧痹論》云：「心痹者，脈不通。」指出了心脈瘀阻是心痛發生的基本病機，是胸痹心痛的基本證。在胸痹心痛中，無論實證、虛證，只要發生胸痹心痛，均有心脈不通的存在。因此，活血化瘀，通絡止痛，是本病的基本治法。本方以桃紅四物養心血、通心脈；柴胡、桔梗、枳殼、牛膝等，一升一降，調理肝肺氣機，暢達胸脅氣滯以助血行。方中有通有補，有升有降，使氣行血通，氣血運行順利故心痛消除。延胡索在《本草綱目》中記載：「能行血中氣滯，氣中血滯，故專治一身上下諸痛。」

◎案

某，男，60歲。1991年2月21日初診。主訴：幾年來常感心前區不適，經常悶痛，時輕時重。經醫院檢查診斷為冠心病、心絞痛。近月來發作較

頻，且疼痛較前加劇。服用心絞痛成藥藥丸、口含硝化甘油只可緩解一時不能控制發作。自前天起，入夜則發胸痛，心前區疼如錐刺，並放射至背部，持續2～3分鐘，伴有胸悶緊束感，咯吐黃痰，煩悶嘔惡食慾不振，舌紅有紫暗瘀斑、舌下瘀筋粗紫、苔白膩，脈結代。中醫診斷為胸痹。辨證為胸陽閉阻、氣滯血瘀。治以宣通胸陽、活血化瘀。方用血府逐瘀湯加減。

處方：柴胡、當歸、川芎各10g，瓜蔞20g，赤芍、薤白、桃仁、紅花、桔梗、枳殼、川牛膝各15g。3劑，每日1劑，水煎服。

二診：1991年2月24日，服上藥後胸部悶痛減輕，次數減少。再服3劑，胸悶胸痛已除。但稍活動而氣短心悸，痰多，脈弦滑、苔白膩。疼痛既除，治轉求本。分析上述諸症乃痰瘀互結，治以活血化瘀、滌痰散結，方用血府逐瘀湯合溫膽湯加減調理月餘，諸症悉除。1年後隨訪，心絞痛再未發作。

按心絞痛為冠心病常見的主要症狀，最易引起患者心理上的不安。《金匱要略》指出心痛的病理機制是「陽微陰弦」。陽微，陽不足也，陰弦，陰太過也。胸陽不足，陰邪上乘，互相搏擊，成為心痛胸痹之病，治以活血化瘀通陽散結，以通為主。方用血府逐瘀湯合瓜蔞薤白白酒湯化裁與病機頗為合拍，故能獲得滿意療效。

7. 心力衰竭

心力衰竭是心臟由於各種原因而導致排血量滿足不了器官及組織代謝的需求，臨床主要症狀表現為水腫、呼吸困難以及喘息等。

該病屬於中醫學「怔忡」、「心悸」、「咳喘」等範疇。也就是說患者的心陽氣失調，從而引起氣血運行不暢，長時間如此就會引發怔忡、心悸，患者血脈瘀塞就會使肺張力下降，從而氣短，而此病的基礎病理就是心陽虛衰。

醫案精選

◎案

某，女，65 歲。2010 年 2 月 26 日因「反覆胸悶憋喘 20 年，加重伴頭暈、雙下肢乏困無力 1 個月」就診，患者有心力衰竭病史 10 餘年，平素自服阿斯匹靈腸溶片、參松養心膠囊、複方丹參滴丸、Captopril 等藥物，患者胸悶、憋喘等症呈間斷性發作。症見：胸悶、憋喘加重，活動後尤甚，雙下肢乏困無力，偶有頭暈，無頭痛、無視物模糊，體力一般，納少，眠可，二便調。體格檢查：口唇略發紺，舌質紫暗，可見散在瘀斑、瘀點，苔薄白，脈弦澀，雙下肢輕度水腫，BP 150/100mmHg。ECG：竇性心律，T 波低平。中醫診斷為胸痹。辨證為心氣虧虛，瘀血內阻兼有氣滯。治以補益心氣、活血化瘀。方用血府逐瘀湯加減。

處方：黃耆 30g，人參 9g，三七粉 3g（沖服），當歸 15g，紅花 15g，赤芍 20g，牛膝 20g，桔梗 12g，枳殼 6g，茯苓 12g，澤瀉 9g，甘草 6g。7 劑，每日 1 劑，水煎服，早晚分服。

患者訴服藥 1 週乏力症狀較前有所緩解，頭暈症狀消失，舌脈同前，二診在原方基礎將茯苓改為 15g，澤瀉 12g，另加川芎 12g，繼服 1 週，後患者乏力症狀消失，雙下肢輕度水腫，胸悶、憋喘症狀較前亦明顯減輕，原方基礎上去人參，加柴胡 15g、丹參 12g。1 個月後，患者再診，訴諸症均減輕，雙下肢水腫消失，病情緩解明顯。

按患者為老年女性，素體虧虛，心氣虧虛無力推動心血運行，致瘀血內停，加之情志失調，氣滯血阻發而為病。治療應補益心氣，活血化瘀，兼行氣方中人參、黃耆補氣，三七、當歸、紅花、川芎、赤芍活血化瘀，牛膝引血下行，枳殼、柴胡寬胸理氣。現代藥理研究顯示，人參可擴張冠

脈和周圍血管，能有效改善冠脈血供並降低血壓，可顯著減輕患者心臟的前後負荷；改善心臟的能量代謝。丹參、紅花、當歸、川芎、赤芍均具有擴張血管，降低外周血管阻力，改善微循環。三七能增加冠脈血流量，減慢心率，減少心肌耗氧量，解除平滑肌痙攣。川芎、赤芍還有降低血小板聚集率，降低血黏度功能，對血栓的形成有明顯抑制作用等。

◎案

某，男，47歲。2011年9月12日初診。主訴：反覆心悸、胸悶、喘促15年，加重伴呼吸困難1週。患者既往冠心病病史10年餘，高血壓病病史8年餘，平素口服阿斯匹靈腸溶片、Captopril、科學中藥藥丸等藥物，效果不太明顯，反覆心悸、胸悶、喘促。症見：胸悶、憋喘，呼吸困難，活動後加重，乏困無力，頭暈、頭痛，時有咯痰，色白質稀，畏寒怕冷，體力差，納眠差，二便調。體格檢查：患者體胖，面色晦滯，唇色紫暗，雙肺可聞及少許溼囉音，雙下肢水腫，舌淡有瘀斑、邊有齒印，苔薄白，脈細澀。BP 160/100mmHg，心電圖檢查示：心肌缺血表現。中醫診斷為胸痹。辨證為心陽虧虛、水瘀互阻。治以益氣溫陽、化瘀利水。方用血府逐瘀湯加減。

處方：當歸、桃仁各12g，紅花、赤芍、黃耆30g，三七、蒲黃、五靈脂、川牛膝各10g，薤白9g，川芎、桂枝、枳殼、炙甘草各6g，茯苓12g，澤瀉9g，白朮12g，製附子9g。7劑，每日1劑，水煎服。

二診：服上藥7劑後，畏寒怕冷症狀消失，但仍感呼吸困難，氣促乏力，咯痰明顯減少。上方去製附子加柴胡15g、桔梗12g，繼服7劑。

三診：胸悶、憋喘，呼吸困難明顯緩解，雙下肢水腫減輕，無明顯咯痰，聽診雙肺溼囉音消失，繼服上方15劑，諸症俱輕，可從事一定的體

力活動隨訪半年，未見發作。

按患者畏寒怕冷，痰涎清稀，是心陽虧虛的臨床表現，心陽虧虛，無力推動血液運行，瘀血內阻於心胸而發本病，治療以溫陽利水、活血化瘀為基本大法，方中選用薤白、桂枝、附子等藥溫心陽，澤瀉、茯苓、白朮以利水，當歸、川芎、紅花等活血化瘀，枳殼、桔梗、柴胡等宣通氣機，與活血藥物相配，共奏調和氣血之效。同時大量的現代藥理學研究顯示上述藥物有一定改善微循環的作用。

8. 血管性頭痛

血管性頭痛是由於腦血管舒縮功能障礙、大腦功能活動紊亂、腦血管痙攣、腦血流量減少等引起的疾病。因病程長，病情常反覆發作，多頑固難癒。以女性偏多，有季節性和遺傳傾向，病因病機複雜。其臨床特點是發作時以一側頭部出現突發性疼痛，並有頭皮血管跳動，甚則伴有噁心、嘔吐，疼痛時難以忍受，緩解後一如常人為特徵。

該病屬於中醫學「內傷頭痛」範疇。中醫學認為，頭為諸陽之會，清陽之府，又為髓海所在，凡五臟之精華、六腑清陽之氣皆上注於頭，臟腑經絡發生病變或氣血運行不暢均可引起頭痛。久病入絡則氣滯血瘀，疼痛的性質以針灸樣頭痛為主，痛有定處，常受風寒之邪或精神刺激所誘發。所以治當活血化瘀、祛風通竅。

醫案精選

◎案

秦某，男，43歲。左側偏頭痛10餘年，反覆發作太陽穴跳痛，每因情緒緊張、勞累而發作，發作前怕光、視物模糊、煩躁，隨後左側太陽穴附近跳痛，針灸感持續20分鐘至數小時，甚伴嘔惡，痛後神疲乏力，精

力不易集中，夜夢多，時有噩夢驚醒，晨起偶有頭暈。曾在某醫院診斷為偏頭痛性血管神經性頭痛。近日偏頭痛每週發作 2 次，伴眠差、面色晦暗、舌質暗紅、苔薄白、舌下脈絡明顯、脈弦緊而細。查血壓略高，顱腦 CT 檢查未見異常。中醫診斷為頭痛。辨證為血瘀。治以活血化瘀、通絡止痛。方用血府逐瘀湯加減。

處方：柴胡 10g，枳殼 10g，桔梗 10g，川牛膝 15g，當歸 10g，川芎 20g，赤芍 15g，生地黃 20g，桃仁 10g，紅花 15g，薄荷 10g，白芷 10g，青皮 10g，香附 15g，全蠍 10g，生牡蠣 30g（先煎）。10 劑，每日 1 劑，水煎，早晚分服。

服上藥 10 劑頭痛緩解，守方加減，治療 1 個月後頭痛未再發作，睡眠安穩。

按偏頭痛是血管性頭痛的一種，分為無先兆偏頭痛、先兆偏頭痛、兒童週期症候群、視網膜偏頭痛、偏頭痛併發症等類型，本案屬於伴有先兆的偏頭痛，臨床最為常見。除藥物治療外，還應囑咐患者改善生活習慣、戒菸戒酒、注意休息、改善睡眠品質、勞逸結合，盡量消除恐懼、焦慮、緊張等負面情緒，避免熬夜、過度勞累等誘發因素。

◎案

王某，女，49 歲，教師。以右側頭痛 2 年為主訴入院。患者頭痛牽引面部，頭暈，胸悶脘脹，納差，痰多黏白，舌質暗、苔白膩，脈滑。查體：神志清楚，心肺未見異常，腹軟，肝脾未及。頭部 CT：顱腦未見異常。西醫診斷為血管性頭痛。中醫診斷為頭痛。辨證為血瘀。治以活血化瘀、行氣通絡。方用血府逐瘀湯加減。

處方：桃仁、紅花、生地黃、川芎、牛膝、菊花、半夏、白朮、陳皮

各 10g，當歸、赤芍、白芍各 15g，桔梗、柴胡、枳殼各 5g。6 劑，每日 1 劑，水煎服。並配合靜脈注射燈盞花素 50mg，每日 1 次。

服上方 6 劑後，患者頭痛明顯減輕，停止靜脈注射燈盞花素，繼服上方 10 劑，患者頭痛已止，納食尚好，痊癒出院，隨訪 1 年，頭痛未復發。

按血管性頭痛為臨床常見病症。中醫學認為「腦為髓之海」，主要依賴肝、腎精血濡養及脾胃運化水穀精微輸布氣血，上充於腦。由於肝鬱、痰濁等引起氣滯血瘀，氣虛無以運血，脈絡瘀阻，不通則痛。故治療以血府逐瘀湯之川芎、當歸活血祛瘀，柴胡疏肝昇陽，桔梗、枳殼開胸順氣，使氣行則血行，通則不痛，生地黃涼血，當歸養血，以行血而不耗血，祛瘀又能生新。血管性頭痛由於血小板聚集，血清素的增加，導致腦動脈的收縮並致顱外血管擴張，產生劇烈頭痛。血府逐瘀湯可以軟化血管，改善微循環，抑制血小板聚集，降低血黏度和抗缺氧作用，改善血管的舒縮功能，提高對疼痛的耐受，抑制和清除部分血管活性物質，使頭痛得癒。

9. 血栓性靜脈炎

血栓性靜脈炎是指靜脈血管腔內急性非化膿性炎症的同時，伴有血栓形成的一種周圍血管疾病。現代醫學認為它的發生多是由於血流緩慢、靜脈壁損傷和血液黏滯性增高等因素有關。

該病屬於中醫學「脈痹」、「皮痹」的範疇，《黃帝內經》云：「風寒濕三氣雜至，合而為痹。」孫思邈亦認為本病是「皆久勞，熱氣盛，為涼濕所折」。因邪中經脈，脈絡不通，使血行艱澀，又因傷耗氣，使氣虛推動無力，而血行緩慢，成為血瘀。血瘀津停，脈道不通，津失氣布，則聚而為濕，濕邪流注下肢，外泛肌膚，故發為水腫。因此瘀阻脈絡是本病病機的關鍵，故治療本病當以活血化瘀為主，兼以祛濕。

醫案精選

◎案

李某，男，75歲。因左側下肢水腫求診。患者20日前因勞累後受涼，引起左側下肢疼痛，自服止痛藥，療效不佳，第二天見左下肢水腫，遂於當地醫院就診，診斷為左下肢深靜脈炎，經用溶栓療法治療8天，好轉出院。現左側下肢較右側明顯增粗，以大腿根部及脛骨內側尤甚，測量大腿根部周長雙側比較相差約12cm，左側足背浮腫光亮，穿鞋困難，左下肢皮溫較右側低，皮膚亮而有光澤，無瘀斑，按之凹陷，良久方起，腓腸肌稍有壓痛，活動後水腫明顯加重，舌質淡暗，苔白膩，脈沉細。中醫診斷為痹症。辨證為寒濕痹阻、瘀阻經脈。治以活血化瘀、溫寒化濕。方用血府逐瘀湯加減。

處方：桃仁10g，紅花6g，赤芍10g，當歸10g，川芎10g，益母草10g，澤蘭10g，川牛膝10g，防己10g，薏仁30g，製附子10g，桂枝6g。3劑，每日1劑，水煎服。

服上方3劑後，水腫明顯減輕，足背水腫消失，大腿根部周長雙側比較相差僅5cm，效不更方繼服，共服用半個月，水腫消失，基本痊癒。

按血府逐瘀湯為清代名醫王清任所創制的著名活血化瘀方劑，其方以桃紅四物湯為基礎，可通治各種血瘀氣滯證。方中桃仁、紅花、赤芍、當歸、川芎、牛膝均能活血化瘀通絡；益母草、澤蘭能活血利水消腫，配以防己加強利水；薏仁化濕除痹止痛；製附子、桂枝溫陽化氣，散寒通絡，取血得溫則行、寒得溫則減、濕得溫則化之義。若見神疲氣虛乏力者，加黃耆、黨參以補氣行血；若濕瘀化熱則去製附子、桂枝，加金銀花、虎杖以清熱祛瘀通絡；若病情遷延，日久傷脾，致脾虛濕阻，加黨參、白朮、茯苓以健脾利濕。

◎案

金某，男，62歲。右下肢腫脹疼痛3天就診，半年前因車禍傷致右下股骨中段骨折。就診前在某醫院做下肢靜脈造影示：深靜脈阻塞。放棄手術治療，轉求中醫。症見：右下肢腫脹疼痛，行走時加重，夜間右下肢痙攣性疼痛，精神納眠差，舌質紫暗，苔薄，脈沉澀。體格檢查：右下肢腫脹，皮溫升高，壓痛明顯，Homans徵陽性。中醫診斷為痹症。辨證為淫瘀阻絡。治以活血化瘀、通絡止痛。方用血府逐瘀湯加減。

處方：桃仁10g，紅花6g，赤芍10g，澤蘭10g，益母草10g，牛膝10g，木瓜10g，當歸10g，川芎6g，薏仁30g，桂枝6g。3劑，每日1劑，水煎服。

服上藥3劑後疼痛大減，再進7劑，患者右下肢腫脹消退，至今未復發。

按本病屬中醫「脈痹」、「皮痹」範疇，證屬淫瘀阻絡。患者老年，氣虛則血行緩慢而瘀，瘀則氣滯，氣滯血瘀，津失氣布則聚而為淫，外泛肌膚。可發為患肢水腫。再則津血同源，血瘀津停，外滲聚為水淫，流經下肢而發為水腫。瘀、淫日久可以化熱，故皮溫升高。該患屬本虛標實，急則治標，方中桃仁、紅花、川芎、赤芍、當歸、牛膝、澤蘭、益母草均能活血化瘀通絡；澤蘭、益母草活血利水消腫；牛膝可直引藥下行直達病所；木瓜、薏仁化淫利淫除痹止痛；桂枝溫經化氣，取血得溫則行，淫得溫則化之意。皮溫有熱者去當歸、桂枝，加鬱金行血兼解鬱熱，痛甚可加徐長卿、延胡索。

10. 腦梗塞

腦梗塞又稱缺血性中風，是腦血液供應障礙引起的腦部病變。由於腦組織局部供血動脈血流的突然減少或停止，造成該血管供血區的腦組織缺

血、缺氧導致腦組織壞死、軟化，並伴有相應部位的臨床症狀和體徵，如偏癱、失語等神經功能缺失的症候。腦梗塞（缺血性中風）依據發病機制的不同分為腦血栓形成、腦栓塞和腔隙性中風等主要類型。其中腦血栓形成是缺血性中風最常見的類型。除了藥物治療控制危險因素外，還要配合相應的康復理療。

中醫稱之為卒中或中風，《素問·調經論》中有記載：「血之於氣，病走於上，則為大厥，厥則暴死，氣復反則生，不反則死。」另有《素問·玉機真藏論》描述：「春脈如弦……其氣來實而強，此謂太過……太過則令人善怒，忽忽眩冒而巔疾。」腦梗塞（缺血性中風）的病機為陰陽失衡，氣機逆亂，痰濁壅塞，瘀血內阻，氣虛是致病之本，血瘀為標。

醫案精選

◎案

某，女，58 歲。主訴：右側肢體活動受限 3 天。患者半身不遂、語言謇澀、口角喎斜、痰多流涎、胸腹脹滿、便祕、舌質紅、苔薄膩、脈弦。BP 150/88mmHg，神志清楚，律齊，HR 86 次／分，各瓣膜未聞及雜音，雙肺呼吸音粗，未聞及乾溼性囉音，腹軟，肝脾未及，右側上肢肌力Ⅰ級，下肢肌力Ⅰ級，左側肢體肌力正常，右巴氏徵（＋），CT 顯示：左側基底節區腦梗塞。西醫診斷為腦梗塞。中醫診斷為中風。辨證為氣滯血瘀、阻滯經絡。治以活血化瘀、疏肝化痰。方用血府逐瘀湯加減。

處方：桃仁 10g，紅花 10g，當歸 15g，生地黃 10g，赤芍 10g，川芎 10g，牛膝 15g，桔梗 10g，柴胡 10g，枳殼 10g，甘草 10g，川貝母 10g，膽南星 3g，竹茹 10g，陳皮 10g。6 劑，每日 1 劑，水煎服。並配合靜脈注射 Mannitol、Citicoline 等。

二診：服上方 6 劑後，患者病情明顯減輕，停止靜脈注射 Mannitol。上方去膽南星加黃耆 30g、地龍 10g，繼服 15 劑，患者右側上下肢肌力正常，語言稍欠流利，繼服上方 10 劑，患者語言流利，肢體活動良好。

按腦梗塞多發於老年人，老年人由於血管硬化，血液黏稠，血小板聚集，使血流動速度變慢，微循環障礙，而產生血栓。肝鬱則氣滯，氣滯則加重血瘀，故血府逐瘀湯可以活血化瘀以降低血液黏度，抗血小板聚集，軟化血管，增加腦的供血、供氧，並且可以消除部分血栓，柴胡、枳殼、桔梗解肝鬱以利氣滯，氣行則血行，血暢而使血栓得除，肢體恢復正常。

◎案

靳某，女，52 歲，教師。1986 年 6 月 25 日初診。患者頭暈、頭痛 10 餘年，每遇情鬱不舒，睡眠欠佳或天氣炎熱時發病。3 週前頭痛頭暈發作，臥床休息，服止痛藥後頭痛不減，且漸加重，約半小時後感覺痛苦非常，患者翻動呼喊，喧擾不寧，隨後出現頸椎僵直，二目上吊，角弓反張，右側肢體無力，5 分鐘後恢復正常，這樣反覆發作，一日數次，在當地醫院診為癲癇，經抗癲癇藥物治療不效，腦電圖檢查出現異常腦波，檢出慢波，波幅低及慢的 α 節律，2 天後赴某醫院診療，經電子顯微鏡斷層攝影後確診為腦梗塞。靜脈輸入低分子右旋糖酐、Troxerutin，口服 Dipyridamole、阿斯匹靈腸溶片，症狀減輕，仍頭痛、頭暈，出院後第五天又出現一次類似癲癇樣發作。症見：形體瘦削，面色暗滯，頭部刺疼，舌質紫暗有瘀斑，脈澀。中醫診斷為頭暈、頭痛。辨證為風竄經絡、氣血瘀阻。方用血府逐瘀湯加減。

處方：當歸 15g，生地黃 30g，桃仁 10g，紅花 12g，赤芍 10g，柴胡 10g，枳殼 10g，丹蔘 30g，鉤藤 15g，蜈蚣 2 條，水蛭 6g，麝香 0.3g（沖

中篇　臨床新見解

服）。3劑，每日1劑，水煎服。

二診：頭痛減輕，頭腦清醒，自覺肢體有力，慮其頭痛日久，瘀血留滯難除，原方去麝香，囑病家繼服。先後共服藥24劑，諸症悉除，至今未發。

按本例發作時出現二目上吊，角弓反張，肢體偏癱，乃風竄經絡，使氣血瘀阻所致。頭為諸陽之會，瘀血內阻，腦絡瘀滯不暢，氣血運行受阻，致髓海失養，頭痛乃作，風竄經絡，則出現頸椎僵直、角弓反張之類症狀。方中用血府逐瘀湯以除頭部瘀血，佐水蛭、丹參破血通經、散瘀；鉤藤、蜈蚣平肝熄風止痙；麝香通經絡，逐瘀透竅，諸藥合力，藥切病機，僅服20餘劑，10年頑疾自除。

四、泌尿系統疾病

1. 慢性腎小球腎炎

慢性腎小球腎炎簡稱慢性腎炎，是一組臨床症狀相似，但發病原因不一，病理改變多樣，病程、預後和轉歸不盡相同的慢性腎小球疾病的總稱。其病因、發病機制和病理類型不盡相同，但起始因素多為免疫介導炎症；可見於多種腎臟病理類型，隨病情進展可導致腎小球硬化，從而演變為硬化性腎小球腎炎。該病起病隱匿、緩慢，臨床上以蛋白尿、血尿、水腫、高血壓和腎功能不全為特徵，隨著疾病的不斷發展，患者多於2～3年或20～30年後終將出現腎功能衰竭。故治療上多以防止或延緩腎功能進行性惡化、改善或緩解臨床症狀及預防心腦血管併發症為主要目的，透過積極控制高血壓或減少尿蛋白、限制蛋白攝取等綜合治療為主。

該病屬中醫學「水腫」、「虛勞」、「尿血」、「腰痛」、「關格」等範疇。

中醫認為本病多由風邪襲表、瘡毒內犯、外感水溼、飲食不節或久病勞倦所致，發病機制為肺失通調、脾失轉輸、腎失開合、三焦氣化不利，臨床辨證以陰陽為綱，分清病因、病位，注意寒熱虛實的錯雜與轉化。治療上，陽水者宜發汗、利水或攻逐，配合清熱解毒、健脾理氣等法；陰水者當溫腎健脾，配合利水、養陰、活血、祛瘀等法。

醫案精選

◎案

李某，女，28歲。慢性腎小球腎炎病史6年餘。2年前發現腎功能不全，曾予中西結合治療效果欠佳，現患者頭痛少寐乏力，五心煩熱，腰膝痠痛，月經量較少，有血塊，血色紫暗，舌紫暗苔少，有瘀斑，舌下靜脈紫暗，脈澀略數。BP 150/90mmHg。血液常規檢查：HB 82g/L，RBC 2.9×10^{12}/L，紅血球壓積46.6%。尿液常規：PRO（++），WBC（1～4個）。腎功能：BUN 15mmol/L，Cr 296μmol/L。中醫辨證為陰虛血瘀。治以活血化瘀、滋養陰液。方用血府逐瘀湯加減。

處方：桃仁15g，紅花10g，當歸10g，生地黃10g，川芎6g，赤芍10g，枳殼10g，柴胡10g，丹參15g，炙甘草10g，葛根10g，白芍10g。

服用3個月後，患者頭痛少寐乏力、五心煩熱消失，月經量正常，無血塊，血色正常，舌紫暗改善，瘀斑消失，舌下靜脈紫暗明顯改善。血液常規檢查：HB 92g/L，RBC 3.2×10^{12}/L，紅血球壓積40.1%，BUN 9mmol/L，Cr 196μmol/L，均有不同程度好轉。

按血府逐瘀湯是王清任《醫林改錯》中治療瘀血的方劑，其精華在於，此方能活血化瘀而不傷血。方中以桃仁、紅花、當歸、生地黃、川芎、赤芍為主要藥物。諸藥相互配合使血活氣行，瘀化熱消而諸症癒。

◎案

李某，女，34歲。患慢性腎炎6年餘，長期腎功能欠佳，自患腎炎以來，每於經前水腫經行腫消且逐漸加重，同時有少腹刺痛，經量減少色紫暗，舌紫暗脈沉弦。尿液常規：蛋白（＋＋＋），白血球（＋），紅血球少許。中醫診斷為水腫。辨證為氣滯血瘀。治以活血化瘀、行水消腫。方用血府逐瘀湯加減。

處方：桃仁10g，紅花10g，當歸15g，枳實8g，香附10g，石韋15g，瞿麥15g，車前草12g，牛膝10g，大黃6g。每日1劑，水煎服至下次月經來潮。

二診：水腫減輕，經量增加，連服70劑，諸症消失，尿液常規轉常，囑其調飲食，慎起居，隨訪半年無復發。

按本病例的臨床特點是水腫與月經有關，經前水腫，經行腫消。詢問病史，還有其他瘀血表現，治以活血化瘀而水腫消，腎功能恢復正常。

2. 輸尿管結石

泌尿結石是泌尿系的常見病。結石可見於腎、膀胱、輸尿管和尿道的任何部位。但以腎與輸尿管結石為常見。臨床表現因結石所在部位不同而有異。腎與輸尿管結石的典型表現為腎絞痛與血尿，在結石引起絞痛發作以前，患者沒有任何感覺，由於某種誘因，如劇烈運動、勞動、長途乘車等，突然出現一側腰部劇烈的絞痛，並向下腹及會陰部放射，伴有腹脹、噁心、嘔吐、程度不同的血尿。

中醫古籍無輸尿管結石之說，結合症狀，應屬「石淋」之類。

醫案精選

◎案

吳某，男，45歲。2007年11月10日初診。患者2年前因為右側腰痛，伴有肉眼血尿，查超音波顯示：右側輸尿管結石，大小為0.8cm×0.5cm。經西藥抗感染、解痙等對症治療後，常可緩解。後服利尿排石中藥30餘劑，但結石日久不下，不定期發作。症見：右側腰部疼痛，小便淋漓不暢，舌質暗紅、有瘀點、苔薄，脈沉細。中醫診斷為石淋。辨證分析為服用利尿排石等中藥，損傷腎陽，加之結石日久，氣血瘀阻。治以活血化瘀、溫腎利水化石。方用血府逐瘀湯加減。

處方：當歸、川芎、白芍、赤芍各20g，桃仁、紅花、枳實、柴胡、川牛膝、烏藥各15g，黃耆30g，桂枝、製附子各10g，甘草6g。7劑，每日1劑，水煎服。

二診：上藥連進7劑後，腰痛大減，小便通暢，又加金錢草20g，續服7劑後，陸續可見尿中有少許小沙粒排出。後又加杜仲、黨參各15g，又進15劑，症狀均消，複查超音波示未見異常。

按多數醫家認為，石淋多由熱邪內蘊，日久煉液成石，加之有「淋無補法」之說，故遣方用藥多以清熱通淋之品居多。殊不知過於清熱，戕害腎陽，則腎陽虧虛，血行不暢，尿中之穢物雜質日久蘊結，也可成石。方中四逆散行氣，桃紅四物湯、牛膝活血，配以桂枝、製附子、烏藥溫陽化氣，此乃「溫則消而去之」之旨；黃耆補氣，托邪外出。待腎氣漸充，再予金錢草排石通淋。鞏固期用杜仲、黨參補腎健脾，使水溼得除，腎氣得固。

◎案

李某，女，29歲。2011年9月13日初診。腰腹脹痛伴血尿1年多。

經某醫院腹部 X 光診斷為：左輸尿管上段結石，大小 0.6cm×1.1cm。服中藥半年未見顯效。症見：腰腹脹痛伴血尿，面色黧黑，舌質紫暗，頭暈眼花，脈細澀。月經量暗少，有血塊。尿液常規：白血球（＋＋），紅血球（＋＋＋）。中醫診斷為血淋。辨證為氣虛血瘀。方用血府逐瘀湯加減。

處方：懷牛膝、生地黃、桃仁、赤芍、茯苓各15g，柴胡、石韋、當歸、枳殼、川芎各10g，黃耆、金錢草、白朮各30g，紅花6g。每日1劑，水煎服。

上方加減連服 30 劑後，腰腹脹痛及肉眼血尿消失，排出少量結石，尿液常規正常。

按本例輸尿管結石非濕熱之證，乃氣虛血瘀所致。取血府逐瘀湯活血化瘀、加黃耆、茯苓、白朮益氣行血，金錢草、石韋通淋化石。諸藥合用，切合病機，故病痊癒。

五、內分泌系統疾病

1. 甲狀腺功能亢進（簡稱甲亢）

甲亢以多食、消瘦、心悸、突眼、頸前腫大為特徵。現代醫學認為是自身免疫性疾病，由於內分泌功能失調所致。

該病屬中醫學「癭病」範疇，其病因病機的關鍵在於情志不調而致肝氣鬱結，疏泄失職，氣機阻滯而血行不暢，造成氣滯血瘀而發病。若肝鬱久化火，可耗傷津液，引起陰虛火旺，或氣陰兩虛等證，還可涉及心、脾、腎等臟腑。所以，治療此病應以疏肝理氣、活血化瘀、益氣養陰、軟堅散結為大法。

醫案精選

◎案

張某，女，23歲。1987年11月5日初診。患者1年前發現脖子稍粗，自覺症狀不明顯，未用藥治療，後來逐漸加重，脖子明顯變粗，並伴有心慌胸悶，疲乏無力，多食善飢，形體消等症狀，在某醫院檢查：T3、T4均高於正常，診斷為甲狀腺功能亢進症。給予Methimazole片等西藥治療，效果不明顯而求診中醫。症見：頸前有結塊腫大，質地堅硬，有血管雜音，雙手顫抖，兩眼球稍有外突，頭暈，記憶力減退，多食善飢，形體消瘦，心慌胸悶，多汗，月經量少，大便時乾時稀，易急躁，情志不暢時病情加重，並有兩脅竄痛，查T3、T4均高於正常，舌質紅，苔薄黃，脈細數而弦。中醫診斷為癭病。辨證為肝鬱氣滯、脈絡受阻、血行不暢、氣陰兩虛。治以疏肝理氣、活血化瘀、益氣養陰、軟堅散結。方用血府逐瘀湯加減。

處方：血府逐瘀湯加沙參20g、玉竹20g、枸杞子20g、昆布15g、海藻15g。

二診：上方服用2個月後，頸前腫塊縮小，血管雜音基本消失，兩手無顫抖，大便基本正常，自覺症狀明顯好轉，舌紅，苔微黃，脈細數。患者不願繼服湯劑，上方去昆布、海藻，製成水丸，又連服2個療程，頸前無腫塊，無突眼，自覺症狀消失，查T3、T4均正常，病告痊癒。停藥後1年隨訪未復發，至今身體健康。

按《外科正宗・癭瘤論》指出：「夫人生癭瘤之症，非陰陽正氣結腫，乃五臟瘀血、濁氣、痰滯所成。」又根據王清任「結塊者必有形之血」的理論，選用血府逐瘀湯加味治療。血府逐瘀湯有活血化瘀不傷血、疏肝解鬱

不耗氣之優點，再加玄參、連翹、夏枯草清肝火，散結消腫，太子參、生黃耆、黃藥子化痰軟堅，散結消瘦。全方合用，共奏疏肝解鬱、益氣化痰、活血化瘀、軟堅散結之功。

2. 糖尿病腎病

糖尿病腎病（DN）是糖尿病微血管併發症之一，糖尿病腎病已成為終末期腎臟疾病的首位病因。糖尿病腎病是長期代謝紊亂致多因素參與，造成腎小球基底膜增厚與繫膜基質增生，形成腎小球硬化。

該病屬於中醫學「消渴」、「水腫」、「關格」等範疇，其病位在腎，主要累及肝、脾、脈絡。病變早期多為肝腎氣陰兩虛，陰損氣耗，繼而陰損及陽，可致脾腎陽虛；病變後期陰陽俱損，且病久入絡，脈絡受損，血瘀內阻，脈絡閉塞，血行不暢。因此，治之必須著重活血化瘀。

醫案精選

◎案

某，女，59 歲。以多飲、多尿 4 年，腰痠乏力半年為主訴。4 年前，患者無明顯誘因出現多飲、多尿。在某醫院治療，診斷為糖尿病（2 型）。口服 Gliclazide、消渴丸等，病情時輕時重。近半年，患者出現腰痠乏力，下肢浮腫，半月前患者上症加重，眼瞼浮腫、小便不利，舌質暗，苔薄，脈弦細，查血糖 9.4mmol/L，尿糖（＋＋＋），尿蛋白（＋＋），顆粒管型 1-2。西醫診斷糖尿病（2 型）併發腎病。中醫診斷為消渴。辨證為肝腎虧虛、氣滯血瘀。治以疏肝解鬱、活血化瘀、補益肝腎。方用血府逐瘀湯加減。

處方：桃仁 5g，紅花 5g，當歸 15g，生地黃 15g，赤芍 10g，川芎 10g，牛膝 15g，桔梗 10g，柴胡 10g，枳殼 10g，生黃耆 20g，豬苓 30g，枸杞子 10g，澤瀉 15g，大腹皮 20g，白茅根 20g。每日 1 劑，並配合口服

Glibenclamide 2.5mg，日3次。

二診：服上方16劑後，患者多飲、多尿明顯減輕，下肢浮腫明顯減輕，上方去澤瀉，加益母草30g，繼服40劑，患者病情緩解，飲食正常，下肢浮腫消失。空腹血糖6.7mmol/L，尿糖（－），尿素氮5.7mmol/L。隨訪1年，病情未復發。

按糖尿病腎病是由於糖代謝異常而致微血管病變。早期僅現間歇性微量蛋白尿，後轉為持續性伴以管型和少量白血球，有大量蛋白尿、水腫、高血壓。病因尚未完全闡明，表現為微循環障礙，血管通透性增加，血黏度增加，血小板聚集，腎血流量減少，加之憂思惱怒，肝鬱不暢，氣滯血瘀而病發於腎，故血府逐瘀湯活血化瘀，擴張腎血管，降低血黏度，抗血小板聚集，增加腎血流量，減少抗利尿激素分泌，以利水鈉的排泄。柴胡、枳殼疏肝解鬱以行氣，生地黃滋補腎陰共成活血化瘀而不傷血，疏肝解鬱而不耗氣之效，臨床實踐證明，運用血府逐瘀湯治療糖尿病腎病，可獲得良好的療效。

◎案

宋某，女，73歲，工人。1997年11月18日初診。患者有糖尿病病史21年，出現蛋白尿1年。1週前因呼吸道感染誘發，出現發熱咳嗽，咯痰不爽，下肢水腫，肌膚麻木不仁，肌內注射青黴素80萬U／次，2次／天，用藥1週，發熱、咳嗽、咯痰症消，仍雙下肢水腫，按之凹陷不起，口渴不欲飲，全身乏力，四肢末梢麻木不仁，舌質暗邊有瘀點，苔白厚，脈細澀。中醫診斷為消渴。辨證為久病入絡、氣滯血瘀、壅遏阻塞、氣化失司、水溼內停。治以活血化瘀、利溼通絡。方用血府逐瘀湯加減。

處方：當歸12g，赤芍8g，桃仁8g，紅花8g，川芎10g，川牛膝

中篇　臨床新見解

30g，枳殼 6g，生地黃 12g，茯苓 12g，澤瀉 12g，白茅根 30g，大腹皮 30g。7 劑，每日 1 劑，水煎服。

二診：上藥服 7 劑後，患者水腫消，麻木明顯減輕。上方去茯苓、澤瀉、大腹皮，加山藥 30g、山茱萸 15g、天花粉 20g，連服 30 劑，諸症消失，尿蛋白陰性。

按糖尿病腎病屬中醫「消渴」範疇。陰虛燥熱為本，痰濁瘀血為標。急則治其標，緩則治其本。此例患者感染誘發，病情突然加重，急投血府逐瘀湯加利溼通絡之品，迅速緩解病情，療效滿意。即使在病情穩定之時，在滋陰潤燥的同時，加用活血化瘀之品，也是十分必要的。現代醫學認為，腎小球微血管基膜增厚是大量蛋白尿的病理基礎，這也從另一方面說明活血化瘀在治療糖尿病中的必要性；此外，糖尿病出現蛋白尿病程多在 10 年以上，病程極長，久病入絡，脈絡瘀滯，活血化瘀，十分必要。因此，無論是病情急驟變化之時，還是緩解穩定之時，活血化瘀必須貫徹疾病始終，方選血府逐瘀湯辨證加藥，十分有效。

六、神經系統疾病

1. 帶狀皰疹後遺神經痛

帶狀皰疹係水痘－帶狀皰疹病毒引起的急性炎症性皮膚病。帶狀皰疹後遺神經痛，是指在帶狀皰疹基礎上，皰疹雖已消除，但病變部位的疼痛仍然存在的一種病症，多見於中老年人，患者大多體質較弱、免疫力較差，故病情頑固難治。

該病屬中醫學「纏腰火丹」、「蛇串瘡」、「蛇丹」等範疇。多因情志內傷以致肝膽火盛；或因脾溼鬱久，溼熱內蘊，外受毒邪而發。而帶狀皰疹

後遺神經痛辨證則屬氣滯血瘀，乃因情志內傷，肝氣鬱結，氣鬱日久，瘀血內停，絡脈不通所致。

醫案精選

◎案

王某，女，65歲。2008年9月28日初診。患者於3個月前左腰部起成片的帶狀皰疹，疼痛難忍，在當地醫院住院，抗病毒治療10餘天，疼痛減輕，皰疹逐漸乾燥結痂出院。出院後仍感左腰部疼痛，有時如針灸，有時如蟲咬感，夜間經常痛醒，擾亂睡眠。曾服用中藥幾十劑，效果皆不理想。症見：患者左腰部皮膚多處色素沉著，皮膚表面光滑，舌質暗，苔薄白，脈沉弦。西醫診斷為帶狀皰疹後遺神經痛。中醫診斷為纏腰火丹。辨證為氣滯血瘀。治以理氣活血、通絡止痛。方用血府逐瘀湯加減。

處方：桃仁、紅花、當歸、生地黃、赤芍、川芎、枳殼、桔梗、柴胡、甘草、牛膝各10g，丹參30g，蜈蚣2條，土鱉蟲10g。6劑，每日1劑，水煎服。

二診：服上藥6劑後，疼痛明顯減輕，夜已能寐。繼服上藥18劑，疼痛消失，臨床告癒。隨訪至今未復發。

按方中桃仁、紅花、當歸、赤芍、川芎、丹參活血化瘀，牛膝祛瘀血，通血脈，並引瘀血下行；柴胡疏肝解鬱，桔梗、枳殼開胸行氣，使氣行則血行；生地黃涼血清熱，使祛瘀而不傷陰血；蜈蚣、土鱉蟲增強活血通絡之力；甘草調和諸藥。諸藥合用，既治疼痛之標，又治氣滯血瘀之本。為治帶狀皰疹後遺神經痛之良方。

◎案

某，女，72歲。因右下肢疼痛3月餘，於2009年3月17日初診。自

訴3個月前患帶狀皰疹，經抗病毒、抗炎等治療後脅肋部皰疹消退，此後右下肢呈閃電樣灼痛，入夜時痛如刀割，右腿皮膚有蟻行感，衣服觸之則痛，情緒煩躁，寢食不安，行走困難，曾服用消炎鎮痛藥、維生素類及肌內注射甲鈷胺，效果欠佳。來診時由家人以輪椅推入診室，查腰椎及椎旁無壓痛，直腿抬高試驗雙側（－），腰及雙下肢皮溫、皮色正常，右下肢外側皮膚敏感，痛不可觸，觸之則過電樣疼痛，舌質暗、邊有瘀斑，苔薄白，脈弦細澀。西醫診斷為帶狀皰疹。中醫診斷為腰纏火龍。辨證為氣滯血瘀、不通則痛。方用血府逐瘀湯加減。

處方：黃耆15g，桃仁12g，紅花9g，當歸12g，川芎9g，延胡索15g，牛膝12g，柴胡12g，枳殼9g，白芍15g，珍珠母30g，甘草10g，合歡皮12g，首烏藤12g。3劑，每日1劑，水煎2次，取汁400ml，分早晚2次溫服。

二診：右下肢疼痛明顯減輕，可下床行走，但衣服接觸右腿皮膚時仍有過電樣疼痛，守方繼服10劑後，右下肢疼痛完全消失，行走如常人。

按西醫認為，帶狀皰疹後遺神經痛屬於周圍神經痛，是周圍神經損害的結果。水痘－帶狀皰疹病毒活化導致脊髓背根神經節炎症，使感覺傳入神經阻滯，導致中樞神經系統疼痛訊號傳遞神經元的活動異常增高所致。與傳統中醫理論「不通則痛」相符。結合患者夜間痛甚，情緒煩躁，舌質暗、邊有瘀斑，脈弦細澀等瘀血之象，故採用活血化瘀、行氣通絡止痛之血府逐瘀湯為主方治療本病，辨證準確，處方合理，功效立見。

2. 焦慮症

焦慮症臨床表現可分為急性焦慮狀態（主要症狀為發作性胸悶、胸痛、心悸、呼吸困難、四肢發涼、出冷汗等，嚴重時有瀕死感；歷時短

暫，一般不超過 2 小時，1 個月間發作 3 次以上）和廣泛性焦慮（主要症狀為持續性的莫名其妙的煩躁、恐懼、擔心、憂心忡忡、坐臥不寧等）。兩組症狀往往交錯發生，且患者多伴有自律神經失調症狀，如感覺肢體發麻、潮熱感、口乾、尿急尿頻、便祕及性功能減退、月經失調等廣泛性焦慮是以慢性的、瀰散性的對一些生活情景的不現實的過度擔心緊張為特徵，女性較為常見，通常為慢性病程。

該病屬中醫學「鬱證」範疇，是由於情志內傷，肝氣鬱結，氣滯血瘀，逐漸引起五臟氣機不和所致，主要是肝、脾、心三臟受累以及氣血失調而成。

醫案精選

◎案

王某，女，28 歲，平素性格偏於內向，膽小。2011 年 3 月初診，從幾年前去外地上大學時，開始出現擔心身體健康狀況，擔心家裡被盜，經常向父母打電話詢問的情況，伴睡眠不好、多夢，有時學習無法集中注意力，當時家人未重視。畢業開始就業後，經常出現頭痛、後背疼痛、僵硬感；總擔心工作出差錯，多次請假休息，影響工作；時煩躁汗出，少寐多夢，月經量少，痛經，飲食尚可，二便可。舌質暗紅，苔白，脈沉弦。曾經頭部 CT 檢查未見異常。中醫診斷為鬱證。辨證為氣滯血瘀。治以活血化瘀、行氣之法。方用血府逐瘀湯加減。

處方：當歸 20g，生地黃 15g，川芎 10g，赤芍 10g，桃仁 15g，紅花 15g，牛膝 10g，柴胡 10g，枳殼 10g，炙甘草 10g，浮小麥 30g，生牡蠣 20g。10 劑，每日 1 劑，水煎服。

二診：服上藥 10 劑後，患者煩躁減輕，心情較前輕鬆，前方續服 10 劑。

中篇　臨床新見解

三診：患者擔心、緊張感減輕，睡眠見好，頭背疼痛減輕，續服10劑，以鞏固療效。

四診：症狀大部分消失。囑可酌情間斷服藥，調整心態，加強體育鍛鍊。年底隨訪，患者情緒較好，正常工作。

按方中當歸、赤芍、桃仁、紅花活血祛瘀；牛膝祛瘀通血脈，引瘀血下行；柴胡疏肝解鬱，升達清陽；桔梗、枳殼開胸行氣，使氣行則血行；生地黃涼血清熱；配當歸可以養血潤燥，使祛瘀不傷陰血。諸藥配伍共同發揮活血祛瘀行氣之功。若陰虛陽亢之頭暈，加菊花、珍珠母、枸杞子育陰潛陽；汗出多，加浮小麥、生牡蠣固澀斂汗；氣血虛不達四末之震顫，生地黃改熟地黃，加灸黃耆，益氣養血濡養四肢；肝陽上亢之急躁易怒、少寐多夢，加生石決明、遠志、石菖蒲，平肝潛陽，清肝寧神。臨證加減，對廣泛性焦慮有較好的療效。

◎案

蕭某，女，47歲。1997年1月4日初診。主訴：胸悶熱，煩躁，發作性心慌瀕死感半年餘。患者平素急躁，遇事不夠沉著，易失眠。半年前喜得1個孫子，但因患「腦癱」常日夜啼哭不食。孩子父母也常口角，悶悶不樂。患者自慮「無辦法」而出現失眠、煩躁，總感胸中堵塞呼吸不暢，納食不馨，全身不舒，坐臥不寧而來回走轉，易驚易惕。時常胸中熱燥心慌，呼吸困難，有瀕死感，發作數十分鐘自行緩解。月經亦隨之閉止，乳房積塊。曾多次做心電圖等檢查未見器質性病變徵象。症見：面色灰暗，神疲倦怠，煩躁不安，唇色暗，舌質紅，苔黃厚，脈澀。西醫診斷為焦慮症。中醫診斷為燈籠病。辨證為氣滯血瘀化熱，而擾亂心神。治以活血化瘀、清熱安神。方用血府逐瘀湯加減。

處方：當歸25g，生地黃30g，桃仁10g，赤芍12g，牛膝g，枳殼12g，柴胡10g，川芎10g，桔梗12g，小麥30g，甘草7g，淡竹葉10g，大黃3g，木通10g，大棗5枚。3劑，每日1劑，水煎服。

同時配合心理治療。

二診：服上藥3劑後，煩熱不安頓失，能安坐，夜可入寐5小時，納食增加，繼服上方6劑。

三診：服上藥之後，月經來潮，下有暗紫血塊，量多。慮其病久必虛，故於方中去攻逐之品，以疏肝健脾、養血安神為主。

處方：柴胡10g，當歸10g，白芍10g，茯苓10g，白朮10g，山藥30g，白扁豆20g，牡丹皮10g，梔子6g，薏仁30g，鬱金10g，炙甘草5g，小麥30g，薄荷10g，大棗7枚，生薑6g。3劑，每日1劑，水煎服。

3劑藥盡，諸症全失，乳房積塊亦消，自感全身舒暢，眠酣食馨，精神恬愉。改服逍遙丸善後，隨訪半年無復發。

按王清任所稱燈籠病當類屬於今之所謂焦慮症。臨床所見，本病多得之於憂思驚恐，其病因病機大致有二。一為暴受驚恐，《素問・舉痛論》所云「驚則心無所倚，神無所歸，慮無所定，故氣亂矣」。二是憂愁思慮過度，《黃帝內經》云「思則氣結」，氣機不暢，氣滯而致血瘀，血瘀久而化熱生火，循經上擾心神，以致心神不安。血府逐瘀湯正為此病機而設。方中當歸、川芎、赤芍、桃仁、紅花活血祛瘀；牛膝祛瘀血，通血脈，並引瘀血下行；柴胡、枳殼、桔梗疏肝解鬱，開胸行氣，升達清陽，使氣行則血行；生地黃涼血清熱，配當歸又能養血潤燥，使祛瘀血而不傷陰血；甘草調和諸藥。全方不僅行血分瘀滯，又能解氣分之鬱結，活血而不耗血，祛瘀又能生新。合用導赤散，功在清心熱而除煩躁；用甘麥大棗湯，以養心安神、緩解和中而調節情緒除驚惕；加熟大黃可增強攻逐瘀血之效。三

方合用，相互促進，既能活血化瘀清熱，又能調理氣血陰陽，寧心安神，故作為治療焦慮症氣滯血瘀化熱見證者的基本加減方，有較好療效。

3. 肋間神經痛

肋間神經痛是一組症狀，是胸神經根由於不同原因的損害產生的壓迫、刺激而出現的以胸部肋間或腹部疼痛的症候群。肋間神經痛主要為一個或數個肋間的經常性疼痛，在咳嗽、噴嚏時加劇，疼痛可放射至背部，有時呈帶狀分布。

該病屬於中醫學「脅痛」範疇。熱毒、瘀血留滯，或肝鬱氣滯而導致氣滯血瘀、經絡不暢，從而引起脅肋疼痛，故在治療上，應以活血化瘀、行氣止痛為治療原則。

醫案精選

◎案

李某，男，50歲，農民。1996年8月14日初診。2個月前右胸部蛇串瘡治療後，遺留右胸部針炙樣疼痛，穿衣蓋被刺激胸壁時，誘發疼痛，以致屈肘抬起右前臂，避免衣被接觸胸壁。症見：痛苦面容，煩躁易怒，脅肋刺痛，舌紅少苔，邊有瘀點，脈弦緊。細審此證，頗似王清任「胸不任物」案，辨證為肝鬱氣滯血瘀、瘀阻經絡。治以疏肝理氣、活血祛瘀。方用血府逐瘀湯加減。

處方：桃仁、紅花、當歸、生地黃、牛膝、桔梗、枳殼各10g，川芎、赤芍、甘草、柴胡各8g。5劑，每日1劑，水煎服。

二診：上藥服5劑後，胸部刺痛明顯好轉，能穿衣蓋被；繼服7劑，諸症悉除。

按肝經布脅肋，肝鬱化火，見右胸部蛇串瘡火毒之證，氣滯血瘀，瘀

阻經絡，則右脅肋針灸樣疼痛，衣被壓迫刺激時，疼痛加重。血府逐瘀湯中，寓四逆散疏肝理氣，寓桃紅四物湯活血化瘀，加桔梗、牛膝，一升一降，氣血調暢，藥證相符，諸症悉解。

◎案

趙某，女，42歲。2002年7月23日初診。右側胸肋間針灸樣疼痛，每遇情緒波動而加重7天。自服止痛片無效。查：右側胸肋部膚色正常，無明顯壓痛，叩痛（－），內科聽診及胸部X光檢查均無異常。舌暗紅、苔薄白，脈弦澀。中醫診斷為肋間痛。辨證為氣滯血瘀、瘀阻脈絡。治以行氣活血、通絡止痛。方用血府逐瘀湯加減。

處方：當歸、桃仁、白芍各12g，延胡索、雞血藤、丹蔘各15g，生地黃、枳殼、紅花各10g，川芎9g，牛膝、甘草各6g。7劑，每日1劑，水煎服。

二診：上藥連服7天，疼痛銳減。再服5劑而癒。

按本案患者始於肝氣不舒，氣滯血瘀，瘀阻脈絡而痛，故以血府逐瘀湯化裁，重用丹蔘、雞血藤去瘀通絡止痛，取效顯著。

4. 顏面神經麻痺

顏面神經麻痺又稱面神經炎（即面神經癱瘓），是以面部表情肌群運動功能障礙為主要特徵的一種疾病。它是一種常見病、多發病，不受年齡限制。一般症狀是口眼喎斜，患者往往連最基本的抬眉、閉眼、鼓嘴等動作都無法完成。

顏面神經麻痺中醫稱為「吊斜風」、「喎嘴風」，屬於風病範疇。係由風邪客於經血脈所致，治療法則為散風通絡。

中篇　臨床新見解

醫案精選

◎案

黃某，男，39歲，司機。2000年3月27日初診。患者於2天前晨起發覺漱口時由右側口角流出水，未予注意，今日發現右眼不能完全閉合，口角下垂，右頰自覺變厚發木故而就診。檢查發現右眼閉目時有約3mm的縫隙，皺額、揚眉動作消失，右眉低於左眉，鼻唇溝變淺，舌脈無異常。中醫診斷為中風、中經絡。辨證為風邪客於經脈，營血瘀阻。治以活血化瘀、理氣通絡。方用血府逐瘀湯加減。

處方：當歸、生地黃、桃仁、紅花、枳殼、赤芍、牛膝、白芷、木瓜各15g，柴胡、川芎、甘草各10g，大棗30g。先後共服27劑，痊癒。

按由於風邪客於經脈，營血瘀阻導致顏面神經麻痹，所以選用活血法應用血府逐瘀湯治療而獲效。

◎案

劉某，女，18歲。2002年8月10日初診。主訴：因夏日炎熱開電扇後入睡，醒後發現口眼喎斜，左側面部麻木，肢體無異常，曾於內科就診，診斷為顏面神經麻痹，給予營養神經藥物治療2個月未見明顯好轉，後又求治於中醫，以牽正散加味治療1個月，仍無明顯效果。症見：口角斜向右上方，左目閉合不全，左顏面麻木，脈弦，舌邊有瘀點，苔白。中醫診斷為吊斜風。辨證為瘀血、風邪阻絡。方用血府逐瘀湯加味。

處方：桃仁9g，紅花9g，生地黃12g，赤芍9g，川芎12g，甘草9g，柴胡12g，枳殼9g，川牛膝12g，桔梗9g，防風9g，僵蠶9g，土鱉蟲9g。5劑，每日1劑，水煎分早晚各1服。

二診：服上藥後，左側面部麻木明顯減輕，口眼喎斜減輕，後又守方

15劑，左目已能閉合，口眼喎斜恢復正常。

按該患者由於急性期失治、誤治，遷延達3個月之久，根據中醫「治風先治血，血行風自滅」及「久病入絡」之古訓，予以行氣活血之法治之，投血府逐瘀湯而獲效。方中柴胡、桔梗、枳殼、川芎、當歸、赤芍、桃仁、紅花、川牛膝行氣活血，寓氣行則血行之意；甘草調和諸藥；加用防風以疏散風邪，配合僵蠶、土鱉蟲等蟲類搜剔之品，使氣行血活風散而獲癒。

5. 腦外傷後繼發性癲癇

癲癇是一組由於大腦神經異常放電所致的短暫中樞神經系統功能失常為特徵的慢性腦部疾病，具有突然發作、反覆發作的特點。

腦外傷後繼發性癲癇是顱腦損傷後嚴重的併發症之一，屬中醫「癇症」、「羊角風」等範疇。

醫案精選

◎案

某，男，36歲。1998年3月30日因車禍頭部外傷住院治療，診斷為腦挫傷、左額葉腦內血腫、左顳頂部硬膜下血腫。出院後近10個月，每月均出現1～2次強直性癲癇發作，未曾服用抗癲癇藥物治療。1999年5月18日又出現癲癇發作，神志不清，四肢抽搐，牙關緊閉，舌體右邊咬破出血有血沫，持續約40分鐘，應用Diazepam 10mg靜脈注射後抽搐停止，但神志不清，2小時後再次出現抽搐，應用Diazepam 10mg靜脈注射後抽搐停止，後神志漸轉清。頭顱CT平掃示左額葉軟化灶。腦電圖檢查示棘－慢複合波。中醫診斷為癲癇。辨證為氣滯血瘀。治以活血化瘀、通竅鎮靜。方用血府逐瘀湯加減。

處方：全當歸10g，生地黃10g，紅花6g，赤芍10g，川芎6g，懷牛膝10g，柴胡10g，枳殼6g，三稜10g，水蛭5g，土鱉蟲5g，甘草6g。

每日1劑，連續服用30劑，未出現癲癇症狀，停藥2天後繼續服上方進入第二個療程治療，共連續服藥6個療程後改為隔日服上方。

二診：2000年6月10日，患者訴1年內未出現癲癇症狀，囑停藥。2001年5月隨訪，患者身體健康，未再出現症狀。

按患者為腦外傷瘀血阻絡所引起，開始治療的先期一般無須伍用平肝熄風化痰之品，而選用活血藥則切中病機，並且必要時可多選蟲類活血通絡藥物。採用《醫林改錯》之血府逐瘀湯加減，意在化瘀通竅鎮痙。方中川芎、赤芍、桃仁、紅花、三稜活血祛瘀；懷牛膝祛瘀血，通血脈；柴胡疏肝解鬱，升達清陽；生地黃涼血清熱，配當歸又能養血潤燥，久服使瘀祛而不傷陰；水蛭等蟲類通絡鎮痙。諸藥合用不僅行血分瘀滯，又能解氣分鬱結，方證合拍，療效顯著。根據臨床應用觀察血府逐瘀湯有改善血液黏度、抗凝、溶栓和擴張血管、改善微循環等作用，故治療外傷瘀血所致癲癇有較好效果。

◎案

某，女，14歲。1997年6月2日初診。患者既往健康，10年前不慎從3m高處跌下，枕部著地，當即昏迷，經搶救2小時後甦醒。此後出現陣發性頭暈，每次持續10分鐘左右，每日發作1～3次。8年前經腦拓撲圖檢查，診斷為癲癇。服用Phenytoin Sodium、Primidone、Sodium Valproate等抗癲癇藥，因患者精神差、嗜睡等停藥。此後不斷求醫，病情無明顯改善。近2年來患者病情加重，每日上午頭暈持續時間20分鐘，嚴重時意識喪失。症見：患者面色萎黃，精神不振，夜眠多夢，大便乾燥，3～

4天1次，舌質紅，邊有瘀點，苔黃，脈弦細。西醫診斷為癲癇。中醫診斷為癇證。辨證為瘀阻腦絡、肝風內擾。治以活血化瘀、通絡熄風。方用血府逐瘀湯加減。

處方：天麻 15g，柴胡 10g，赤芍 12g，枳殼 12g，桃仁 10g，紅花 10g，土鱉蟲 10g，蒲黃 10g（包煎），全蠍 10g，甘草 10g。7 劑，每日 1 劑，水煎服。

二診：服上藥 7 劑後，患者夜眠夢減，僅每日上午頭暈約 10 分鐘，無意識喪失。效不更方，上方繼進 15 劑。

三診：服上藥後，陣發性頭暈消失，但每逢勞累和精神緊張仍頭痛。考慮患者久病腎精不足，腦髓空虛，於上方中加入熟地黃 30g、菟絲子 30g、山茱萸 15g 以填精益髓，加蜈蚣 3 條加強通絡止痙功能，繼服 7 劑。

四診：服上藥 7 劑後，患者頭暈僅發作 1 次。為鞏固療效，在上方中加入鹿茸、馬錢子煉蜜為丸，每丸 9g，每次 1 丸，每日 3 次，連服 2 個月，病情得到控制。複查腦拓撲圖無明顯異常。隨訪 1 年，病情無復發。

按中醫學認為，頭為諸陽之會，內涵腦髓，腦為元神之府，主管精神、思考活動。該患者因頭部外傷致瘀血阻絡，元神之府功能失調發為癲癇。故首用血府逐瘀湯疏肝理氣、化瘀通絡，加天麻、全蠍熄風止痙。繼在方中以鹿茸、熟地黃、肉蓯蓉、菟絲子、山茱萸填精補髓、補腎固精，加蜈蚣、馬錢子以加強化瘀通絡。藥證相符，服藥 2 個月，病獲痊癒。

6. 三叉神經痛

三叉神經痛是神經性疼痛疾患中最常見疾病，在臨床上通常將三叉神經痛分為原發性和繼發性兩種，好發於中年及老年人。

中醫認為三叉神經痛屬「面痛」範疇。

中篇　臨床新見解

醫案精選

◎案

廖某，男，52歲，公務員。1995年10月初診。自訴：右側面頰疼痛反覆發作6年，曾在某醫院神經科診斷為三叉神經痛，經多方治療效果不佳，苦不堪言。3天前，右側面頰劇痛，向牙齦、口唇及顳部放射，猶如電擊、火灼，寢食俱廢，說話、漱口、洗臉劇痛加重，服止痛藥無效。伴口苦不欲飲，舌暗紅體胖、邊有瘀痕，苔黃膩，脈弦細而澀。中醫診斷為頭面痛。辨證為瘀熱阻滯經絡、氣滯血瘀。治以活血化瘀、清熱鎮痛。方用血府逐瘀湯加減。

處方：當歸15g，生地黃20g，桃仁12g，赤芍15g，紅花12g，枳殼15g，桔梗15g，川芎19g，牛膝9g，白芷15g，蔓荊子15g，僵蠶15g，石菖蒲15g，甘草6g。5劑，每日1劑，水煎服。

二診：服上藥5劑後，右面痛減輕，夜能安睡，唯漱口、飲食、洗臉時仍感疼痛。守方再服15劑，疼痛消失。

按本例患者屬久病入絡，鬱而化熱，瘀熱挾痰阻滯右面脈絡，氣血不通而痛。擬血府逐瘀湯加僵蠶、石菖蒲活血通絡祛痰；又《醫方集解》說「以巔頂之上，唯風可到也」，故加白芷、蔓荊子等祛風藥引藥上行。諸藥合用，切中病機，雖病不在胸脅，亦療效顯著。

◎案

趙某，男性，49歲。1993年11月25日初診。患者因煩勞奔波，又遇天寒，突發左側抽掣樣偏頭痛痛1天。間隔3～10餘分鐘發作1次，持續1～5分鐘發作時左目流淚，不敢打噴嚏。入夜疼痛更甚，徹夜難寐。就診時神情疲倦，痛苦異常。體格檢查：左眶上裂神經壓痛明顯。舌

質淡暗、苔薄白，脈象右沉細、左沉弦。西醫診斷為三叉神經痛。中醫診斷為頭面痛。辨證為寒邪客於經絡、氣滯血瘀。方用血府逐瘀湯加減。

處方：當歸15g，丹蔘、黃耆、白芍各30g，川芎、赤芍各12g，桃仁、紅花、柴胡、白芷、羌活各10g，全蠍、甘草各6g，細辛3g。3劑，每日1劑，水煎服。

二診：服上藥3劑後，頭痛若失；去全蠍，再進3劑。隨訪1個月，未見復發。

按頭為諸陽之會，患者煩勞致經絡空虛，寒邪入侵，閉塞陽絡，使寒凝血瘀。故以當歸、丹蔘、川芎、赤芍、桃仁、紅花活血化瘀；更加黃耆益氣固表；白芷、羌活、細辛祛風散寒；白芍、全蠍緩急止痙定痛；柴胡引經少陽。藥證合拍，故藥到病除。

7. 失眠

失眠是指經常性不能獲得正常睡眠的病症，表現為入睡困難或睡眠時間不足，或睡眠不深以致醒後疲倦，重者可徹夜不眠，有時能嚴重影響患者的生活品質。

中醫學認為，失眠是由於心血瘀阻，氣血不足，神失所養而致。《靈樞・營衛生會》云：「壯者之氣血盛，其肌肉滑，氣道通，營衛之行，不失其常，故晝精而夜瞑；老者之氣血衰，其肌肉枯，氣道澀，五臟之氣相搏，其營氣衰少而衛氣內伐，故晝不精，夜不瞑。」故營血衰少，衛氣不足，瘀血內阻，則營衛循行失度，晝衛氣不得振奮於陽分，則精神萎靡，夜營衛不能內助五臟涵斂其神氣，神氣浮越，則睡臥不寧，夢多紛紜。

醫案精選

◎案

某，女，56歲。2003年8月10日初診。患者於2年前因家庭不睦，長期心情不舒而失眠，病初尚可入睡5～6小時，多夢，夢境紛繁旁雜，恍如白晝，漸而病情加重，每晚只能入睡2～3小時，且易驚恐，稍有風吹草動則醒，醒即不能入眠，遍服中西藥不效，心情日漸沉重，體重下降，整日憂心忡忡，神情倦怠無力，恍如遊魂，納食不香。診其舌紫紅，苔白，脈弦緊。西醫診斷為失眠。中醫診斷為不寐。辨證為病久入絡、血瘀氣滯。方用血府逐瘀湯加減。

處方：桃仁12g，紅花12g，當歸12g，生地黃10g，川芎12g，赤芍12g，牛膝12g，桔梗6g，柴胡10g，枳殼9g，炒酸棗仁20g，合歡皮12g，靈磁石20g。3劑，每日1劑，水煎服，並加以心理引導。

二診：服上方症狀無好轉，思其為病久，恐難取速效，再以上方5劑煎服。

三診：患者面露悅色，訴近3天能安然熟睡4小時，思之藥已中的，效不更方，如此本方加減治療月餘而瘥。

按本例患者為長期失眠，服用其他中西藥無效。據其脈證分析，病機為氣滯血瘀、心緒不寧。患者因情而鬱，鬱久則氣滯，氣行不暢，運血無力，血不行成瘀，再加上病久入絡，久病血瘀，瘀血上擾清竅可致躁狂，躁則心緒不寧。又因瘀血而血不養神，神失所養而不守舍，故不能寐矣。用該方使氣機暢，瘀血祛，新血生。加上養心鎮驚安神之品，讓神有所安而司職入寐，故能收效。

◎案

張某，女，38歲。患者近5年來每晚入睡困難，需服用Estazolam 2片方能入睡，時間僅1～3小時，寐則夢多易醒，伴心煩，健忘，乏力，頭部刺痛，痛有定處。曾服逍遙丸、安神補腦液等，無明顯緩解。症見：神疲，面色晦暗，舌質紫暗、苔薄白，脈沉澀。西醫診斷為失眠。中醫診斷為不寐。辨證為瘀血阻絡、心神失養。治以活血通絡、養心安神。方用血府逐瘀湯加減。

處方：柴胡、當歸、桃仁、枳殼各10g，赤芍、生地黃、川牛膝各12g，炙甘草、桔梗、川芎、紅花各6g，鬱金15g，琥珀5g，珍珠母30g。7劑，每日1劑，水煎服。

二診：服上藥後每晚不用安眠藥能入睡5小時左右，治療有效，繼續守方加減調治1個月，睡眠基本正常，精神轉佳，頭昏心煩等症消失。

按此案失眠經久不癒，瘀阻經絡，陽不入陰故夜不能寐。投以血府逐瘀湯合鬱金、琥珀、珍珠母，理氣開鬱，鎮靜安神，共同疏理氣血，令其條達，則失眠自癒。

第二節　外科

1. 闌尾周圍膿腫

急性闌尾炎化膿壞疽時大網膜可移至右下腹將其包裹，形成炎性包塊。或者闌尾炎穿孔後，被周圍腸管形成局限性膿腫，這時的膿腫可被腸管分隔成幾個小間隙，也可以形成一個較大的膿腔。由於細菌和病毒進入

中篇　臨床新見解

血液循環，表現出不同程度的全身中毒症狀。

中醫認為急性闌尾炎屬於「腸癰」範疇，而腸癰發生後，毒熱與瘀血交織，熱瘀相搏，凝結成塊，即為闌尾周圍膿腫。

醫案精選

◎案

薛某，男，63歲。1989年10月16日初診。患急性闌尾炎6天，因在家拖延失治，致成闌尾周圍膿腫。患者年高體弱，形體消瘦、面色晦暗，痛苦病容，呻吟不止。腹部檢查：右下腹持續性疼痛，腹肌緊張，能觸到7cm×5cm大小、界限不十分清楚的包塊，觸之痛甚。患者喜左側臥位、右腿多捲曲、闌尾穴有壓痛、右側明顯。伴有噁心嘔吐，不思飲食，大便5天未解，小便紅赤，舌質暗紅、舌苔黃膩，脈滑數，沉取有力。中醫診斷為腸癰。辨證為溼熱、氣滯、血瘀留注腸中，氣血鬱阻所致。治以活血化瘀、清熱排膿、消腫止痛。方用血府逐瘀湯加減。

處方：生黃耆、蒲公英各30g，柴胡、酒大黃各10g，赤芍、薏仁各20g，生地黃、桔梗、桃仁、紅花、當歸各15g，甘草6g。2劑，水煎服，1日服完。

二診：大便通暢，每日3次，舌紅、苔白膩、脈滑。腹痛緩解、能進粥食、且能起坐，腹部包塊變軟、腹肌緊張消失。原方繼服3劑。

三診：腹痛已不明顯、飲食有增、二便如常，囑其下床活動，原方減大黃、蒲公英等苦寒之品，再繼服3劑。

四診：右下腹包塊消失，患者形體消瘦，擬黃耆建中湯補氣血扶脾胃以善其後。

第三章　臨床應用探討

按活血化瘀藥與清熱解毒藥合用，能增強抗感染的功效，故將蒲公英加之於內。方中大黃既能清熱通便，推陳致新，又能助其化瘀消除包塊，酒炒之後，通腑力緩，消瘀力強。

2. 術後腸沾黏

術後腸沾黏是腹部外科手術中最常見的併發症，患者伴不同程度的腹痛、腹脹、便祕和排氣不暢等症狀，並可經常導致不完全性腸梗阻。而腸梗阻是臨床常見的急腹症之一，如不及時治療可危及生命。

該病屬中醫學「腹痛」、「脅痛」範疇。多由手術損傷血脈，正氣受損，瘀血內阻，氣機失於條達舒暢所致。

醫案精選

◎案

毛某，女，34歲，農民。在某醫院一般外科行腹腔鏡膽囊摘除術，術後3天出現腹痛、脅肋脹痛，疼痛劇烈，經肌內注射Pethidine無效。症見：痛苦面容，倦怠乏力，因腹痛、脅肋脹痛劇烈，不敢高聲說話，動則加重。且訴靜脈注射後即覺腹部、脅肋部腫脹，疼痛不能忍受。納差，口乾，急躁易怒，夜不能寐，輾轉困難，小便調，大便3天未行，舌紅、苔薄，脈弦緊。西醫診斷為術後腸沾黏。中醫診斷為腹痛。辨證為氣滯血瘀。方用血府逐瘀湯加味。

處方：桃仁、紅花、柴胡、甘草、桔梗、川牛膝、延胡索、乳香、沒藥、徐長卿、青皮各10g，當歸、赤芍各20g，川芎6g，生地黃、枳殼、三稜、莪朮各15g。3劑，每日1劑，水煎服。

服上方1劑後腹痛去大半。服3劑痛止，無其他不適，如期出院。隨訪無復發。

中篇　臨床新見解

按術後腸沾黏是腹部外科手術中最常見的併發症，患者伴不同程度的腹痛、腹脹、便祕和排氣不暢等症狀，並可經常導致不完全性腸梗阻。而腸梗阻是臨床常見的急腹症之一，如不及時治療可危及生命。因此，預防和及早治療術後腸沾黏不僅可減輕患者之病痛，亦可防止病情惡化。本病屬中醫學「腹痛」、「脅痛」範疇。多由手術損傷血脈，正氣受損，瘀血內阻，氣機失於條達舒暢所致。血府逐瘀湯出於清代王清任《醫林改錯》，方中桃仁、紅花、川芎、赤芍活血化瘀；配合當歸、生地黃養血活血，使瘀血去而又不傷血；柴胡、枳殼疏肝理氣，使氣行則血行；川牛膝破瘀通經、引血下行；桔梗入肺經，載藥上行；甘草解毒、通百脈以調和諸藥。全方共奏活血祛瘀、行氣止痛功效。

◎案

劉某，男，72歲。於1999年9月因患急性闌尾炎住院手術治療，出院後7天自覺腹部不適，逐漸加重，突然出現絞痛，呈持續性腹脹，不排氣，又到醫院檢查，診斷為黏連性腸梗阻，二次住院手術治療。出院後仍有腹痛，有時呈陣發性疼痛，因疼痛不敢直腰。西醫診斷為手術後腸沾黏。故特來就診，要求中醫中藥治療。症見：形瘦，神清，腹部平坦，腹部有壓痛，舌苔薄微黃、舌質有瘀點、色暗，脈弦細數。中醫診斷為腹痛、腹脹。辨證為血瘀於內、瘀而化熱、熱結腸間。治以活血化瘀、清熱涼血解毒。方用血府逐瘀湯加味。

處方：當歸、赤芍、紅花、生地黃、川芎、枳殼、牛膝各12g，桔梗、柴胡各10g，丹參20g，金銀花30g，牡丹皮、連翹、黃柏各15g，桃仁5g。

服藥12劑症狀明顯減輕，後又繼服18劑痊癒。

按此例為熱結腸間所致腹痛（腸沾黏），以氣滯血瘀為病機，血府逐

瘀湯所治證相吻合，用血府逐瘀湯靈活化裁，標本兼治，而收藥到病除之功。

第三節　婦科

1. 乳腺增生

乳腺增生症又稱乳腺結構不良，是一組既非炎症，又非腫瘤的乳腺組織增生性疾病，其基本病理變化可分為導管及腺泡上皮增生、腺體增生、囊腫形成、上皮化生及間質增生 5 種形態，其患病與內分泌有關，主要因內分泌失調、黃體素分泌減少，雌激素分泌相對增多所致，多發生在 20～40 歲婦女，以乳腺出現腫塊疼痛為主，腫塊硬度隨纖維組織增生程度的變化，小葉增生型質韌，纖維腺病型硬度中等，硬化性腺病型最硬。乳腺增生病為女性常見病、多發病，其發病率已達育齡婦女的 4% 以上，占全部乳房疾病的 75%。70%～80% 的女性有不同程度的乳腺增生，多見於 25～45 歲的女性。本病常見表現為週期性乳房疼痛和乳房腫塊，疼痛由於個體差異和病變所處階段不同而程度各異。

該病屬於中醫學「乳癖」範疇。最早見於漢代《中藏經》。清代《瘍科心得》對該病的症狀描述較為具體，其說「乳中結核，形如丸卵，不疼痛、不發寒熱、皮色不變，其核隨喜怒為消長，此名乳癖」。中醫認為，乳為足陽明胃經所過，乳頭色青屬肝，為足厥陰之氣所灌。乳房又為氣血、乳汁流通的管道，宜通而不宜閉。若思慮過度、情志不遂，鬱怒傷肝、肝鬱氣滯，氣滯血瘀、脈絡阻滯而成腫塊。每於經前、生氣或勞累後，乳房腫塊增大，變硬或疼痛加重。

中篇　臨床新見解

醫案精選

◎案

某，女，42歲，教師。2004年11月6日初診。患者近8個月來，常感雙側乳房脹痛，每以月經來潮前、情緒變化時，則乳房脹痛加重。自己觸摸時發現左、右側各有一腫塊，觸之則痛，恐患腫瘤，即來醫院就診。查：左乳房外上象限有一腫塊約1.2cm×1.8cm，質韌，與周圍組織無黏連，有擠壓痛，腋下淋巴結無腫大。右側乳房外上象限有一腫塊約1.8cm×2.2cm，質軟，活動度好，與周圍組織無黏連，觸痛明顯，腋下淋巴結無腫大，經乳腺紅外電腦診斷儀，診斷為雙側乳腺增生。曾服科學中藥療效不佳，而要求服中藥治療。症見：急躁易怒，兩脅脹痛，善太息，寐不佳，口乾苦，舌質暗紅，邊有瘀點，舌底脈絡紫暗，苔薄白，脈沉弦。中醫診斷為乳癖。辨證肝氣鬱結、氣滯血瘀。治以疏肝解鬱、祛瘀通絡、軟堅散結。方用血府逐瘀湯加味。

處方：桃仁12g，紅花9g，當歸9g，生地黃9g，川芎5g，赤芍6g，牛膝9g，桔梗5g，柴胡3g，枳殼6g，甘草3g，延胡索6g，鬱金10g，三稜15g，莪朮15g，10劑，每日1劑，水煎分2次溫服，煎後藥渣再次加水煮開15分鐘，以毛巾熱敷患處，每日4次，每次10分鐘。

二診：2004年11月16日，自覺乳房脹痛明顯減輕，雙側腫塊，明顯縮小。效不更方，繼服上藥15劑。

三診：2004年12月1日，患者無不適主訴，經乳腺紅外線電腦診斷儀掃描未見異常。隨訪半年未見復發。

按本病屬於中醫「乳癖」範疇。若思慮過度、情志不遂，鬱怒傷肝、肝鬱氣滯，氣滯血瘀、脈絡阻滯而成腫塊。每於經前、生氣或勞累後，乳

房腫塊增大，變硬或疼痛加重，故以血府逐瘀湯活血祛瘀、行氣止痛。

◎案

趙某，女，38歲，公務員。2006年11月10日初診。患者近1年來常感右側乳房脹痛，捫之發現一腫塊，觸痛明顯，每以月經來潮前及情緒變化時加重，遂來醫院就診。經乳腺超音波檢查，診斷為右側乳腺增生。查體見右乳房有一腫塊約1.3cm×2.0cm，質軟，擠壓痛，腋下淋巴結無腫大。症見：急躁易怒，善太息，口乾略苦，舌質淡紅，邊有瘀點，苔薄白，脈沉弦。中醫辨證為乳癖。辨證為肝氣鬱結、氣滯血瘀。治以疏肝解鬱、祛瘀通絡、軟堅散結。方用血府逐瘀湯加減。

處方：柴胡15g，枳殼15g，當歸10g，桃仁10g，赤芍10g，紅花10g，牛膝15g，川芎10g，莪朮10g，王不留行15g，浙貝母15g，穿山甲10g，甘草6g。7劑，每日1劑，水煎分服。

二診：服上藥7劑後，乳房脹痛明顯減輕；繼服10劑，乳房脹痛消失，觸之腫塊減小；續服15劑後經乳腺超音波複查示右乳房未見異常。

按本病屬中醫學「乳癖」範疇。乳腺增生病多由情志內傷，肝鬱痰凝，積聚乳房脈絡所致。衝任不調，氣滯痰凝而成塊狀物。擬血府逐瘀湯活血化瘀，行氣解鬱。加入穿山甲、莪朮、王不留行、浙貝母以助活血通絡、散結之功。諸藥合用，使肝氣舒，瘀血去，絡脈通，鬱結散而乳癖自消。

2. 無排卵型功能性子宮出血

功能失調性子宮出血簡稱功血，是指因調節生殖的神經內分泌機制失常引起的異常子宮出血，分為無排卵型和有排卵型功能性子宮出血，無排卵型功血屬於中醫婦科學「崩漏」範疇，多發於青春期和更年期的婦女，

其發病是腎－天癸－衝任－胞宮生殖軸的嚴重失調，主要病機是衝任不固，不能制約經血，使子宮藏瀉失調，致病因素主要為虛、熱、瘀三端。

醫案精選

◎案

徐某，女，25 歲，已婚。1997 年 6 月 23 日初診。自訴 8 個月前行人工流產術，術後陰道出血，經久不癒，經用西藥激素治療後方止。此後每次經來即漏下淋漓，量多色紫暗，並見腹痛，周身酸楚不適。此次就診，經潮已癒，月經量時多時少，多則如泉湧，少則如屋漏，色紫暗，有血塊，腹脹痛，乳房脹痛，舌質紫暗，苔微黃，脈沉細。中醫診斷為崩漏。辨證屬為血瘀。治以活血化瘀，佐以行血止血調經。方用血府逐瘀湯原方，5 劑，每日 1 劑，水煎服。

二診：6 月 29 日，訴服上方 3 劑後，下血增多，夾紫黑血塊，小腹脹痛頓減，再服 2 劑，則腹痛全消，漏亦止。尚覺腰痠無力，雙乳脹痛，二便如常，舌苔微黃，脈沉細，擬補益肝腎、養血調經。

處方：血府逐瘀湯加杜仲、山茱萸、香附、鬱金，繼服 5 劑。

囑患者服藥完後每日服 2 丸十全大補丸，連服 8 天。

三診：7 月 10 日，訴停藥後於 7 月 29 日經潮，距上次經淨為 28 天，此次行經 5 天而止，色量如常，至此病告痊癒。

按七情所傷，衝任鬱滯，或經期、產後餘血未盡又感寒熱以致成瘀，瘀阻衝任，血不歸經，發為崩漏。活血化瘀，佐以行血止血調經，既避免專事止澀，瘀血不去，新血不生，又防攻克太過耗傷正氣，正不勝邪。桃仁、紅花、當歸、川芎、赤芍為活血化瘀之要藥；牛膝通經脈，祛瘀血，引血下行；蒲黃、三七為化瘀止血要藥；生地黃味甘苦寒，能清熱涼血斂

陰，配合當歸則活血而無耗血之弊，柴胡、枳殼開鬱行滯氣之品，甘草調和諸藥。以上諸藥配合運用兼顧了氣與血、攻與補的關係，共奏活血化瘀，行氣活血止血調經之功效，不失為治療血瘀型崩漏的良方。

◎案

趙某，女，27歲。2014年12月8日初診。訴月經淋漓不淨近1個月。就診一個半月前由於子宮外孕行右側輸卵管切除術，術後1週左右身體恢復，無明顯不適，但術後近20天時月經來臨，至今仍淋漓不淨，色紫暗，有小血塊，小腹脹痛不適，納少，眠差，情緒差，小便正常，大便少而乾，舌紫暗，脈弦澀。中醫診斷為崩漏。辨證為氣滯血瘀、瘀血內阻。治以理氣活血、祛瘀生新。方用血府逐瘀湯加減。

處方：當歸20g，桃仁12g，紅花12g，生地黃20g，川芎10g，柴胡12g，赤芍12g，益母草30g，枳殼12g，莪朮15g，枳實10g，炒萊菔子20g。5劑，每日1劑，水煎溫服。忌食生冷，忌勞累。

二診：服上藥2劑後，出血量增多，色暗紅有小血塊，蛻膜樣殘留物排出。之後疼痛減輕，服完5劑後腹脹痛消失，出血明顯減少。

處方：上方減當歸為10g，去桃仁、紅花、莪朮，加百合10g。繼服3劑，每日1劑，水煎溫服，早晚各1次。

三診：上藥服完後，出血已止，諸症悉平。

按患者子宮外孕手術後，心情憂鬱寡歡，而肝主疏泄，憂鬱導致肝氣鬱結，不得宣達，疏泄功能失常，致使氣滯血瘀，衝任不暢，胞脈受阻，胞宮瘀滯，新血不安，則經亂無期，血不歸經，經水非時而下，量多或淋漓不淨形成崩漏。辨證論治，澄源求因，切不可見血止血，專事止澀，犯虛虛實實之戒，並大膽使用血府逐瘀湯加減治療。加益母草、莪朮以增活

血祛瘀之功使瘀血去、新血生，離經之血得以歸經，則崩漏自止；加用枳實、炒萊菔子以行氣通腑，理氣活血。三診時陰道出血已基本止，故去桃仁、紅花、莪朮等活血化瘀之藥，加百合寧心安神而善其後。本例患者以血瘀為本，氣滯為標，故用血府逐瘀湯加減治療故癒。

3. 閉經

閉經是多種疾病導致的女性體內病理生理變化的外在表現，是一種臨床症狀而並非某一疾病。按生殖軸病變和功能失調的部位分為下視丘性閉經、腦下垂體性閉經、卵巢性閉經、子宮性閉經以及下生殖道發育異常性閉經。閉經還可分為原發性和繼發性，生理性和病理性。原發性閉經指年齡大於14歲，第二性徵未發育；或者年齡大於16歲，第二性徵已發育，月經還未來潮。繼發性閉經指正常月經週期建立後，月經停止6個月以上，或按自身原有月經週期停止3個週期以上。生理性閉經是指妊娠期、哺乳期和更年期後的無月經。病理性閉經是直接或間接由中樞神經－下視丘－腦下垂體－卵巢軸以及靶器官子宮的各個環節的功能性或器質性病變引起的閉經。

中醫閉經分為原發和繼發兩種。原發多為先天稟賦不足，或因患他病使然，當為虛證；繼發則為後天失養，情志鬱結，勞倦內傷，外感六淫，其證可為虛證或虛實夾雜。古人云「經水出諸腎」，腎主生殖，月經非生理性停閉是生殖功能低下或喪失的象徵，所以閉經的基本病機是腎虛。由於閉經病程長，最終均可出現瘀滯，或因虛致瘀，或因實而瘀，故腎虛血瘀是致病之本。

醫案精選

◎案

劉某，女，20歲。2007年4月20日初診。主訴：患者月經初潮年齡

17 歲，於 4 個月前因情志不舒，月經中斷 4 個月。曾在某醫院婦科經彩色超音波檢查，子宮及附件均未見異常，給予肌內注射黃體酮治療，月經仍未來潮。自服當歸片、益母草膏等均未見效，遂來求診。症見：精神鬱悶，煩躁易怒，兩脅脹滿，少寐多夢，舌質紫暗，少苔，脈沉弦。中醫診斷為閉經。辨證為鬱怒傷肝、氣滯血瘀。治以活血祛瘀、理氣行滯。方用血府逐瘀湯加減。

處方：桃仁 12g，紅花 12g，當歸 12g，生地黃 10g，川芎 12g，赤芍 10g，牛膝 10g，桔梗 10g，柴胡 12g，枳殼 10g，鬱金 6g，合歡皮 15g，甘草 6g。水煎服，每日 1 劑。

連服 1 個月，月經來潮，諸症消失。隨訪半年未復發。

按《濟陰綱目》引朱丹溪云「經不通……或因七情傷心，心氣停結，故血閉而不行，宜調心氣，通心經，使血生而經自行矣」。本例為鬱怒傷肝，肝氣鬱結，氣機不利，血滯不行，衝任受阻，而致閉經。氣以宜通為順，氣機鬱滯，不能行血，衝任不通，則經閉不行。氣滯不宣則精神鬱悶，煩躁易怒，兩脅脹痛。舌紫暗，脈沉弦均為瘀滯之象。用血府逐瘀湯活血祛瘀，理氣行滯；加鬱金行氣解鬱，加合歡皮安神解鬱。本例辨證準確，用藥得當，藥到病除。

◎案

李某，女，36 歲。2005 年 11 月 26 日初診。閉經十餘年。十餘年前，因事與人爭執後，心悶不舒，鬱鬱寡歡，月事即停，多服疏肝理氣、活血祛痰之藥，效欠佳。症見：胸痛猶如針扎，胸悶得嘆息則舒，時有心慌，大便乾結。舌質紫暗，苔薄白，脈沉弦。中醫診斷為閉經。辨證為氣滯血瘀。方用血府逐瘀湯加減。

處方：炒桃仁 15g（碎），紅花 10g，當歸 15g，川芎 10g，赤芍 10g，生地黃 15g，柴胡 10g，炒枳殼 15g，甘草 10g，桔梗 10g，川牛膝 15g。5劑，每日 1 劑，水煎服。

二診：服上藥 5 劑後，患者訴胸痛如往昔，胸悶益甚，如有重物壓榨，憋悶異常。該患者形體壯實，語音洪亮，其舌質紫暗，脈來沉弦，確為大實之體，且 10 餘年來遍服疏肝理氣、活血祛瘀之藥，瘀血似已根深蒂固，若非大劑破血逐瘀之劑，恐不能直搗其窠臼，蕩滌實邪。

處方：炒桃仁 25g（碎），紅花 15g，丹參 25g，川芎 15g，赤芍 15g，生地黃 15g，柴胡 10g，炒枳殼 20g，甘草 10g，桔梗 10g，川牛膝 25g，大黃 20g，土鱉蟲 10g，水蛭 10g。5 劑，每日 1 劑，水煎服。

5 劑後，月事即行，下黑紫汙血甚多後，餘症均除。喜悅之情，溢於言表。後予血府逐瘀丸調理善後。

按本例患者初診服藥後的反應，應為邪正相爭之表現。「藥不瞑眩，厥疾弗瘳」。若非成竹在胸而志堅意決，以勝勇之師逐末路之窮寇，十載痼疾豈能速癒？

4. 不孕症

不孕症是指女子婚後夫婦同居 2 年以上，配偶生殖功能正常，未避孕而未受孕者，或曾孕育過，未避孕又 2 年以上未再受孕者，稱為「不孕症」，古稱前者為「全不產」，後者為「斷緒」。不孕的原因可能在女方、男方或男女雙方。屬女方因素約 60%，男方因素約 30%，屬雙方因素約 10%。

中醫認為不孕主要與腎氣不足，衝任氣血失調有關。中醫認為五臟一體，在腎氣盛，天癸至，任通衝盛的基礎上，與其渾然一體的臟腑經脈也

需功能正常。衝任隸屬於陽明，且陽明脾胃是運化水穀精微之所，為後天之本、氣血生化之源，故應時時顧護脾胃。另外女子以肝為先天，且精血同源，臨證亦應注意肝之調節疏泄功能對女性「血」、「陰」平衡的重要性，至於濕熱、痰濁則皆既為以上臟腑失衡的病理產物，亦為相應的病因，二者互為因果，治時應標本兼顧，扶正不忘祛邪。

醫案精選

◎案

樓某，女，32歲，農民。1996年6月10日初診。婚後同居5年未孕，輾轉醫治無效。症見：月經常延期，經來血紅夾紫黑血塊，經行小腹作痛，臨經乳房作脹，煩躁易怒，經後便溏薄，平素帶下量多，色黃質稠，舌邊有瘀點，脈弦細。婦科檢查：子宮頸輕度炎症，子宮體後傾，附件壓痛明顯。輸卵管碘油造影顯示雙側輸卵管炎、傘端完全性梗阻。基礎體溫呈雙相曲線。白帶常規檢查：膿細胞，黴菌（－），滴蟲（－）。男方精液常規檢查正常。中醫診斷為不孕。辨證為肝血瘀阻、胞經氣滯不通。方用血府逐瘀湯加減。

處方：柴胡、川芎、甘草各5g，當歸、生白芍、紅花、穿山甲、川牛膝各10g，生地黃、桃仁、路路通、紅藤各15g，青皮、桔梗各8g。7劑，每日1劑，水煎服。

二診：7月17日，此次月經準期而至，經行小腹脹痛大減，臨經乳房作脹、煩躁易怒緩解，今適經淨。

處方：上方去桃仁、紅花、路路通，加三棱、莪朮、水蛭，再服7劑，囑次月月經淨後3天繼服二診方7劑。

三診：9月25日，停經40天，未服原方，月經延期，低熱泛惡，納

中篇　臨床新見解

食不馨，經婦檢和妊娠試驗陽性，診斷為早孕。囑注意休息調養，後隨訪足月順產一男嬰。

按中醫學雖無輸卵管阻塞不通的記載，但其症狀多散見於「不孕」、「帶下」、「月經不調」諸門中。患者屬肝血瘀阻，胞經氣滯不通，衝任瘀阻。衝為血海，任主胞胎，腎氣旺盛，精血充足，任脈通，月事才能以時下，兩精相搏，方能受孕。不通則瘀，血瘀氣滯是輸卵管阻塞不孕的主要病機，故應針對這一關鍵環節，選用血府逐瘀湯加減。

5. 子宮復舊不全

產後子宮復舊不全是婦女分娩後常見的疾病，患者突出的臨床表現是血性惡露持續時間長，到了產後 42 天仍有陰道流血，如不採取有效的治療方法，使子宮內膜修復止血，容易因長時間流血引起的生殖道感染。

中醫稱其為「產後惡露」，其主要病因是產後體虛、慢性消耗疾病、產時失血過多等引起子宮收縮乏力，或產後胎盤剝離不全，胎膜殘留，妊娠時子宮張力過大，剖腹產切口影響子宮收縮等使子宮復原緩慢，引起晚期產後出血或淋漓不盡或大出血。中醫認為本病的發生主要是產後衝任受損，氣血運行失常所致。

醫案精選

◎案

喬某，女，28 歲。2004 年 11 月 30 日初診。產後 25 天，惡露不盡，量少色暗，挾有瘀塊，伴小腹脹痛拒按，胸悶善嘆息，口乾心煩，入夜尤甚，舌質暗，脈弦。中醫診斷為產後惡露不絕。辨證為氣滯血瘀。方用血府逐瘀湯加減。

處方：當歸 9g，川芎 6g，赤芍 9g，桃仁 6g，紅花 6g，生地炭 24g，

牛膝 6g，炒枳殼 6g，桔梗 6g，柴胡 6g，甘草 10g，芥穗炭 6g。3 劑，每日 1 劑，水煎服。

二診：服上藥 3 劑後惡露盡而餘症亦減，又進 5 劑，諸症自除。

按此乃瘀血內停，血不歸經而致惡露不盡、量少色暗，挾有瘀塊；氣機不暢、氣血阻滯，不通則痛，故見小腹脹痛而拒按；氣機不暢，肝失條達，故見胸悶、善嘆息；瘀血內阻，病在陰分，夜屬陰，故入夜尤甚；鬱滯化熱傷陰，擾及心神，故見心煩口乾，舌脈均現血瘀氣滯之象，治宜祛瘀止血，行氣止痛，散鬱清熱，故用血府逐瘀湯。

◎案

孔某，女，28 歲。1987 年 8 月 12 日初診。產後逾月，惡露淋漓不絕，時多時少，時有時無，色暗黑，夾有血塊，小腹墜痛。超音波檢查示子宮復舊不全。婦科診斷子宮復舊不全、胎盤殘留。患者不同意做清宮手術，要求用中藥治療。檢查：面色白，神疲乏力，語聲低弱，形體羸瘦，肌膚甲錯，小腹壓痛。舌暗紅、邊有瘀點，苔薄白，脈沉澀。中醫診斷為產後惡露不絕。辨證為惡血阻絡、血瘀漏下、日久耗氣、血不歸經。治以活血化瘀、益氣固衝。方用血府逐瘀湯加減。

處方：當歸、赤芍各 12g，川芎 10g，熟地黃 15g，桃仁 12g，紅花 10g，炒蒲黃、五靈脂各 10g，炮薑 6g，芥穗炭 10g，黃耆 20g，黨參 12g，柴胡 10g，牛膝、川續斷各 12g。6 劑，每日 1 劑，水煎服。

二診：服上方 6 劑後，痛定血止，精神轉佳。繼服八珍湯 6 劑，以善其後。

按《婦人大全良方》「產後傷於經血……惡血不盡，在於腹中，而臟腑挾於宿冷，致氣血不調，故令惡露淋瀝不絕也」。惡血阻留胞宮，損傷衝

任，新血難安，淋漓不絕，日久不止，耗氣傷血，日見羸弱。本例血瘀為本，氣虛為標，故用血府逐瘀湯活血化瘀以袪惡血，加參芪益氣而運血，加炮薑、芥穗炭引血歸經以安其新血，惡血去而新血安，正氣充而血運暢，故癒。

6. 產後缺乳

產婦在哺乳時乳汁甚少或全無，不足夠甚至不能餵養嬰兒者，稱為產後缺乳。缺乳的程度和情況各不相同：有的開始哺乳時缺乏，以後稍多但仍不充足；有的全無乳汁，完全不能餵乳；有的正常哺乳，突然高熱或七情過極後，乳汁驟少，不足於餵養嬰兒。

中醫學認為乳汁由氣血津液化生，資於衝任。若氣血虧虛，津液不足，則致乳汁減少或不足；或七情所傷，肝氣鬱結可致乳脈不行而缺乳。氣血虧虛，肝鬱氣滯，乳絡閉塞為缺乳的主要病機。

醫案精選

◎案

翟某，女，24歲。1983年2月18日初診。患者平素身體健康，因生一女嬰遭婆母歧視和丈夫打罵，產後20天，乳汁稠黏點滴量少，經服疏肝解鬱通乳方藥，療效不顯。觀其患者兩側乳房硬痛，觸之有塊，症見：兩脅脹痛，頻作噯氣，飲食不振，且惡露不盡，量少色暗有塊。舌邊有瘀點，脈弦細澀。中醫診斷為產後缺乳。辨證為氣滯血瘀、乳汁不下。方用血府逐瘀湯加減。

處方：血府逐瘀湯原方，3劑，每日1劑，水煎服。

二診：服上藥3劑後，患者乳房脹痛減輕，乳汁也下。

處方：上方加黃耆、王不留行，又服3劑，泌乳逐漸增多，可以滿足

嬰兒需求，臨床諸症消失。

按產後缺乳有虛證和實證之分。虛證多因體質虛弱、氣血不足，或產時失血過多，氣血兩虛所致；實證多因肝鬱氣滯，經脈閉塞，氣血不通所致。無論氣虛還是氣滯，都可使血行不利而致血瘀，血脈不通，則不能保證乳汁通盛流暢而致不行。若單用疏肝解鬱或補益氣血之藥，往往效果不顯，必須應用活血祛瘀之品常常即效。血府逐瘀湯不僅能消血分瘀滯，也可散氣分鬱結，活血祛瘀而無傷血之慮，行氣利氣無燥之弊，瘀去氣行，乳汁自流。加之黃耆益氣以助運行之力，王不留行入衝任經血分，故臨床用之，每收良效。

◎案

吳某，女，24歲，工人。2004年10月6日初診。患者平素形壯體健，6天前足月順產一男嬰，分娩時出血量不多，亦無不良精神刺激，近4天來兩乳脹痛，活動時疼痛加重，乳汁甚少，惡露正常，無異味，體溫、飲食、二便均正常，兩乳對稱，脹大波及腋部，膚色正常，無局部紅腫，腋下淋巴結不大，宮縮良好，舌邊有散在瘀點，苔白薄，脈弦。中醫診斷為產後缺乳。辨證為瘀血阻絡、乳汁不行。方用血府逐瘀湯加減。

處方：血府逐瘀湯加王不留行10g。3劑，每日1劑，水煎服。

二診：服上藥3劑後，乳汁明顯增多，乳脹痛減輕，服藥5劑，乳汁能滿足嬰兒需求，乳脹痛已消。

按一般缺乳多從氣滯和氣血虛弱論治，遂以疏肝解鬱通絡下乳或補益氣血兼通乳絡治之。而對瘀血引起的缺乳則不相宜。因產後之體多瘀，瘀血內停，不僅有礙氣血的運行，影響新血的化生，更可阻滯乳絡，使乳絡不暢、乳汁分泌減少。誠如《醫宗金鑑‧婦科心法要訣》「乳證門」所說：

「產後乳汁不行，因瘀血停留，氣脈壅滯者，其乳必脹痛。」為此，選用血府逐瘀湯加王不留行活血化瘀通絡下乳，適合瘀血引發缺乳的病機，故獲得良好的療效。

7. 經行發熱

婦女每值經期或行經前後，出現以發熱為主症，經淨後其熱漸退者，稱為「經行發熱」，亦稱「經病發熱」。多因內蘊淫熱之邪，與血相互搏結而成瘀；或經期產後，人工流產術後，攝生不慎，瘀血內停，瘀久化熱，瘀熱互結，氣血下注衝任，氣血壅阻，瘀熱內盛，營衛失調，而致發熱。

醫案精選

◎案

李某，女，42歲。2005年6月20日初診。經行發熱已連續半年。體溫最高達到38.5℃，經期第一至第三天發熱明顯，經量少，色暗，夾少量血凝塊，頭痛，顏面部斑片狀皮疹。予抗生素及退熱藥對症處理後症狀消失。月經週期30天，經期5天。曾行婦科檢查及胸部X光、超音波等檢查均無殊。今月經來潮，體溫38.5℃，色暗，少腹隱痛，骨節痠痛，惡風，神疲乏力，顏面部斑片狀皮疹。舌淡紅、苔薄白，脈細。中醫診斷為經行發熱。辨證為瘀血。治以行氣活血、疏風清熱。方用血府逐瘀湯加減。

處方：柴胡、紅花、桔梗、甘草各6g，黃芩、赤芍、蟬蛻、荊芥、防風、生地黃、枳殼各10g，當歸、牛膝各9g，桃仁12g。7劑，日1劑，水煎服。

二診：7月15日，訴服上藥2劑後，月經量增多，經色轉紅、熱退，續服5劑，皮疹漸退，諸症消失。現無不適，守原方續進7劑，7月21

日月經來潮後無發熱、頭痛及皮疹等不適，隨訪 3 個月，行經之時已無發熱、皮疹等症狀，病告痊癒。

按經行發熱常伴有下腹痛，經血色暗、量少、唇暗，多為瘀血內存，故選用血府逐瘀湯加減。

◎案

呂某，女，38 歲。2006 年 8 月 15 日初診。該患者於 3 年前行人工流產術後始，因攝生不慎，每於經前或經期發熱，經西醫多次檢查，未檢查出任何結果。正值經行第一天，症見：面暗身熱，急躁易怒，小腹疼痛拒按，猶如針炙，紅色紫暗，有血塊，塊去痛減，舌暗，舌邊有瘀點，脈弦緊而澀。中醫診斷為經行發熱。辨證為瘀阻衝任、瘀久化熱。治以活血化瘀、清熱調經。方用血府逐瘀湯加味。

處方：桃仁 15g，紅花 10g，當歸 15g，生地黃 15g，川芎 10g，赤芍 15g，牛膝 15g，桔梗 10g，柴胡 10g，丹參 20g，枳殼 15g，甘草 10g。7 劑，每日 1 劑，水煎服。

二診：上藥服至 3 劑後，經色轉紅，無血塊，小腹偶有微痛，7 劑服後諸症俱去，隨訪年餘，其症未再復發。

按本案例患者因人工流產術後，攝生不慎，以致瘀血內停，瘀久化熱，淫熱與血相搏結而終成此疾。若瘀不化則熱不消，瘀不去則痛不止。方用血府逐瘀湯加味，以桃紅四物湯加丹參活血化瘀以養血、涼血化瘀以清熱；以四逆散行氣和血以止痛；桔梗疏調氣機；牛膝通利血脈、引血下行。諸藥共伍，使瘀化熱清，而諸症自癒。

8. 經行頭痛

中醫學認為，經行頭痛大多由肝氣鬱結引起。頭為諸陽之會，唯厥陰

肝絡，能上達巔頂。女子以血為本，以肝為用，肝藏血，主疏泄氣機，氣血條達，月經如期而至。假如肝氣不舒，氣鬱血滯，經血就不能如時下泄，經氣壅滯。一方面循經上擾清竅，出現頭痛；另一方面胞脈阻滯，月經週期錯後，則少腹脹痛。另外，經血不暢，肝氣鬱結，還會引起情緒異常。

醫案精選

◎案

某，女，37歲，已婚，公務員。1991年10月7日初診。經前頭脹痛或掣痛反覆發作3年，再發3天。頭痛多在月經前1週發作。近3個月來頭痛時間提前，常在月經前10天左右發病，本次頭痛以左側為主，為掣痛和脹痛，伴頭暈，心煩易怒，睡眠差，多夢，兩乳脹痛，工作效率甚差，注意力不集中，善忘事，大便2～3天1行，便乾，小便黃，舌質紅苔黃，脈弦細澀。BP 165/90mmHg。中醫診斷為經行頭痛。辨證為肝氣鬱結、氣滯血瘀。治以活血祛瘀、理氣止痛，兼以平肝潛陽。方用血府逐瘀湯加減。

處方：血府逐瘀湯加鈎藤10g（後下），珍珠母、首烏藤、夏枯草各15g，全蠍6g，僵蠶9g。3劑，每日1劑，取汁300ml，每次100ml，每日3次。

二診：服上藥3劑後，頭痛明顯減輕，掣痛次數減少，睡眠轉佳，BP 143/83mmHg。再進7劑，頭痛控制，睡眠如常，兩乳脹痛改善，對事物的反應較前敏捷，工作效率提高。停用煎劑改服逍遙丸6g，每日3次，以鞏固療效。後連續調治2個療程，經前頭痛未發。隨訪半年，安然無恙。

按經行頭痛多因素體虛弱，或經、帶、胎產、哺乳之時失以攝養，使

氣血陰陽失和，導致肝的疏泄功能失調；或情志不遂、肝氣鬱結，肝失疏泄，氣滯血瘀，腦絡受阻、不通所致的一系列臟腑、氣血失調的症狀。在此期間，檢查腦血流圖，血管緊張度增強多見於肝鬱氣滯、肝陽化風的患者，而血管充盈度偏低，多見於氣血不足、腎髓虧耗或痰濕鬱蒙的患者。因此，治療上以活血化瘀、疏肝理氣為基本法則，故方用血府逐瘀湯加減。

◎案

徐某，女，36歲，會計。因經行頭痛2年餘於2014年5月24日初診，末次月經2014年4月28日，平時月經規則，每月行經5天，量中，色暗紅，夾血塊，伴輕度痛經，近2年每於經前1週即感頭痛，逐日加重，以前額及右側疼痛明顯，脹痛為主，每需服止痛藥方能得緩，伴納穀不香，夜寐欠安，心神不寧，乳房脹痛，舌質暗，苔薄白，脈弦滑。中醫診斷為經行頭痛。辨證為氣滯血瘀、肝氣鬱結。治以疏肝解鬱、活血化瘀。方用血府逐瘀湯合逍遙丸加減。

經期正常服藥，服藥後症狀明顯減輕，睡眠品質明顯改善，經淨後二診，方擬益氣養血活血之法調養，經前1週再改擬血府逐瘀湯加減煎服，3個月後頭痛症除。隨訪至2014年12月未有復發。

按方中桃仁破血行滯而潤燥，紅花活血祛瘀以止痛，共為君藥；赤芍、川芎助君藥活血祛瘀；牛膝活血通經，祛瘀止痛，引血下行，共為臣藥；生地黃、當歸養血益陰，清熱活血；桔梗、枳殼，一升一降，寬胸行氣；柴胡疏肝解鬱，升達清陽，與桔梗、枳殼同用，尤善理氣行滯，使氣行則血行，以上均為佐藥；桔梗並能載藥上行，兼有使藥之用；甘草調和諸藥，亦為使藥。合而用之，使血活瘀化氣行，則諸症可癒。

9. 卵巢囊腫

卵巢囊腫屬廣義上的卵巢腫瘤的一種，各種年齡均可患病，但以 20～50 歲最多見。卵巢腫瘤是女性生殖器常見腫瘤，有各種不同的性質和形態，即：一側性或雙側性、囊性或實性、良性或惡性，其中以囊性多見，有一定的惡性比例。

本病在中醫古籍中無關於卵巢囊腫的明確記載，多納入「症瘕」的範疇中，其致病機制主要責於臟腑功能失調，以及氣滯、血瘀、痰濁、溼熱之邪作用機體而致，《諸病源候論・症瘕候》云「症瘕者，皆由寒溫不調，飲食不化，與臟氣相搏結所生也」，治療原則以活血祛瘀、消積化痰為要。

醫案精選

◎案

鄭某，女，30 歲，已婚未孕。2008 年 4 月 21 日初診。患者於 2005 年患化膿性闌尾炎，手術後腸沾黏。2007 年因左側卵巢囊腫，再次手術，因未生育只做囊腫切除，保留卵巢。2008 年 4 月因左下腹疼痛到醫院檢查，診斷為左側卵巢囊腫，西醫建議手術，因患者對手術產生恐懼，求中醫治療。自訴：2007 年手術後，月經錯後，出血量時多時少，每次行經腰腹脹痛。檢查：左下腹壓痛，能觸及一邊緣清楚塊狀物，彩色超音波示左下腹囊性腫塊大小為 11cm×8cm×9cm。患者雖經兩次手術創傷，健康狀況尚可，偶有心悸氣短，飲食可，大便乾結，面色晦暗，舌質紫暗有瘀斑，脈沉弦。中醫診斷為症瘕。辨證為氣滯血瘀、症積有形。治以活血化瘀、消症破積。方用血府逐瘀湯加減。

處方：柴胡 15g，當歸尾 12g，桃仁 15g，紅花 12g，赤芍 12g，當歸

15g，川芎 12g，川牛膝 15g，製大黃 6g，土鱉蟲 15g，甘草 6g。3 劑，每日 1 劑，水煎服。

二診：3 劑後腹痛緩解，藥已中病且無不良反應，上方連服 20 劑，左下腹腫塊縮小為 6cm×4cm×4cm。改用化症回生丹（《溫病條辨》），每服 9g，每日 3 次，連服 1 個月。複查：左下腹腫塊消失，身體健康，並能開始工作，隨訪 2 年，囊腫未發。

按症瘕的形成，多與正氣虛弱、血氣失調有關，常由氣滯血瘀結聚而成。《婦科心法要訣》云：「凡治諸症積，宜先審身形之壯弱，病勢之緩急而治之。」本案形證俱實，故以血府逐瘀湯化瘀消症破積以攻其病，後期遵「大積大聚，其可犯也，衰其大半而止」的原則，停服湯藥，改用丸藥緩圖，終成全功。

◎案

蔡某，女，24 歲。2003 年 3 月 16 日初診。患者訴下腹部疼痛 8 月餘，左、右各可捫及一圓形包塊，推之可動，經某醫院超音波檢查，確診為雙側卵巢良性囊腫。症見：面色蒼白、心煩、失眠、多夢，舌紫有瘀點，苔白膩，脈澀。中醫診斷為症瘕。辨證為氣血瘀阻、痰溼內蘊。治以理氣活血、化瘀消積、化痰祛溼。方用血府逐瘀湯化裁。

處方：川芎、當歸、桃仁、赤芍、枳實、川牛膝、三稜、生地黃各 15g，紅花、海藻、白芥子、柴胡、夏枯草各 10g。10 劑，每日 1 劑，水煎服。

10 劑為 1 個療程，月經期停服，共服藥 4 個療程，諸症消失，並經超音波檢查證實，雙側卵囊腫消失，並於 1 年後受孕。

按本例患者因氣血瘀阻，痰溼內蘊，痰溼與瘀血互相裹結聚於胞宮而

成，故以理氣活血，化瘀消積，化痰祛溼為治法，血府逐瘀湯加三稜、白芥子、夏枯草、海藻等可使瘀血去，痰溼散，囊腫消。

10. 慢性盆腔炎

慢性盆腔炎的發生，多由於患者宮腔手術後病菌上行感染，治療不及時或不徹底所致。主要臨床表現為腹痛、腰骶痛、白帶多，反覆發作；婦科檢查：宮體固定或觸痛、附件增粗或厚且觸痛，甚至形成盆腔包塊。

中醫雖無此病名記載，但在熱入血室、婦人腹痛、帶下、症瘕積聚等病症中多有論述。中醫生理病理學認為盆腔位於人體下焦，胞宮以其賴以獲取精微營養，藉以完成其功能活動的衝、任、帶諸脈均在此循行、交會。當病邪經陰戶侵襲並壅遏於胞宮、胞脈時，勢必使胞脈之氣血運行受阻，進而瘀滯不通，最終導致「瘀血」的產生。「不通則痛」，發為腹痛這一主要症候。

醫案精選

◎案

趙某，女，35歲，已婚。1999年3月13日初診。患者有慢性盆腔炎病史3年，下腹疼痛反覆發作，每次發作均用抗生素治療。3週前下腹疼痛再發，左少腹疼痛尤甚，伴下腹墜脹，腰骶部脹痛，持續不止，帶下色黃量多，質稠味臭，舌質暗紅，苔黃膩，脈澀。超音波示左附件有37mm×31mm非均質性包塊，邊界模糊，盆腔內有42mm×55mm液性暗區。西醫診斷為慢性盆腔炎。中醫診斷為症瘕。辨證為溼熱瘀阻。治以活血祛瘀、清熱利溼。方用血府逐瘀湯去桔梗、枳殼，加清熱利溼的薏仁、澤瀉。

處方：桃仁、生地黃各12g，當歸、赤芍、澤瀉各10g，紅花、牛膝、

柴胡各9g，三稜、莪朮、川芎各15g，薏仁、蒲公英各30g。每日1劑，水煎，早晚分服。

連續治療40天後，自覺症狀消失，帶下減少。超音波複查左附件包塊消失，盆腔積液減少。守原方去三稜、莪朮，加黨參、黃耆，繼續治療1週，各項檢查正常出院。

按中醫辨證認為本病為溼熱餘邪未淨，與血互結，瘀積胞中，致臟腑功能失調，氣血不和，衝任受阻所致。故治療時以活血化瘀為主，佐以清熱利溼，使經脈通暢，溼熱得除，諸症自除。由於病情反覆發作，每多引起精神憂鬱，產生肝鬱氣滯症狀，故治療還當配以疏肝行氣藥物，以使氣行則血行，從而增強活血化瘀、祛溼通絡的作用。

◎案

李某，女，38歲，已婚，工人。2008年4月初診。患慢性盆腔炎4年，平時有下腹脹痛、隱痛，痛時牽引腰骶部，白帶量多，曾靜脈注射抗生素、Gentamicin、Metronidazole等，療效不佳，近半月來勞累後症狀加重，遂求治於中醫，察其舌邊有瘀點，脈細。中醫診斷為癥瘕。辨證為溼熱瘀滯。治以清熱利溼、活血化瘀。方用血府逐瘀湯加減。

處方：當歸10g，桃仁10g，紅花10g，赤芍10g，川芎10g，枳殼10g，紅藤30g，蒲公英30g，薏仁30g，山藥15g，柴胡15g。14劑，每日1劑，水煎服。

二診：服上藥2週後下腹脹痛明顯減輕，其他症狀亦有改善，即以原方不變，繼續服用2週，症狀基本消失，隨訪半年無復發。

按慢性盆腔炎為婦科常見多發病，往往有組織黏連、瘢痕形成，使血液運行受阻，屬中醫學「腹痛」、「痛經」、「帶下」等範疇，溼熱瘀為其主要致

病因素，氣滯血瘀等是本病最基本的病機。運用血府逐瘀湯治療本病時據具體症狀，輔助以清熱、利溼等，常可獲效。藥效學顯示，本方有抑菌、活血止血、解痙止痛，增強免疫力作用，對慢性炎症發揮逆轉和修復的作用。

11. 圍停經期症候群

圍停經期一般包括絕經前期（閉經前 2～5 年）、絕經期（持續閉經第一年）和絕經後期（月經停止至卵巢內分泌功能完全消失）這三個階段。國際上一般認為其從 41 歲開始歷時 15～20 年，過去曾稱為更年期。絕大多數圍停經期婦女在圍停經期會發生月經失調，並伴發不同程度的自律神經失調為主的症狀。現代醫學稱之為圍停經期症候群。

中醫稱為「經斷前後症候群」或「絕經前後諸證」。中醫古籍中，相關症狀散見於「臟躁」、「鬱證」、「虛勞」、「百合病」、「心悸」、「不寐」、「年老經斷復來」、「年老血崩」等疾病。《素問‧上古天真論》云女子：「七七，任脈虛，太衝脈衰少，天癸竭，道地不通，故形壞而無子也。」歷代醫家從腎、肝、脾、心、肺、五臟合病、痰瘀、衝任二脈不同角度闡釋了中醫對絕經前後諸症的病機。圍停經期症候群以腎虛為本，同時肝氣鬱結、痰瘀內生等病機也是絕經前後諸症重要病機。

醫案精選

◎案

李某，女，48 歲，教師。就診前 3 個月無明顯誘因出現月經紊亂，淋漓不盡，頭暈目眩，心慌心悸，胸悶納呆，記憶力減退，失眠多夢，煩躁易怒出汗，曾服用穀維素、Medroxyprogesterone Acetate、科學中藥等，效果不佳而來就診。症見：舌質青紫，邊有瘀斑，舌下繫帶瘀滯，脈弦澀。西醫診斷為圍停經期症候群。中醫診斷為絕經前後諸症。辨證為肝鬱血

瘀。方用血府逐瘀湯治之，2週後症狀消失大半，精神好轉，4週後臨床症狀全部消失，病獲痊癒。隨訪半年未復發。

按近年來，隨著醫學科學的不斷發展，多數學者都認為肝鬱血瘀為本病的病理基礎，活血理氣化瘀是治療本病的根本大法。血府逐瘀湯是王清任《醫林改錯》中的名方，所治症目較多，如「心裡熱」、「心跳心忙」、「肝氣病」、「晚發一陣燒」，以上所述皆為圍停經期症候群的臨床所見，王清任謂之「皆有血瘀」。血府逐瘀湯是婦科運用最為廣泛的方劑之一，凡氣血鬱滯之症皆可運用，因此，應用本方治療圍停經期症候群也獲良效。

◎案

王某，女，48歲。2004年3月21日初診。2年來經期紊亂，每三、四月一至，經量時少時多，時有瘀塊。3個月前因家庭不和致精神憂鬱，血壓偏高，眩暈，失眠，胸脅悶脹而痛，納差，舌暗苔白，脈弦而沉。西醫診斷為圍停經期症候群。中醫診斷為絕經前後諸症。辨證為肝氣不疏、氣滯血瘀。治以疏肝理氣、活血化瘀、通絡止痛。方用血府逐瘀湯加減。

處方：當歸15g，熟地黃12g，柴胡10g，桔梗10g，牛膝10g，桃仁6g，紅花10g，川芎10g，赤芍10g，枳殼10g，甘草5g，白芍12g，茯苓12g，白朮12g，薄荷10g，生薑5片。4劑，每日1劑，水煎服。

二診：服上方4劑後，眩暈減輕，胸脅悶痛稍減，其他病情亦好轉，效不更方，遵原方繼服6劑。

三診：服上方6劑後，諸症均減，血壓正常，睡眠如初，二便調和，脈沉細無力，舌淡苔白。此瘀血已去，正氣乃虛。

處方：原方去紅花、桃仁、牛膝、赤芍、薄荷等活血疏散之品，加黨參20g。

繼服 8 劑，藥後諸症消除，而病痊癒。

按本例患者適逢圍停經期，月經紊亂 2 年餘，又有明顯的情志所傷，故使肝氣鬱結，致氣滯血瘀，形成胸脅悶痛、眩暈、失眠、納差等症。然採用血府逐瘀湯加減治療，達活血化瘀，理氣止痛，疏肝解鬱之功，使肝氣疏解，瘀血消散，氣血調和，則血壓恢復正常，胸脅痛除，睡眠、飲食得以恢復，而病癒矣。

12. 原發性痛經

原發性痛經是指女性經行前後或經期期間反覆出現週期性小腹疼痛或痛引腰骶，甚則劇痛至暈厥，但盆腔內無明顯器質性病變的痛經。西醫認為原發性痛經的發病一般始於排卵週期建立之後的青春期，其產生機制主要是由於血液中前列腺素的增加，引起子宮平滑肌收縮並造成缺血而產生疼痛。

中醫關於痛經的記載，最早見於《金匱要略·婦人雜病脈證并治》：「帶下，經水不利，少腹滿痛，經一月再見者。」《諸病源候論》則首立「月水來腹痛候」，認為「婦人月水來腹痛者，由勞傷血氣，以致體虛，受風冷之氣，客於胞絡，損衝任之脈」。痛經發病有生活所傷、情志不和或六淫為害等不同病因，並與素體及經期、經期前後等特殊的生理變化有關。其發病機制主要是在此期間受到致病因素的影響，導致衝任、胞宮氣血阻滯，「不通則痛」；或衝任胞宮失於濡養，「不榮則痛」。其病位在衝任、胞宮，變化在氣血，表現為痛證。

醫案精選

◎案

江某，女，19 歲。2012 年 2 月 6 日初診。自訴每次月經前 3 天小腹脹痛，痛引腰骶，拒按，經量少，色暗有塊，每於受涼或勞累後加重已 3

年。曾做彩色超音波檢查示子宮、附件均正常。現正值經期第一天，小腹脹痛難忍拒按，伴噁心，冷汗淋漓，呻吟不止，輾轉不安，經量少，色暗有塊，舌暗苔薄，脈弦。中醫診斷為痛經。辨證為氣滯血瘀。方用血府逐瘀湯加減。

處方：桃仁 10g，紅花 6g，牛膝 10g，川芎 10g，當歸 15g，赤芍 15g，柴胡 6g，枳殼 6g，炙甘草 6g，延胡索 20g，五靈脂 15g，烏藥 10g，香附 12g，小茴香 10g，艾葉 10g，桂枝 10g。囑其於月經到來前 3 天服此藥 3 劑，每日 1 劑，水煎服。

二診：服 1 劑後痛減半，服 2 劑後疼痛消失。

連服 3 個療程，未出現過腹痛。囑其經期忌食生冷，注意保暖，避免劇烈運動。至今隨訪一年未復發。

按血府逐瘀湯是清代醫家王清任《醫林改錯》中主治瘀血諸症的代表方，本方由桃紅四物湯（桃仁、紅花、川芎、當歸、赤芍、生地黃）合四逆散（柴胡、枳殼、赤芍、甘草）加桔梗、牛膝而成。方中桃紅四物湯活血化瘀而養血，四逆散行氣和血而疏肝，桔梗開宣肺氣，載藥上行，合枳殼則升降上焦之氣，牛膝通利血脈，引血下行，諸藥相合，化瘀活血而肝鬱亦解，諸症自癒。本方以活血化瘀而不傷正、疏肝解鬱而不耗氣為特點，達到活血祛瘀，行氣止痛的功效。

◎案

某，女，19 歲。自 15 歲月經初潮，每次行經下腹疼痛，行經量少，血色紫，兩乳脹痛，舌質淡，脈沉弦，腹軟，小腹拒按，肝脾脅下未及。超音波示子宮、附件、腹部未見異常。中醫診斷為痛經。辨證為瘀阻衝任。治以活血化瘀、疏肝理氣。方用血府逐瘀湯加減。

處方：桃仁、紅花各5g，當歸15g，生地黃、赤芍、川芎、牛膝、桔梗、柴胡、枳殼、益母草、延胡索、牡丹皮、厚朴、烏藥各10g。

每日1劑，於經前6天開始服藥，經期繼服，經用上方治療後，下次經潮疼痛明顯減輕，予上方繼服10天，患者行經疼痛已止，經量正常，隨訪半年，未復發。

按中醫學認為痛經的發病機制為經期受到致病因素的影響，導致衝任瘀阻，使氣血運行不暢，胞宮經血流通受阻，以致不通則痛。其所以隨月經週期發作與經期衝任氣血變化有關，非行經期間衝任氣血平和，致病因素尚未能引起衝任，胞宮氣血瘀滯故不發生疼痛。而在經期或經期前後，由於血海由滿盈而瀉溢，氣血變化急驟，致病因素乘時而作，導致衝任胞宮氣血瘀滯發生痛經，肝鬱則氣滯，氣滯則加重血瘀。現代醫學研究亦發現，痛經患者子宮過度收縮，持續時間較長且不完全放鬆。子宮肌肉缺血及子宮內膜前列腺素增高，導致血管收縮，血液運行不暢，子宮血液循環障礙，肌肉供血不足。血府逐瘀湯可以活血化瘀改善子宮過度收縮，增加子宮肌肉供血供氧，抑制前列腺素過度分泌。以當歸、赤芍養血和陰，川芎、牛膝活血化瘀，延胡索止瘀止痛，柴胡、枳殼理氣，共奏活血化瘀、理氣止痛之效，使痛經得癒。

13. 子宮肌瘤

子宮肌瘤是女性生殖器官中最常見的良性腫瘤，主要表現為不規則陰道出血、月經量過多、經期延長、繼發貧血等。

該病屬於中醫學「症瘕」範疇，認為其發生多因經期產後血室正開，胞脈空虛，風寒溼邪乘虛侵入胞宮，凝滯氣血，寒凝血瘀；或正氣虛弱，或鬱怒傷肝，氣滯血瘀，導致瘀血阻滯，結於胞中，漸聚成塊。

醫案精選

◎案

楊某，女，48歲，職工家屬。1987年3月3日初診。主訴：月經增多，月經紊亂1年餘。每次經期4～17天，週期5～20天，每次用紙兩包多，伴有多量血塊，帶多且臭。10年前末次生產後常有腹痛史。檢查：外陰經產式，會陰Ⅱ度撕裂癒合，子宮似懷孕1個月大小，質硬，前壁凹凸、活動、附件正常，子宮頸肥大。1987年3月25日超音波診斷：子宮大小為10cm×7cm×6cm，內見數個2～3cm結節狀稍弱回聲，並有向漿膜下突出徵象。診斷為多發性子宮肌瘤。囑其口服甲基睪丸素，肌內注射黃體素3個月後複查。至期複查未見改變，自停西藥轉中醫治療。症見：形體肥胖，面色黧黑，性多憂慮。月經量多且紊亂，每月幾次，伴有大量血塊、腹痛，帶多且臭。舌淡紅舌邊少許瘀點，苔薄白，脈弦澀。中醫診斷為症瘕。辨證為氣滯血瘀、溼濁內蘊。治以活血化瘀、軟堅散結，盪滌下焦溼濁。方用血府逐瘀湯加減。

處方：柴胡12g，枳實12g，赤芍22g，當歸15g，川芎12g，五靈脂10g，蒲黃10g，桃仁12g，紅花9g，生地黃15g，莪朮12g，敗醬草15g，懷牛膝12g，甘草5g，生黃耆15g。每日1劑，水煎服。

二診：服上藥30劑後仍有不規則出血，但經量減少，仍有部分血塊，腹痛減輕，帶多清稀，已無臭味，效果明顯。

處方：上方加三稜10g、炮山甲10g、半枝蓮30g，加強化瘀軟堅散結作用。堅持服藥69劑後，月經正常，週期對月，經量中等，無血塊，少量白帶。1988年3月5日某醫院超音波證實：子宮A-P 4.0cm，回聲均勻未見團塊。隨訪6個月自覺情況良好，月經正常。於9月停經。

中篇 臨床新見解

按多發性子宮肌瘤屬中醫學「症瘕」範疇。《醫宗金鑑》云，症為氣病，瘕為血病，夫病皆起於氣，必氣聚而後血凝，該病總以氣滯血瘀，或痰溼蘊結，壅阻胞宮、胞絡而成。是方以王清任血府逐瘀湯去桔梗直達病所理氣化瘀，通調氣血，以失笑散破逐宮中瘀血，三稜、莪朮、炮山甲、半枝蓮化瘀軟堅破結，敗醬草盪滌下焦溼濁，防攻伐太過用黃耆益氣扶正，共奏益氣化瘀、破瘀散結之功，瘤疾獲癒，療效滿意。

◎案

湯某，女，41歲。2011年5月4日初診。患者2年前曾在某醫院行子宮肌瘤切除術。現又感小腹隱痛不適，經來腰、腹脹痛，經色黑，量少，夾帶黑色瘀塊。超音波示：前位子宮，大小形態正常。子宮底部可見一大小約23mm×23mm低回聲，邊界清晰；子宮肌層內見一大小約15mm×13mm低回聲，邊界清晰。雙附件區未見異常回聲。超音波顯示：子宮肌瘤。觀其神，性急善怒，躁動不安；察其色，顏面紅，但紅而不潤，紅中帶紫，舌質紅而暗，苔薄白脈弦數。月經不調，經來前後不定時，小腹隱痛不適，經來尤甚。綜觀脈證中醫診斷為症瘕。辨證為肝鬱氣滯。治以疏肝理氣、活血化瘀。方用血府逐瘀湯加減。

處方：柴胡6g，枳殼10g，赤芍10g，延胡索20g，刺蒺藜20g，凌霄花10g，澤蘭10g，當歸10g，丹參20g，紅花10g，桃仁10g，水蛭5g，王不留行10g，炒甲珠10g，甘草5g。10劑，每日1劑，水煎2次，取汁800ml，分2次服。

二診：患者自感服上方後，小腹脹痛明顯減輕，但經量多，且夾帶多量紫黑色瘀塊，行經時間延長。舌紅帶紫，苔薄白，脈弦。

處方：上方減澤蘭、凌霄花、水蛭加黃耆30g、生地黃20g、牡丹皮

10g。10 劑,服法同前。

　　三診:自感服上方平穩,經期尚未至,小腹隱痛等症狀已去。舌紅苔薄白,脈弦。守方再進 15 劑。服法同前。

　　四診:患者自感諸症已去,精神明顯好轉。超音波示子宮附件未見明顯異常。舌紅苔薄白,脈弦。再擬丹梔逍遙散善後調理而告癒。

　　按此病多因情志憂鬱,飲食內傷等,致使肝脾受傷,臟腑失和,氣機阻滯,瘀血內停,日久漸積而成。而正氣先傷,更是本病的主要原因。《黃帝內經》有云「邪之所湊,其氣必虛」、「正氣存內,邪不可干」,臨床實踐所見,患此病的婦女,多數有情志病病史。血府逐瘀湯是由柴胡疏肝散合桃紅四物湯化裁而成,方中柴胡、赤芍、枳殼加上刺蒺藜等疏肝解鬱,調暢氣機;桃紅四物湯、澤蘭、凌霄花等活血逐瘀;黃耆、生地黃益氣養血,扶正除邪,加上水蛭、穿山甲二藥通經散結,破血逐瘀。諸藥合用使肝氣條達,症瘕消散,邪去正復而癒。

14. 子宮內膜異位症

　　子宮內膜異位症,是指具有生長功能的子宮內膜組織(腺體和間質)生長在子宮腔被覆內膜及宮體肌層以外的其他部位,發病率為 10%～15%,占育齡期婦女的 5%～20%,且有逐年上升的趨勢,其中 65.5% 患者有明顯的痛經,30%～40% 合併不孕,還有一定比例的內異症發生組織改變成為腫瘤,嚴重影響著廣大患者的生活品質和身心健康。

　　子宮內膜異位症為西醫病名,中醫學屬於「症瘕」、「痛經」等範疇,為沉痼難治的腹中症瘕積聚,辨證為氣血凝結,脈絡阻塞,結血成。本病的發生,多因婦女在經期、產時或產後,攝生不慎,外有所感,內有所傷,或醫者手術不慎等因素,導致衝任損傷及胞宮的藏瀉功能異常,使經

血不能循常道而行，部分經血不能正常排外而逆行，乃至「離經之血」留滯胞宮及胞絡等處，而成瘀血。由寒凝氣機阻滯，脈絡受阻，血行不暢，氣滯血瘀；氣血不足，血脈凝泣，經絡留滯，隧道閉塞，衝任氣血運行不暢，血不循經，留於脈外，成為離體之血，瘀結下焦，瘀血阻滯，不通則痛，瘀血日久，漸成症瘕積聚，血瘀是產生本症的關鍵。

醫案精選

◎案

趙某，女，28歲。2009年3月初診。主訴：婚後2年未孕，經來腹痛。患者自結婚以來，從未受孕，每次月經來潮腹痛，肛門墜脹，月經量多，色黑，有塊，經期提前1週，每次5～6天，平素心情鬱悶，不善言談，飲食和睡眠尚可，症見：面色萎黃，身體偏瘦，舌質暗，邊有瘀點，苔薄黃，舌尖略紅。曾在某醫院確診為子宮內膜異位症。中醫診斷為症瘕。辨證為氣滯血瘀、鬱熱阻絡。方用血府逐瘀湯加減。

處方：血府逐瘀湯加蒲黃10g、五靈脂10g、白芍25g。3劑，每日1劑，水煎，每日2次（早、晚空腹服）。

二診：3天後，患者月經來潮，痛經症狀明顯減輕，繼續服用5天至月經乾淨，此次月經來潮痛苦甚微，十分高興，囑其下次月經來潮前10天左右繼續就診，效不更方，連續用藥3個週期，月經正常，無痛苦。半年後受孕，終生一健康女嬰。

按中醫學認為女子以血為本，加之經、孕、胎、產等特殊的生理特點，一生用血，故有「女子一生缺血」之說，又因女子易被情志所傷，引起氣機失調，氣行則血行，氣滯則血凝，加之血虛無力推動，而致氣血淤阻，故血瘀絡阻是本病主要病機。治以行氣活血、化瘀通絡。方選《醫

林改錯》血府逐瘀湯加減。桃仁、枳殼、赤芍，行氣活血祛瘀為主，延胡索、當歸、川芎、柴胡、生地黃暢調氣機，清血分鬱熱，使氣行血行為輔。牛膝引藥下行直抵病所為佐。甘草調和諸藥，緩和急迫為使。共奏活血化瘀、通絡止痛之功。

◎案

薛某，女，40歲，已婚。主訴：經行腹痛約10餘年，呈進行性加重，常服止痛藥以緩解疼痛，經量中等，月經中常有膜樣碎屑排出，查超音波示：子宮內膜異位，附件巧克力囊腫。盆腔檢查示：子宮頸光滑、大小中等，後壁小結節，蠶豆大小，壓痛明顯。舌質紫暗，苔薄白，脈弦細。中醫診斷為症瘕。辨證為氣滯血瘀。治以活血化瘀、行氣止痛。方用血府逐瘀湯加減。

處方：血府逐瘀膠囊，每次6粒，每天2次，連續服用3個療程。

痛經痊癒，經量中等，血塊很少排出。婦科查子宮頸後壁小結節已消失。超音波示：子宮、附件正常。後隨訪未復發。

按血府逐瘀膠囊是在湯劑基礎上改革劑型研製的科學中藥。方中以桃仁、紅花、當歸活血祛瘀止痛為君藥；輔以川芎、赤芍行氣開鬱、止痛；生地黃使瘀血去而陰不傷，牛膝祛瘀通絡又引瘀血下行。柴胡、桔梗疏通胸中氣滯，氣行而血行，為佐藥；甘草緩急止痛，調和諸藥為使。諸藥合用可祛瘀血，生新血，通血絡，止疼痛，故能有效地治療本病。

中篇 臨床新見解

第四節 骨科

1. 類風溼性關節炎

　　類風溼性關節炎是一種以對稱性、多關節、小關節病變為主的慢性全身性自身免疫性疾病，主要表現為關節腫痛，晚期可強直或畸形，功能嚴重受損。一旦發病，遷延終身，緩解期與進展期交替出現。該病雖然死亡率低，但致殘率高。病因不明，可能與感染、遺傳、雌激素水平等有關，環境因素（如寒冷、潮溼等）以及勞累、營養不良、外傷、精神刺激等也可以誘發本病。類風溼性關節炎的基本病理改變是滑膜炎和類風溼血管炎（包括類風溼結節）。

　　類風溼性關節炎屬於中醫學「歷節」、「痺症」範疇。《黃帝內經·痺症》中對痺症的描述為「風寒溼三氣雜至，合而為痺也」，中醫認為其病因病機是由於患者肝腎虧虛、氣血不足，同時感受風、寒、溼邪，從而導致正虛邪戀、寒熱交錯。

醫案精選

　　◎案

　　陳某，女，37歲。1997年3月19日初診。主訴：雙膝關節腫痛，晨起時雙腿有僵硬感。查患者雙膝關節明顯紅腫，脛骨前脊處有類風溼結節，舌質暗，苔薄白，脈細弱，ESR 35mm/小時，類風溼因子陽性。西醫診斷為類風溼性關節炎。中醫診斷為痺症。辨證為氣虛血瘀型。治以補氣活血化瘀。方用血府逐瘀湯加減。

　　處方：血府逐瘀湯去桔梗加黃耆、防己、獨活、五加皮、益母草、尋骨風。5劑，水煎服，每日2次。

二診：服完上方 5 劑後疼痛、腫脹明顯減輕，但晨僵、類風溼結節無明顯變化。本著效不更方的原則，讓患者繼續服用原方 30 劑後，疼痛、水腫、晨僵及類風溼結節均消失，但反映有上腹部不適感，這是由於方中防己性寒傷及脾胃所致，為鞏固療效去方中防己繼服 15 劑，複查血沉正常，類風溼因子轉陰，本病治癒。

按類風溼性關節炎屬中醫學「痹症」範疇，本病若治療不及時預後較差。本病例的治療成功，除了治療及時外，尤在於用藥得當。血府逐瘀湯去桔梗留牛膝重在引藥下行，直取病處。加黃耆補氣以助血行，防己、五加皮、獨活、尋骨風通痹祛溼止痛，益母草既可加強血府逐瘀湯的活血功能，又有強的利水消腫功用，從而在活血通絡的同時也加快了腫痛的消除。整個處方補氣以助血行，利水以助腫消。

◎案

王某，女，66 歲。2011 年 4 月 18 日初診。主訴：雙側膝關節疼痛 10 餘年。症見：雙側膝關節刺痛難忍，遇風雨天氣則加重，口乾多飲，汗出，夜寐安，舌淡暗，舌根部苔黃膩，脈沉滑。西醫診斷為風溼性關節炎。中醫診斷為痹症。辨證為風溼侵襲、瘀血內停。治以活血化瘀、祛風除溼。方用血府逐瘀湯加減。

處方：當歸 10g，生地黃 30g，桃仁 10g，紅花 10g，炒枳殼 10g，赤芍 15g，醋延胡索 10g，甘草 10g，川芎 10g，牛膝 15g，薑半夏 9g，黃連 5g，防風 10g，伸筋草 15g，浙貝母 10g，獨活 10g，黨參 15g，桑寄生 15g。21 劑，每日 1 劑，水煎服。

二診：2011 年 5 月 9 日，雙膝關節刺痛好轉，現有痰，大便排出欠暢，肛門灼熱感，納欠佳，疲倦乏力，口乾苦，噯氣明顯，舌淡、苔白膩，脈弦滑。

處方：上方去薑半夏、黨參，加黃柏 10g、炒蒼朮 15g，繼服 14 劑。

三診：2011 年 5 月 20 日，雙膝關節刺痛好轉，乏力，咳嗽，口淡無味，心慌汗多，怕涼，便意頻，大便每日 2～3 次，不成形，舌淡暗、苔薄黃膩，左脈弦，右脈滑。

處方：上方減當歸、桃仁，加薑半夏 9g、製附子 6g（先煎）。

服藥 28 劑後患者訴膝關節疼痛明顯緩解，餘症亦較前明顯好轉。

按痹症多為感受風溼之邪所致，但此患者患痹症多年，風溼侵襲，阻滯經絡，不通則痛，氣機阻滯則血瘀內停，且雙側膝關節刺痛多為血瘀之象，瘀久化熱，可見口乾多汗、舌苔黃膩等熱象，故治療當在祛風除溼同時活血化瘀、通經活絡，以清除鬱熱，故以血府逐瘀湯合祛風除溼藥物治療。二診，患者痰多，大便排出欠暢，肛門灼熱感明顯，痰熱之象較盛，故加黃柏、炒蒼朮清熱化痰。三診，患者雙膝關節刺痛好轉，但畏寒，顯示瘀血減輕而陽虛較甚，故減當歸、桃仁，加製附子溫陽止痛。

2. 肋軟骨炎

肋軟骨炎為臨床胸外科常見的一種疾病，臨床上將其分為化膿性炎症與非化膿性炎症兩種。本病主要發生在肋軟骨與肋骨的交界處，其性質為無菌性炎症性腫脹疼痛，臨床診斷依據為病變處呈梭形腫脹及弓形隆起。

該病在中醫學中歸屬於「痹症」的範疇，其病因為機體受到風、寒、溼、熱之邪的侵襲，由於痛處固定不移而形成血瘀，臨床治療的基本原則為活血化瘀，以恢復病變肋軟骨處的血液及淋巴供應。

醫案精選

◎案

劉某，女，54 歲，農民。2008 年 11 月 7 日初診。以胸痛 1 年為主訴

求診。1年前，患者無明顯誘因下出現胸部疼痛，初起疼痛較輕，隨病情進展，疼痛逐漸加劇。深咳、用力排便、搬運重物、翻身等均可使疼痛加重，並且向左側腋下、肩背部放射，有時為遊走性疼痛，平臥時自覺胸前有重壓感。拍胸部X光、化驗、CT掃描均無實質性病變。體格檢查：形體消瘦，兩眼圈稍青，舌紫暗、有瘀點，脈澀。左側第2～5肋軟骨明顯腫大、隆起，第4～5肋軟骨呈弓狀，壓痛明顯。西醫診斷為肋軟骨炎。中醫診斷為痹症。治以活血化瘀、寬胸理氣、消腫止痛。方用血府逐瘀湯加味。

處方：當歸、丹參、川牛膝各30g，川芎、桃仁、紅花、柴胡、枳殼、桔梗、鬱金、川楝子、香附、甘草各10g，赤芍、延胡索各15g，生地黃12g。10劑，每日1劑，水煎，分早晚2次服。

二診：疼痛減輕，已無放射性及遊走性疼痛，疼痛基本固定在前胸部位，守原方再服10劑。

三診：疼痛大減，夜間有時感到輕疼及不適感，繼續守原方服10劑。

四診：疼痛消失，無不適感。隨訪半年，體力勞動及正常生活起居不受影響，局部仍腫脹、隆起，無壓痛感。

按血府逐瘀湯專治胸中血瘀，血行不暢所致的胸痛、頭痛，日久不癒，痛如針灸，而有定處，呃逆不止，或有內熱煩悶，心悸失眠，急躁善怒，入暮漸熱，舌質暗紅，或舌邊有瘀點，脈細澀或弦緊等。肋軟骨炎的發生，乃肝鬱氣滯，氣機鬱結日久，血流不暢，脈絡瘀阻，氣滯血凝積聚而成；或感染疫癘，日久化火，毒熱交熾，氣血壅遏不通而發。方中桃仁、紅花、赤芍、川芎、當歸活血祛瘀；川牛膝祛瘀血，通經脈，並能引血下行；柴胡疏肝解鬱、升達清陽。枳殼行滯氣，與柴胡合用，以行氣、

寬胸，開鬱散結。加用性味苦辛平專入肺經的桔梗宣肺氣，三藥合用，疏肝解鬱、行氣寬胸力更強，以達到氣行血暢之意；生地黃清熱涼血，配以當歸又能養血潤燥，使瘀去又不傷陰；甘草調和諸藥。全方合用，不僅能祛除血分瘀滯，又能行氣分之鬱結，活血而又不傷陰血，祛瘀又能生新。故在本病治療中，只要抓住氣滯血瘀的病因病機，採用活血化瘀、寬胸理氣的治療大法，就可獲較好療效。

◎案

某，女。1999年2月5日初診。主訴：右側胸前部疼痛脹滿2年餘，時輕時重，每遇情志變化或勞累後疼痛加重，有時在家服止痛藥，暫時緩解症狀，但不徹底，近1週疼痛難忍，不能深呼吸。體格檢查：右側第2、第3肋骨軟骨處腫脹有壓痛，局部皮不紅，膚不熱，舌質紫暗，舌邊有瘀點。中醫診斷為胸痹。辨證為瘀血內阻兼氣滯。治以活血去瘀、行氣止痛。方用血府逐瘀湯加味。

處方：當歸15g，生地黃15g，桃仁15g，紅花15g，枳殼10g，赤芍10g，柴胡10g，川芎15g，牛膝15g，桔梗3g，甘草10g，香附10g，青皮10g。

8劑後痊癒，隨訪半年未復發。

按中醫認為本病為胸中瘀阻兼氣滯。臨床表現主要有胸痛脹滿，不能深呼吸，或胸前部隱痛不適，經久不癒，局部有壓痛點，舌質暗紅，舌邊有瘀斑或瘀點。西醫用消炎止痛藥或局部用封閉療法，效果都不很理想，中醫用血府逐瘀湯加減，獲得滿意的效果。

3. 痛風

痛風是由於嘌呤代謝紊亂，血尿酸增高並沉積於關節、軟組織等器官

而引起的疾病。患者發病急驟，關節疼痛劇烈、腫脹，局部發熱，皮膚發紅，觸痛明顯，活動受限，甚則不能站立或行走，多於夜間發作或加重。最易受累的部位是腳趾第一趾關節，依次為踝、跟、膝、腕、指、肘等關節。

該病中醫屬於「痹症」範疇，其病因病機為過食膏粱厚味，濕熱內蘊，氣血凝滯，運行不暢，閉阻不通而成。

醫案精選

◎案

許某，女，37歲，教師。2002年3月初診。訴關節紅腫痛3年，每月必發，尤以進食高蛋白或動物內臟後更甚，在某醫院按風濕性關節炎治療，服用大量的中西藥物，3天前雙側踝關節紅腫熱痛併發，活動受限，呻吟不止。實驗室檢查顯示血、尿酸大幅升高。西醫診斷為痛風。症見：雙踝關節紅而腫脹，患處拒按。舌紫暗，苔黃膩，脈弦數。中醫診斷為痹症。辨證為濕熱下注、瘀血阻絡。治以清熱利濕、活血通絡。方用血府逐瘀湯加減。

處方：桃仁10g，紅花8g，黃柏12g，製大黃10g，赤芍15g，威靈仙15g，牛膝15g，土茯苓15g，忍冬藤12g，甘草5g。3劑，每日1劑，水煎服。

二診：上方服用3劑後，痛處紅腫減退，疼痛減輕，原方黃柏減為10g，加蒼朮12g。再服5劑，諸症皆消。

按痛風屬中醫學「痹症」範疇，多屬濕熱內生所致，故投以黃柏、土茯苓清熱利濕；桃仁、紅花活血通絡。本病雖症不同，但其病因不變，故服本方後藥到病除。

◎案

劉某，男，52歲，公務員。1996年9月20日初診。患者半年前出現右踝關節紅腫疼痛，在當地醫院診斷為痛風，予Allopurinol 300mg／天，消炎止痛藥150mg／天治療，療效不佳，腫痛反覆發作。3天前朋友聚會，進食大量高蛋白飲食，疼痛加重，右踝關節紅、腫、熱、痛，不能著地，夜不能寐，抱足而泣，前來就診。察舌尖紅，苔黃厚膩，脈弦澀。實驗室檢查，血尿酸780μmol/L。中醫診斷為痹症。辨證為飲食不節、溼熱內生、溼熱下注、脈絡瘀滯。治以活血通絡、清熱利溼。方用血府逐瘀湯加味。

處方：當歸20g，桃仁12g，紅花10g，川牛膝30g，生地黃15g，枳殼15g，赤芍10g，川芎10g，柴胡6g，桔梗5g，生甘草12g，土茯苓20g，川萆薢15g，車前子30g。7劑，每日1劑，水煎分服。

二診：服上藥7劑後，紅腫消退，疼痛大減，舌淡紅，苔白，脈滑。守方繼服14劑，病症消失，複查尿酸360μmol/L。繼服藥10劑，鞏固治療，隨訪1年未復發。

按痛風病多歸屬中醫「痹症」範疇，分為風溼熱痹和寒痹，治則多以清熱除溼，祛風散寒，方選白虎桂枝湯、薏仁湯。痛風一病，病程纏綿，病久入絡，治當活血化瘀為主，配以清熱除溼，或祛風散寒，療效更為滿意。現代藥理研究，血府逐瘀湯活血化瘀，推陳出新，能有效降低血尿酸值，配以土茯苓、車前子、川萆薢解利水溼，泄濁毒，加速尿酸排泄，以取事半功倍之效。

第五節　男科

1. 睪丸炎

睪丸炎通常由細菌和病毒引起。睪丸本身很少發生細菌性感染，由於睪丸有豐富的血液和淋巴液供應，對細菌感染的抵抗力較強。細菌性睪丸炎大多數是由於鄰近的副睪發炎引起，所以又稱為副睪－睪丸炎。常見的致病菌是葡萄球菌、鏈球菌、大腸桿菌等。病毒可以直接侵犯睪丸，最多見的是流行性腮腺炎病毒，這種病原體主要侵犯兒童的腮腺。但是，這種病毒也好侵犯睪丸，所以往往在流行性腮腺炎發病後不久，出現病毒性睪丸炎。

睪丸炎屬中醫「子癰」範疇，該病的發生，主要是「濕熱毒邪下注厥陰之絡，以致氣血凝滯」而成，故其治應清熱解毒、涼血散瘀、理氣行滯。

醫案精選

◎案

任某，26歲，工人。1995年6月24日初診。左側陰囊腫痛、墜脹4個月，經某醫學大學附屬醫院檢查，診斷為慢性睪丸炎。曾服龍膽瀉肝湯數十劑，以及增效聯磺片、喹諾酮類、青黴素類藥物等抗感染治療，效果不佳。症見：左側陰囊腫脹，局部皮膚微紅，左側睪丸腫大約7cm×3cm，副睪腫大，有結節、壓痛。兼見左側陰囊重墜脹痛，口乾，舌質紅，舌苔黃膩，脈緩。中醫診斷為子癰。辨證為濕熱挾瘀。方用血府逐瘀湯加減。

處方：柴胡、赤芍、牡丹皮、當歸、生地黃、川芎、牛膝、枳殼各15g，桃仁、紅花各12g，蒲公英、青黛（包煎）各30g，甘草10g、蒼朮30g，黃柏15g。5劑，每日1劑，水煎服。

二診：左側睪丸腫脹疼痛明顯減輕，效不更方，上方繼服 5 劑。

三診：服上方 5 劑後，症狀基本消失，左側睪丸腫脹明顯縮小。上方去黃柏、蒼朮，加黃耆、神曲各 30g，續服 4 劑而癒。

按方用蒲公英、青黛、黃柏清熱解毒；牡丹皮、桃仁、紅花、當歸、赤芍、生地黃、川芎涼血活血散瘀；柴胡、枳殼理氣行滯；牛膝引藥下行。諸藥合用，共奏清熱解毒、涼血散瘀、理氣行滯之效，使熱毒清、瘀血散，腫脹疼痛自消。

2. 精索靜脈曲張

精索靜脈曲張是指精索內靜脈走行迂曲擴張而在陰囊內形成蔓狀靜脈叢。精索靜脈曲張真正有症狀的病例不到 35%，不少人存在此病但無症狀，常因體檢或不育就診檢查時才發現，因此對不育患者，必須重視體格檢查。由於血液障礙造成睪丸缺氧，陰囊局部溫度增高，常引起男性不育，故稱精索靜脈曲張性不育。

中醫學認為本病總以瘀血為患，或因肝腎不足，氣滯血瘀，筋脈失濡；氣血運行不暢、瘀血阻滯脈絡是病機的關鍵。

醫案精選

◎案

某，男，32 歲，已婚已育。2014 年 4 月 24 日初診。主訴：年前因過度負重後，感覺左側陰囊墜脹疼痛，勞累後疼痛加劇，某醫院泌尿外科確診為「精索靜脈曲張」，建議手術治療，患者為尋求保守治療來診。查體：雙側睪丸大小、形態、質地正常，站立時左側睪丸可觸及曲張的靜脈如蚯蚓狀，舌質暗紅有瘀點，脈弦微澀。中醫診斷為筋瘤。辨證為氣滯血瘀、筋脈受阻。治以理氣散結、通絡活血。方用血府逐瘀湯加減。

處方：川牛膝、桃仁、當歸、赤芍、橘絡、三稜、莪朮各10g，川芎、枳殼、川楝子、紅花各6g，蒲黃、五靈脂各12g。每日1劑，水煎分3次服。

患者共服藥16劑後，勞累負重無陰囊墜脹痠疼痛感，繼續服藥劑後症狀完全消失。隨訪年未見復發。

按精索靜脈曲張會引起睪丸功能衰退，對患者的性生活及生殖功能具有不利影響。西醫對於精索靜脈曲張伴有不育或精液品質異常的患者常主張手術治療，然而手術對精液品質的改善或靜脈精索曲張與不育症的關係尚不明確。所以，對於此類患者，中醫辨證治療仍為保守治療。方中桃仁、紅花、當歸、赤芍、川芎具有良好的通絡活血的作用；橘絡、枳殼可理氣散結三稜、莪朮、蒲黃、五靈脂具有良好的止痛化瘀之效；川牛膝可生新血，兼具補腎之功；川楝子具有良好的清肝之效。全方以血、氣為主，而精索靜脈曲張的病位在肝經，所以加川楝子以清肝。

◎案

蔡某，28歲，已育。患者5年前因過度負重物後，發覺左側陰囊部腫脹微痛，有墜脹感，捏之疼痛，此後勞動後疼痛加劇，休息則輕，曾多次治療未效而轉本科治療。體格檢查：雙側睪丸正常大小，質地正常，左側精索腫脹，站立時可觸及曲張靜脈如一團蚯蚓，皮色不變。舌質暗紅，邊有暗瘀點，脈弦微澀。中醫診斷為筋瘤。辨證為舊血瘀留、阻滯筋脈。治以理氣散結、活血通絡。方用血府逐瘀湯和失笑散加減。

處方：桃仁10g，紅花5g，川芎6g，赤芍10g，當歸10g，川牛膝10g，枳殼6g，枳實6g，橘核10g，橘絡10g，川楝子10g，三稜10g，莪朮10g，失笑散15g（包煎）。每日1劑，水煎服。

服藥 14 劑後，陰囊腫脹消失其半，勞累亦不覺脹痛。再服 10 劑後症狀完全消失。

按精索內睪丸靜脈形成的蔓狀叢發生擴張增粗或迂迴彎曲，稱為精索靜脈曲張。精索靜脈曲張是青壯年男性常見疾病，發病率 10%～15%。動物實驗和臨床研究顯示精索靜脈曲張會引起進行性的睪丸功能衰退。精索靜脈曲張伴有不育或精液異常者不論症狀輕重均主張手術治療，但是精索靜脈曲張手術對於精液品質的改善抑或精索靜脈曲張與不育症的關係目前學術界存在很大的分歧。因此，中醫的辨證論治在該病的治療中仍為重要的選擇。方中桃仁、紅花、川芎、赤芍活血通絡，當歸養血活血乃血中聖藥，枳殼、枳實、橘核絡理氣散結，川楝子清肝，三棱、莪朮、失笑散化瘀止痛，川牛膝引舊血下行，以生新血，兼則補腎。全方暗含氣為血帥，血為氣母之意。另外此病臨證勿忘本病的病位在肝經，據臨床所見，必須輔以或清肝，或疏肝，或柔肝，或養肝，不一而足。

3. 慢性前列腺炎

慢性前列腺炎是指前列腺在病原體或（和）某些非感染因素作用下，患者出現以排尿異常為主，如尿路刺激症狀或（和）尿路梗阻症狀，伴或不伴骨盆區域疼痛或不適等症狀為特徵的一組疾病。

該病屬中醫學「精濁」的範疇，其病機特點是腎虛為本、濕熱為標、瘀血為變，臨證分為濕熱蘊結證、氣滯血瘀證、陰虛火旺證和腎陽虛證。

醫案精選

◎案

陳某，男，38 歲。2008 年 6 月 20 日初診。患者年少時有手淫積習，常懷內疚。婚後常感會陰部不適，尿頻尿急，小便不適。臨廁時，前陰有

白色物流出，腰部痠軟，房事漸淡。常用抗生素治療，療效甚微。症見：會陰部作脹不適，尿頻尿急，夜間眠差，大便時有乾結。舌質暗紅、苔薄黃略膩，脈弦細。前列腺液常規：卵磷脂小體減少，WBC 6×10^9/L，膿細胞（＋）。四診合參，中醫診斷為精濁。辨證為肝鬱不疏，日久生熱致瘀。治以疏肝活血、益腎通淋。方用血府逐瘀湯加減。

處方：柴胡、枳殼、桃仁、紅花、川楝子各10g，當歸、生地黃、川芎、赤芍、白芍、川牛膝、萹蓄、瞿麥、薏仁各15g，甘草6g。7劑，每日1劑，水煎服。

二診：服上藥7劑後，上述症狀明顯緩解，後加菟絲子、枸杞子、沙苑子各15g，益腎養精，調治近2個月，諸症消失，查前列腺液無異常。

按慢性前列腺炎為成年男性常見疾病，因其常用抗生素等治療，易致脾腎受損，日久難癒。本例患者長期手淫，腺體長期充血，以致瘀血內結。加之情志不暢，肝氣鬱結，與瘀血相互交結，纏綿難癒。慢性前列腺炎病程長，反覆發作，加之對性功能的影響，引起部分患者悲觀、沮喪、憂鬱等症狀，目前將這種狀態稱為壓力性前列腺炎。前列腺是足厥陰肝經所過之處；再者，肝調氣機，腎主二陰、司開合，調精溺之功能皆需肝之疏泄，方能發揮正常作用。本方從肝、腎入手，四逆散疏肝理氣，桃紅四物湯、牛膝祛瘀活血，川楝子疏肝理氣、活血止痛，加之利水之萹蓄、瞿麥、薏仁對症處理。待溼熱盡除，加用菟絲子、枸杞子、沙苑子補益肝腎，以期鞏固。

◎案

余某，25歲，未婚。有慢性前列腺炎病史3年餘，最初起因為醉酒後同房，而出現雙側睪丸疼痛，兩腹股溝部脹痛，面色黧黑，患者訴小便排

尿不暢，尿末滴白。大便調，納可寐安，脈澀不利，舌質紫。中醫診斷為精濁。辨證為氣滯血瘀。治以活血化瘀。方用血府逐瘀湯加減。

處方：桃仁 10g，紅花 10g，川芎 6g，赤芍 10g，川牛膝 10g，當歸 10g，枳殼 6g，枳實 6g，柴胡 6g，王不留行 15g，牡丹皮 10g，丹參 10g，延胡索 10g，皂角刺 10g，三稜 10g，莪朮 10g。15 劑，每日 1 劑，水煎服。

二診：服上藥 15 劑後，排尿漸暢，再服 30 劑，尿末滴白基本消失，睪丸及腹股溝部脹痛大有改善。再以原法治療 2 月餘，臨床基本痊癒，舌質正常，脈亦流暢。隨訪 1 年，未見復發。

按中醫的辨證論治在慢性前列腺炎的治療中為重要的選擇。方中桃仁、紅花、赤芍、川芎、丹參行氣活血，當歸養血活血，王不留行利尿又能活血，皂角刺活血消癥以排膿，柴胡、枳殼、枳實行肝之逆鬱之氣，另入延胡索以行氣止痛，川牛膝引血下行，兼以補腎，三稜、莪朮消除會陰部脹痛最為效佳。全方補瀉共用，終獲良效。患者眼眶或面色黧黑，屬瘀血凝滯抑或腎虛其色外露，有時很難鑑別。腎虛者，兼有陰虛火旺之徵；瘀血者，舌有瘀斑，或有會陰外傷史，是分辨的要點。但有時單作瘀血或腎虛治，收效甚微。在此虛實疑似之際，可以活血與補腎同用，消補兼施，多能奏效。

4. 前列腺增生症

良性前列腺增生症主要表現為尿頻，尿急，排尿困難呈進行性加重，排尿無力，尿程縮短，尿不盡或淋漓。

該病屬於中醫學「癃閉」、「淋證」範疇。本病是由多種因素導致膀胱氣化功能失常，水溼瘀結，日久化熱，與血相搏，蘊結下焦而成瘀。其病機關鍵是血瘀成積，阻塞尿竅，故治以活血化瘀。

第三章　臨床應用探討

醫案精選

◎案

黃某，男，60歲。2006年7月10日初診。患者3天前突覺少腹脹痛、小便艱澀難下、伴尿痛、尿血、繼而點滴不通，需藉助導尿管排尿，在當地抗炎、支持等治療，尿血停止，但仍不能自主排尿，當地醫生建議其手術治療，因不願手術求助中醫治療。症見：痛苦面容，訴口乾、口苦、納差、小腹脹痛、導尿管匯出黃色清亮尿液、舌紫暗、脈細澀。超音波示：前列腺增生肥大。中醫診斷為癃閉。辨證為肝鬱血瘀、尿道不通。治以行瘀散結、清利水道。方用血府逐瘀湯加減。

處方：桃仁15g，紅花15g，當歸15g，生地黃15g，川芎15g，赤芍10g，牛膝9g，柴胡9g，甘草6g，生牡蠣30g（先煎），玄參10g，海藻15g，昆布15g，夏枯草15g。5劑，每日1劑，水煎服。

二診：諸症減輕，於第二天即拔出導尿管自行排尿，方藥對症，上方繼服5劑，隨訪2個月未見復發。

按《景岳全書·癃閉》曰：「或以敗精，或以槁血，阻塞水道而不通也。」前列腺為肝經所過之地，本例患者肝鬱血瘀而前列腺增生肥大，壓迫尿道致小便癃閉不通，以血府逐瘀湯活血化瘀兼理氣，配以牡蠣、夏枯草、海藻、昆布等軟堅散結，以消腫塊，尿路通暢而小便自利。

◎案

孫某，男，52歲。2004年5月13日初診。小便頻數且滴瀝不暢2年，睪丸墜痛不適，伴腰痠、腰痛、失眠。症見：腰痠、腰痛，失眠多夢，心情不暢，煩躁，小便頻數滴瀝，時有刺痛，睪丸墜痛不適，小腹隱隱刺痛，大便乾燥。舌質暗紅、苔薄黃、脈弦細。化驗前列腺特異性抗原：

211

33.29mmol/L。超音波示：前列腺 2.9cm×4.9cm×3.6cm，回聲不均。西醫診斷為前列腺增生伴癌前病變。脈症合參，中醫診斷為癃閉。辨證為瘀熱互結、瘀阻經脈。治以活血化瘀、清熱通淋。方用血府逐瘀湯加減。

處方：生地黃、丹參、酸棗仁各 30g，川芎、桃仁、紅花、柴胡各 6g，枳殼、夏枯草各 10g，赤芍 12g，川牛膝 15g。7 劑，每日 1 劑，水煎分 2 次溫服。

二診：服上藥 7 劑後，患者感覺排尿通暢，諸症減輕。遂以此方加減服用 2 個月，檢查前列腺特異性抗原數值逐漸降低至正常，患者無明顯不適症狀，病獲顯效，鞏固治療善後。

按本例患者用丹參、桃仁、川芎、紅花、赤芍活血化瘀散結；生地黃涼血清熱，配當歸養血潤燥，使瘀去而不傷陰血；枳殼、柴胡行氣解鬱；夏枯草、王不留行清熱通淋，軟堅散結；酸棗仁養血安神。諸藥合用，共奏活血化瘀、清熱通淋、軟堅散結、養血安神之功。使患者鬱去神安，氣血運行通暢，促使增生的前列腺組織軟化吸收而獲療效。

5. 陽痿

陽痿是男性生殖器痿軟不用，不能勃起，或勃而不堅，不能完成正常房事的一種病症。陽痿的患病率隨年齡的增長而增高。

中醫學認為，陽痿的發生多因恣情縱慾，或少年誤犯手淫，陰精損耗，陰衰則陽無以附，致命門火衰，或思慮憂鬱，損傷心脾，或恐懼不釋因而傷腎，亦有濕熱下注，致宗筋弛緩而痿的。

醫案精選

◎案

某，男，39 歲。2010 年 3 月 14 日初診。主訴：早洩 3 年，勃起功能

障礙1個月。現病史：3年前因患前列腺炎後出現早洩，近1個月發展為勃起硬度欠佳，不能進行正常性生活。症見：晨勃正常，誘發勃起（−），失眠，入睡困難，焦慮，大便不成形，每天1～2次，小便黃，舌質暗，苔薄白，脈沉細澀。中醫診斷為陽痿。辨證為肝氣鬱結、血脈瘀滯。治以疏肝解鬱、活血化瘀。方用血府逐瘀湯加減。

處方：柴胡12g，枳殼10g，桔梗10g，川牛膝10g，桃仁10g，紅花10g，當歸15g，川芎20g，赤芍、白芍各15g，熟地黃10g，紫石英30g，珍珠母30g，炙甘草6g。21劑，每日1劑，水煎服。另外配合疏肝益陽膠囊（組成：柴胡、蜂房、蜈蚣、地龍、水蛭、九香蟲、紫梢花、蒺藜、蛇床子、遠志、肉蓯蓉、菟絲子、五味子、巴戟天、石菖蒲等）口服，每次1g，每日3次。

二診：2010年4月6日，服上方10劑後，陰莖勃起功能改善，晨勃正常，睡眠由原本的2～3小時增加為5～6小時。

處方：上方加仙鶴草30g、刺蝟皮10g、雞內金10g，繼服21劑。

三診：2010年4月28日，睡眠明顯改善，性慾低下。

處方：上方減紅花至6g，當歸至10g，川芎至15g，去珍珠母、炙甘草、仙鶴草、刺蝟皮、雞內金，加白芷15g、淫羊藿10g、仙茅10g、鎖陽20g、肉蓯蓉20g，21劑。

其後患者因患他病復來求診，告以陽痿已癒。

按肝主疏泄，司藏血，若肝氣鬱結，血脈瘀滯，宗筋失充故可致痿。清代韓善徵《陽痿論》曰：「蓋跌仆則血妄行，每有瘀滯精竅，真陽之氣難達陰莖，勢遂不舉。」陰莖以經脈為體，以氣血為充，若宗筋氣血通暢，陰陽調和，則陰莖欲舉而能勃起。若血瘀體質氣血失和，血滯不通，絡脈

痹阻，宗筋失養，則陰莖痿弱。故而治以血府逐瘀湯，活血祛瘀，疏肝理氣，以復宗筋之充養，再隨證加減而獲效。

◎案

某，男，38歲。2009年2月10日初診。患者訴半年前做輸精管結紮術後精神緊張，初則不敢同房，繼則陰莖痿軟，或舉而不堅不能房事，伴陰部脹痛，胸悶，煩躁易怒，納食不香，舌紅，苔薄黃，脈弦數。中醫診斷為陽痿。辨證為氣滯血瘀、阻滯宗筋而致陽痿不用。治以理氣活血、化瘀通絡、佐以清熱。方用血府逐瘀湯化裁。

處方：桃仁、紅花、枳殼各10g，赤芍、柴胡各12g、當歸、川牛膝、生地黃、梔子各15g，川芎、炙甘草各6g。5劑，每日1劑，水煎分2次溫服。

二診：服上藥5劑後，陰莖勃起較前堅硬，諸症減輕，上藥加減繼服15劑，患者陽事正常，諸症悉除，隨訪至今無復發。

按該患者初因精神緊張，致肝氣鬱滯，使術後瘀血停著，阻滯宗筋而發陽痿。經用血府逐瘀湯化裁治療，鬱氣解，瘀血行，宗筋通而陽痿除。

第六節　皮膚科

1. 痤瘡

痤瘡，又稱粉刺、暗瘡。好發於顏面部及胸背部，皮疹為暗紅丘疹，脂溢，毛囊口護大，重者有黑粉刺、膿瘡、結節、色素沉著和瘡痕。

痤瘡在中醫稱為「肺風粉刺」。主要發生於臉部、上胸，亦可累及背

部。好發於青少年發育期，也可發生於青中年。臨床表現：初起多為細小的皮色或紅色丘疹，白頭或黑頭粉刺，繼之可出現膿皰；嚴重者伴有結節、囊腫、疼痛，反覆發作留下凹凸不平的瘢痕和色素沉著；除痤瘡外常伴隨其他併發症，如胃部不適、月經不調、乳腺增生等，尤其是女性患者，月經前後痤瘡明顯增多。

醫案精選

◎案

李某，女，23歲，未婚。1994年5月20日初診。患者1年前顏面部漸生油脂樣丘疹，間有膿頭，散在十幾處，每於月經來潮前1週加劇，伴月經週期延後，經前乳房脹痛不適，經色暗紅有瘀塊，因痤瘡反覆發作，顏面部滿見色素沉著及暗色瘡痕，經多種方法治療效果不著。症見：舌暗紅、舌邊有瘀斑、苔薄黃，脈弦細澀。中醫診斷為痤瘡。辨證為瘀熱阻滯。治以活血化瘀、清熱解毒。方用血府逐瘀湯加減。

處方：當歸、赤芍、柴胡、桔梗各10g，川芎6g，桃仁、紅花各9g，生地黃、牛膝、蒲公英、紫花地丁各15g，白花蛇舌草30g。7劑，每日1劑，水煎服。

二診：服上藥7劑後，面部痤瘡漸退，顏面色素沉著及瘡痕顏色變淺，大便稍溏。

處方：上方當歸、桃仁、紅花改為各6g，加丹參15g。繼服7劑。

三診：面部痤瘡基本消除，瘡痕明顯轉淡。守上法，調理1個月，面部痤瘡及色素沉著全部消退，月經週期轉正常，月經來潮時伴隨諸症亦消失，經隨訪3個月未見復發。

按本例證為瘀熱阻滯，以血府逐瘀湯配伍清熱解毒之蒲公英、紫花地丁、白花蛇舌草，化瘀解毒並舉，藥證合拍，遂獲良效。

◎案

劉某，女，24歲。1999年6月24日初診。顏面起丘疹3年餘，此起彼愈。求診多家醫院，均以痤瘡論治，或用涼血清熱法，或用清熱化溼通腑之劑，或用健脾化痰清熱之品，收效甚微而來診。症見：顏面丘疹，以前額為多，大如綠豆，小如粟米，色暗褐，經前增多，經後漸減少，月經延後，色黑帶血塊，舌暗邊有瘀斑、苔白，脈沉細澀。中醫診斷為痤瘡。辨證為氣滯血瘀。方用血府逐瘀湯加減。

處方：桃仁、益母草、紅花、牡丹皮、當歸各15g，川牛膝、川芎各9g，生地黃、柴胡、枳殼、白芍各12g，白花蛇舌草40g，甘草6g。7劑，每日1劑，水煎服。

二診：服上藥7劑後，無新皮疹出現，月經按時來潮。囑經期不必停藥，續服7劑。

三診：皮疹明顯減少。效不更方，繼服15劑。

四診：皮疹完全消退，僅留色素沉著。上方改桃仁、紅花各9g，繼服15劑，遂告痊癒，隨訪1年無復發。

按痤瘡多由素體陽氣偏盛，或過食辛辣厚味，肺胃積熱，血隨熱行，上鬱肌膚而發。然青春期月經不能按時而下，血行不暢，血滯而成該病。本例皮疹色暗，且伴月經延後，色黑帶血塊，舌暗脈澀，皆瘀血阻絡之徵。先用他法，收效甚微，改用血府逐瘀湯加減，瘀血去則皮疹消。

2. 帶狀皰疹

帶狀皰疹是由水痘－帶狀皰疹病毒引起的急性炎症性皮膚病。

中醫稱為「纏腰火龍」、「纏腰火丹」。中醫學認為，帶狀皰疹是由於情志內傷、肝失條達、損傷脾氣、脾失健運、飲食失調，導致肝脾不和、氣滯溼鬱、化熱化火經外發、溼熱毒火外傷於肌膚所致。

醫案精選

◎案

某，女，52 歲。2009 年 9 月 12 日初診。1 個月前左胸背部出水皰，疼痛難忍。曾在某醫院治療，現皰疹已基本乾癟，但仍疼痛不止，坐臥不安，夜不能寐。檢查：左胸背部有暗紅色斑片，表面仍有部分暗紅色血痂，局部觸痛明顯。舌質暗紅，苔薄白，脈緩澀。西醫診斷為帶狀皰疹。中醫診斷為纏腰火丹。辨證為氣滯血瘀、餘毒未盡。方用血府逐瘀湯加減。

處方：桃仁 12g，紅花 9g，生地黃 12g，當歸 12g，赤芍 6g，丹參 12g，牛膝 12g，柴胡 6g，枳殼 6g，板藍根 15g，延胡索 12g，甘草 6g。7 劑，每日 1 劑，水煎服。

二診：服上方 7 劑後，疼痛明顯減輕，晚上可睡 5～6 小時，痂皮基本脫落，局部皮膚微癢。再服 7 劑，疼痛基本消失。繼服 5 劑，症狀全部消失。

按帶狀皰疹病程較長，中醫有「久病入絡為瘀」之說，或伴有胸悶煩熱，急躁易怒，舌質暗，或邊有瘀點，脈澀之症，血府逐瘀湯為活血化瘀、行氣止痛之劑，故用血府逐瘀湯加減，皆能收到良好效果。

3. 過敏性紫癜

過敏性紫癜是一種常見的血管變應性出血性皮膚病，多見於兒童及青少年。臨床表現以皮膚紫癜最為多見，可伴有腹痛、便血、關節腫痛、腎

中篇　臨床新見解

臟病變以及中樞神經系統症狀。

根據過敏性紫癜的臨床表現和發病特點，多屬於中醫學「血證」、「紫斑」、「肌衄」和「葡萄疫」範疇。多因先天稟賦不足，復感外邪而發病。如上呼吸道感染，食物、藥物過敏，蚊蟲叮咬和花粉過敏等。其先天陰虛質燥，營血之中已有伏火，復受風熱、濕熱或藥毒之邪，從而兩熱相搏，血熱熾燔，灼傷膚絡，血溢肌表則發為紫癜；熱毒內擾胃腸，阻遏氣機，損傷腸絡，則腹痛便血；熱毒深入下焦，灼傷腎絡，血滲尿中而出現尿血；熱擾腎關，腎失封藏則發生蛋白尿；阻於關節，則關節腫痛。或因素體虛弱，正氣不足，脾氣虛而不攝血，血失所附，溢於脈中或留於肌膚，集於皮下，而見皮膚紫癜。

醫案精選

◎案

李某，男，27歲，教師。2006年9月12日初診。主訴：皮膚反覆瘀點、瘀斑3年餘，時有腹痛、關節痛，曾用西藥治療效果不顯。症見：皮膚紫癜，呈斑丘疹樣，大小不等，色紫黑，分布對稱，壓之不退，以四肢居多，伴有雙膝關節腫痛，精神倦怠，四肢乏力，小便肉眼可見血尿，舌質紫暗，舌尖可見瘀點，脈弦澀。實驗室檢查示：血小板計數、出血時間和凝血時間均在正常範圍之內。西醫診斷為過敏性紫癜、紫癜性腎炎。中醫診斷為紫斑。辨證為瘀積肌膚、脈絡不通。治以活血化瘀、宣痹止痛。方用血府逐瘀湯加減。

處方：當歸、牛膝、地龍、小薊、仙鶴草、生地黃各15g，川芎、桃仁、赤芍、沒藥、五靈脂、枳殼、秦艽、木瓜、延胡索、甘草各10g，黨參20g，紅花5g。6劑，每日1劑，水煎溫服。

二診：服上藥 6 劑後，四肢皮膚紫癜消失，腹痛、關節腫痛顯著緩解。再繼服上藥 12 劑。

三診：全身紫癜及伴有症狀全部消失，尿液常規均陰性。再以歸脾湯加味調理，隨訪 1 年，未見復發。

按過敏性紫癜為變態反應性疾病，屬於中醫學「肌衄」、「發斑」等範疇。本病是由於感受疫癘之氣，鬱於皮膚，凝結而成，大小青紫斑點，色狀如葡萄，發於遍身，唯腿脛居多；或脾不統血，致血不歸經，離經之血溢於脈絡，瘀積肌膚所致。治療當以活血化瘀之法為主。血府逐瘀湯為中醫治療血瘀證的代表方劑，方中當歸、生地黃、赤芍、桃仁、紅花活血化瘀，加五靈脂、沒藥逐瘀止痛，川芎、柴胡、枳殼、桔梗理氣活血，秦艽、牛膝、羌活舒經活絡、宣痹止痛，甘草解毒和中。諸藥合用，共奏活血行氣、祛瘀通絡、宣痹止痛之功效。

◎案

徐某，女，23 歲，工人。1998 年 3 月 2 日初診。腹痛，尿血，雙下肢青紫 1 週。症見：胸腹脹痛，煩躁易怒，雙下肢瘀點，四肢不溫，舌淡紅，脈弦緊。實驗室檢查：血小板計數（BPC）204×109/L；大便隱血陽性；小便常規：尿蛋白（＋＋），紅血球滿視野，顆粒管型（＋）。中醫診斷為紫斑。辨證為氣滯血瘀。治以疏肝理氣、活血化瘀。方用血府逐瘀湯加減。

處方：柴胡、枳殼、白芍、甘草、桃仁、紅花、當歸、生地黃、川芎、桔梗、防風各 10g，牛膝、烏梅各 20g。6 劑，每日 1 劑，水煎服。

二診：服上藥 6 劑後，腹痛減輕，無肉眼血尿，雙下肢瘀點減少，四肢轉暖；繼服 10 劑。

三診：服上藥 10 劑後，複查小便常規，大便隱血全部轉陰，瘀點消失，腹痛消除。

按本案以肝鬱氣滯血瘀為病機，方中四逆散疏肝理氣，透陽外達四末，則四肢溫暖，桃紅四物湯活血化瘀，配桔梗、牛膝一升一降，氣行血行，重用牛膝引藥下行，引血下行，有利於消除下焦瘀血，加用防風、烏梅脫敏消瘀。全方雖不止血，但肌衄、尿血自止。現代研究認為，活血化瘀藥物不僅具有抑制血小板聚集作用，還有解聚作用，有利於消除紫癜；有擴張周圍血管及腎小球動脈，降低血液黏稠度，增加腎小球血流量並提高其濾過率的作用，對紫癜性腎炎有很好的療效。

4. 黃褐斑

黃褐斑是一種獲得性面部色素沉著性皮膚病，多見於中青年女性。其幾乎是所有種族的共患疾病，但以有色人種居多。

該病屬於中醫學「肝斑」、「黧黑斑」、「面塵」等範疇。其病機一般認為與肝、脾、腎三臟功能失常密切相關，且瘀血在黃褐斑的發生、發展中產生著極其重要的作用，故醫家內治多從疏肝、健脾、補腎及活血化瘀論治。

醫案精選

◎案

汪某，女，32 歲。1995 年 10 月 4 日初診。訴顏面部出現黃褐色色素斑半年餘。病起於去年 9 月，人工流產後，患急性盆腔炎，經治療好轉。但隨之月經不調，經期退後，每適經行之 1～3 天，腰及少腹墜脹痛，按之不減，經量較少，經行不暢，顏色暗紅，夾有血塊。半年前顏面部開始出現片狀黃褐色色素斑，面積逐步擴大，現脘腹脹滿，噯氣頻頻，飲食欠佳，月經 2 個月未至（妊娠試驗陰性），頗為焦慮，顏面兩顴骨周圍可見黃

褐色色素斑，苔薄白，脈細。中醫診斷為肝斑。辨證為血虛肝鬱、氣滯血瘀。治以養血疏肝、行滯化瘀。方用血府逐瘀湯加減。

處方：生地黃、熟地黃各20g，當歸10g，赤芍15g，柴胡、枳殼、桃仁、紅花、澤蘭10g，青皮、陳皮各6g，小茴香6g，牛膝12g，甘草6g。5劑，每日1劑，水煎服。

二診：10月9日，腹脹好轉，效不更方，上方加丹參15g、麥芽15g。續服5劑。

三診：10月14日，月經來潮，經量較前稍多，尚有少量血塊，腹痛減輕，顏面黃褐斑變淡，繼服上方5劑。

四診：10月19日，黃褐斑消失大半，舌質略紫，原方再服7劑。並囑繼續服用逍遙丸以資鞏固。1年後偶遇患者，得知月經基本正常，見其顏面較好，褐斑消失。

按黃褐斑是臨床常見色素沉著性皮膚病，多見於生育期婦女，與內分泌失調有一定關係，多因肝氣鬱結，氣血失調，血運不暢，致顏面肌膚失去潤澤，血滯於顏面則發為黃褐斑。本例患者係人工流產後，衝任損傷，血虛肝鬱，氣血失調，氣滯血瘀。用血府逐瘀湯、逍遙散等藥物治療。以養血疏肝，行氣活血調經，使氣機條達，血脈通暢，故收效甚捷。

◎案

張某，女，24歲，未婚。1996年9月18日初診。自訴兩頰部淡褐色斑塊3年，逐年增重，秋季變黑褐，無痛癢，近十餘天斑片增重，伴心煩，皮膚乾燥多屑，痛經，月經量少色暗。症見：雙頰黑褐色對稱性斑片，邊界不清，觸之不高出皮表，唇色暗紅，面無光澤，舌紅邊有瘀痕，苔薄白，脈沉細澀。中醫診斷為肝斑。辨證為氣滯血瘀。方用血府逐瘀湯加減。

處方：當歸15g，生地黃12g，紅花15g，川芎15g，枳殼12g，桃仁12g，赤芍15g，柴胡12g，桔梗9g，牛膝9g，益母草20g，香附15g，僵蠶15g，蟬蛻9g，升麻9g。

每日1劑，水煎2次，取藥液約250ml，分3次溫服；藥渣加水煎後，取上清液蒸洗患部，每日2次。服藥15劑後，斑片變淺淡，範圍縮小近3分之1，適逢月經來潮，痛經減輕，經量增多色變鮮紅。續用上方45劑，斑片全部消失，面色紅潤，痛經未再發作，月經恢復正常。

按黃褐斑多見於女性。現代醫學認為是內分泌功能失調而致。中醫學認為屬臟腑氣血失調，肝鬱血虛或氣滯血瘀。本例患者屬氣滯血瘀，血脈不和。以血府逐瘀湯理氣活血化瘀，輔以益母草、香附調和血脈，佐以僵蠶、蟬蛻、升麻使藥力直達病所。現代藥理研究證明活血化瘀藥可改善微循環，促進供血。藥渣液外洗局部，更有除斑消垢、滋養肌膚之功。此內外兼治，相得益彰。多年痼疾應藥而癒。

5. 慢性蕁麻疹

蕁麻疹是多種不同原因所致的一種皮膚、黏膜小血管擴張及滲透性增加的血管反應性疾病，表現為時隱時現的搔癢性風團。慢性蕁麻疹以病程超過6週，嚴重影響患者的生活品質、治療困難為特點。

該病在中醫學中稱為「癮疹」、「風丹」、「鬼風疙瘩」。本病病因諸多複雜，中醫認為，整體為先天稟賦不足，使人體對某些物質敏感所致。

醫案精選

◎案

某，女，65歲。2013年10月2日初診。周身風團、時隱時現，反覆發作2年，曾用各種抗過敏藥及激素治療，服藥期間，風團消退，但停藥

後即起。症見：患者全身起大小不等、形狀不一、蒼白色風團，有抓痕及血痂，伴面色無華，神疲，四肢不溫，皮膚劃痕症陽性，舌質紫暗、舌邊瘀點、苔薄白，脈細澀。中醫診斷為慢性蕁麻疹。辨證為血虛生風挾有血瘀。治以養血活血祛風。方用血府逐瘀湯加減。

處方：桃仁、紅花、川芎、赤芍各10g，當歸、生地黃各15g，防風、蟬蛻、甘草各8g，黃耆20g。5劑，每日1劑，水煎服。

二診：服上藥5劑後，搔癢減輕，僅見少數風團，原方繼服4劑而癒。為鞏固療效，原方去桃仁、紅花，加黨參、白朮、茯苓以增加益氣養血活血之功。經調治10餘天，後隨訪未見復發。

按患者年老病久，必虛必瘀，故治以養血活血祛風而奏效。

◎案

羅某，男，31歲。1993年11月10日初診。4年前因打球後汗出感受風寒，當晚即覺全身搔癢，繼而在腰背、臀部、大腿內側出現大小不等的白色風團，某診所給予Diphenhydramine、Prednisone等藥口服，風團消退。但以後，每因感受風寒則即起，搔癢難忍。4年來輾轉求醫，遍服中西藥風團仍時起時消，終不能徹底治癒。近日又因洗澡著涼，全身泛發風團而來就診。體格檢查：四肢、軀幹、頭皮均可見紅色水腫性風團、高出皮膚、搔抓後則風團連接成片，呈地圖狀，頸部可見紫紅色環形紅斑，舌質偏暗，舌邊尖有瘀斑，舌苔薄白，脈弦澀。中醫診斷為蕁麻疹。辨證為氣滯血瘀、復感風寒。治以活血化瘀、祛風散寒。取「治風先治血，血行風自滅」之意。方用血府逐瘀湯加減。

處方：血府逐瘀湯加荊芥12g、防風12g、桂枝15g。5劑，每日1劑，水煎服。

二診：服上藥 5 劑後，全身風團消退，但均留有紫紅色環形紅斑，再服 3 劑，紅斑全消而告癒。隨訪半年未復發。

按本例患者運動後出汗，正值腠理疏泄，汗孔大開之時，突感風寒，直入肌腠，風寒之邪與氣血相搏於此，正盛邪實，相持日久，留滯肌腠，形成宿疾，每遇風寒則風團復起。世人皆謂因風而起，故治以祛風散寒，此乃治標之法，故標去本存，若復感風寒則再發。血府逐瘀湯理氣活血，以治其本，加荊防桂枝等祛風散寒之品祛風散寒，以治其標。標本兼治，方藥對證，療效顯著。

6. 銀屑病

銀屑病又名「牛皮癬」，是一種常見並易復發的慢性炎症性皮膚病。以皮膚紅斑基礎上覆蓋銀白色的鱗屑，刮除鱗屑後可見薄膜現象和露珠現象，冬春季好發或復發，夏季緩解為臨床特點。其發病機制尚未完全明確，目前認為與遺傳、感染、代謝障礙、內分泌影響、神經精神因素及免疫紊亂等有關。

病因為素體血熱，外感風寒濕熱之邪，或飲食不節，或情志內傷等。風寒濕熱阻於肌膚，蘊結不散；病久耗傷營血，生風化燥，肌膚失養，或流竄關節，痹阻經絡，或熱毒熾盛，氣血兩燔而發。治以清熱解毒、活血潤燥、化瘀消斑、祛風止癢、養陰血以濡養肌膚，使皮膚柔潤而白屑消退。

醫案精選

◎案

崔某，男，36 歲。1992 年 7 月 16 日初診。起紫紅色斑丘疹伴搔癢，反覆發作 3 年餘。曾去多家醫院就診，診斷為銀屑病，予多種中西藥物治

療，效果不明顯。近 1 年來皮損增多，搔癢更甚，伴心煩納差。體格檢查：散在紫紅色斑丘疹，上有多層銀白色乾燥鱗屑，皮損呈對稱性分布，以頭皮、兩肘及兩足、脛部為多，形似銀幣狀、環狀，有的融合成片者呈地圖樣，刮去鱗屑，可見暗紅發亮的薄膜，擠壓薄膜可見針尖大小的出血點。舌質暗紅，苔薄黃，脈細澀。中醫診斷為白疕。辨證為血瘀所致。治以活血散瘀、祛風止癢。方用血府逐瘀湯加味。

處方：生地黃、當歸、赤芍、丹參各12g，川芎、桃仁、紅花、牛膝、三稜、莪朮、枳殼、蟬蛻、烏梢蛇、黃芩各9g，柴胡、桔梗、黃連、甘草、各6g。15 劑，每日 1 劑，水煎分 2 次服。

二診：服上藥 15 劑後，搔癢銳減，舌苔變為薄白。上方去黃芩、黃連，繼服 15 劑。

三診：服上藥後，全身症狀消失，部分皮疹消退。效不更方，上方再服 35 劑，皮疹全部消退，遺留有少許色素沉著。隨訪半年，未見復發。

按本病的發生多因營血不足，外感風邪，搏於肌膚，氣血運行受阻，以致血瘀阻滯肌膚所致。在辨證上，本病雖有血熱、濕熱、血燥、火毒、衝任不調之分，但臨床所見，凡病程較久者多為血瘀所致。王清任《醫林改錯》血府逐瘀湯係由桃紅四物加柴胡、桔梗、枳殼、牛膝、甘草組成。具有活血化瘀、消腫止痛之效。在治療銀屑病時，上加丹參、三稜、莪朮助其活血散瘀之力，加蟬蛻、烏梢蛇增其祛風通絡止癢之功。藥證合拍，故收效滿意。

中篇　臨床新見解

第七節　五官科

1. 玻璃體積血

玻璃體積血是眼外傷或視網膜血管性疾病造成視力危害的一種常見併發症。出血不僅使屈光介質混濁，而且能對眼部組織產生嚴重破壞作用；在不同的病例，玻璃體積血的後果有很大不同，應根據原發傷病、出血量的多少、出血吸收的情況及眼部反應的表現等，適時給予臨床處理。

玻璃體積血屬中醫眼科「暴盲」、「血灌瞳神」、「目衄」、「雲霧移睛」等病症之範疇。具體而言，輕中度玻璃體積血，中醫學稱之為「雲霧移睛」；重度玻璃體積血，患者視物盲而不見，屬中醫學「暴盲」範疇。若合併前房積血的玻璃體積血，又隸屬於中醫學「血灌瞳神」範疇。鈍挫傷所致之玻璃體積血，屬中醫學「撞擊傷目」範疇。本病多由外傷、糖尿病性視網膜病變、視網膜靜脈周圍炎、高血壓動脈硬化、視網膜靜脈阻塞等所致。玻璃體出血病機為脈絡瘀阻，血不循經而溢於外。

醫案精選

◎案

某，男，60歲。於1989年10月因和家人爭吵而突發右眼視物不見，既往有高血壓病史，眼前節正常，玻璃體內大量棕色漂浮物，眼底窺不及，血壓偏高。中醫診斷為暴盲。辨證為氣滯血瘀。治以活血化瘀。方用血府逐瘀湯加減。

處方：血府逐瘀湯加石決明30g，配服維生素C、維生素B1、蘆丁等，治療2個月後，右眼玻璃體積血基本吸收，眼底可窺及黃斑部少量出血。繼服上西藥治療，改服血府逐瘀丸，又治療2個月後，視力右眼0.8，眼

底出血已吸收。

按本案患者屬「血灌瞳神」範疇,是典型的氣滯血瘀證,患者又素有肝陽上亢,因情志憂鬱,氣機不利,血行受阻而致眼底出血,治以疏肝理氣、活血通絡,而收復明之功。

◎案

陳某,男,15歲。右眼被泥團擊傷致眼內出血,急送醫院給止血行前房穿刺等對症治療,疼痛消失,伴情志不暢,20天後視力僅有眼前手動。診斷為外傷性玻璃體積血,曾在多家醫院西藥治療無效,醫生建議6個月後行玻璃體切割手術,患者家屬不同意並出院。查右眼視力眼前手動,光定位好,眼底無紅光反射,不能窺見,眼壓正常,伴有舌色瘀暗,脈澀。初步診斷為外傷性玻璃體積血。中醫診斷為眼衄。辨證為氣滯血瘀。治以疏肝理氣、活血化瘀。方用血府逐瘀湯加減。

處方:桃仁12g,紅花9g,當歸9g,生地黃9g,川芎5g,赤芍15g,牛膝9g,桔梗5g,柴胡3g,枳殼6g,甘草3g,鬱金15g,三七粉6g(沖服)。每日1劑,水煎服。

二診:服上藥1個月後視力0.5,外眼端好,瞳孔圓直徑約3.5mm,玻璃體積血吸收明顯,隱約見眼底視盤色澤正常。黃斑中心反光正常。

處方:上方去生地黃、柴胡,加三稜10g、莪朮10g。繼服1個月。

三診:1個月後視力恢復至1.0,改服血府逐瘀湯膠囊鞏固治療,觀察2年未見復發,視力仍1.0。

按患者受傷後情志不舒,致肝鬱氣滯、脈絡瘀阻、血行不暢,瘀血積聚於玻璃體內則視力下降,故用血府逐瘀湯疏肝解鬱、活血化瘀,加鬱

金、三七粉助疏肝活血，加三稜、莪朮破瘀散結。諸藥合用，共奏疏肝解鬱、活血化瘀之功，故收到滿意效果。

2. 復發性口腔潰瘍

復發性口腔潰瘍是以週期性復發為特點的口腔黏膜局限性潰瘍性損害，其中輕型潰瘍約占80%。該病有自癒性，發作間期一般初發較長，此後逐漸縮短，因刺激影響語言、進食、心情，常對患者帶來各種痛苦和不便，尤其對頻繁發作者生活品質產生較大影響。免疫功能異常、微循環障礙營養因子缺乏、內分泌失調、精神心理因素等均有可能成為復發性口腔黏膜潰瘍的致病因素。

中醫學則將復發性口腔潰瘍稱為「口瘡」。《聖濟總錄》指出：「口舌生瘡者，心脾經蘊熱所致也。」《丹溪心法》說：「口舌生瘡，皆上焦熱壅所致。」《醫學入門》指出：「心熱口舌生瘡。」《壽世保元·口舌》云：「口瘡，連年不癒者，此虛火也」。《醫學摘粹》中曰：「脾胃溼寒，膽火上炎，而生口瘡。」由此可見，口瘡的發病與心脾經熱有密切連繫，其中又有虛、實、寒、熱之分。

醫案精選

◎案

袁某，男，55歲。2000年11月24日初診。患者舌及軟顎反覆潰瘍，疼痛劇烈，久治不癒2年餘，近2個月來潰瘍面加大。伴心煩易怒。兩脅脹痛，口乾不思飲。每遇情志不遂時加重。現大便祕結，雙側頰黏膜及牙齦有紫色斑塊，舌暗少苔，脈弦。體格檢查：舌中部有 0.9cm×1.2cm 潰瘍，軟顎上有 1.5cm×1.6cm 潰瘍各一個，潰瘍基底深大，上有壞死組織覆蓋物，邊緣充血。西醫診斷為壞死性黏膜腺周圍炎。中醫診斷為口瘡。辨證為氣滯血瘀、

肝鬱化火。治以疏肝理氣、活血化瘀、清瀉肝火。方用血府逐瘀湯加減。

處方：血府逐瘀湯原方重用桃仁、紅花去瘀生新，加龍膽草、黃芩、澤瀉各9g。7劑，每日1劑，水煎服。

二診：服上藥7劑，兩脅疼痛，心煩口渴，便祕全消，潰瘍面縮小。上方去龍膽草，繼服14劑，潰瘍癒合。隨訪2年未復發。

按口腔潰瘍性疾病──復發性口腔潰瘍、壞死性黏膜腺周圍炎、貝賽特氏症，屬於中醫學「口瘡」、「狐惑病」範疇。《靈樞·經脈》記載「肝足厥陰之脈……環陰器……連目系……其支者，從目系下頰裡，環唇內」。說明口腔疾病與肝臟關係密切，內傷七情，肝鬱失達，或脈絡病變導致氣機失調，血脈不充，血液凝滯，則出現氣滯血瘀，不通則痛，表現在口腔疾病中則出現口腔黏膜糜爛、增生、潰瘍等病理改變。所以治療上從肝經論治，以活血化瘀為主，兼行氣止痛；應用血府逐瘀湯治療口腔潰瘍性疾病，既符合中醫辨證又達到異病同治效果。現代醫學證實，口腔潰瘍性疾病與微循環痙攣，血流量減少有關，許多活血化瘀、行氣止痛的藥物能擴張周圍血管，減少血流阻力，增加血液流量，改善組織營養代謝，有止痛、解痙、抗炎、減少組織滲出並加速上皮修復、潰瘍癒合的作用。

3. 聲帶小結

聲帶小結是慢性喉炎的一種類型，典型者由炎性組織組成，為微小的纖維結節性病變，屬中醫學「慢喉瘖」範疇，是耳鼻咽喉科的常見病。主要症狀為聲音嘶啞。

醫案精選

◎案

余某，女，43歲。以「間斷聲嘶1年，加重1個月」為主訴，於1988

年9月2日初診。曾在某醫院診斷為聲帶小結，欲行聲帶小結摘除術，因懼怕手術，故來醫院就診，要求服中藥治療。自感喉內乾痛不適，喉科檢查見聲帶色暗，活動如常，兩側聲帶小結如小米粒大小，舌質暗滯，脈澀。中醫診斷為音啞。辨證為氣滯血瘀。治以行氣活血、開音散結。方用血府逐瘀湯加減。

處方：柴胡、紅花、牛膝各12g，枳殼、生地黃、赤芍、木蝴蝶、桃仁各15g，浙貝母、海浮石、南沙參各20g，桔梗10g，甘草6g。每日1劑，水煎服。

二診：連續服用20劑，喉內乾痛症狀消失，聲音嘶啞基本恢復如常，聲音稍低沉，查兩側聲帶小結消失，聲帶稍充血。

按中醫認為贅生物多由氣滯血瘀所致，聲嘶日久，氣血瘀滯，脈絡不利，故見聲帶色暗，有小結。每遇此類病症，則在血府逐瘀湯基礎上加味開音散結之藥物如海浮石、浙貝母、南沙參、木蝴蝶等，以達行氣活血、開音散結之功效，均獲佳效。治療此類疾病之關鍵在於早期發現，及早治療，可免受手術之苦。

4. 聲帶息肉

聲帶息肉是發生於聲帶固有層淺層的良性增生性病變，也是一種特殊類型的慢性喉炎。最主要的臨床症狀為聲嘶。透過喉鏡檢查可以做出臨床診斷。治療方式主要為手術切除治療。若經治療好轉後，患者仍暴露於用聲過度、用聲不當、吸菸等危險因素中，則聲帶息肉可再次出現。術後要繼續避免和治療可能的致病因素。

醫案精選

◎案

李某，男，36歲。1995年9月12日初診。主訴：聲音嘶啞反覆1年，加重7個月。因聲音嘶啞、講話吃力2個月，於1994年11月在某醫院檢查確診為「左側聲帶息肉」。經服藥物（不詳）無效，於12月8日行左聲帶息肉摘除術。術後曾予抗生素、激素口服及超音波霧化吸入等治療，聲嘶明顯好轉。術後2個月，復因家事情志不舒，加之工作講話較多，聲嘶復發，自服藥無效，近7個月來聲音嘶啞逐漸加重，甚則不能發音。到醫院複查，在左側聲帶前、中3分之1交界處又長1個息肉，建議再做手術摘除。患者不願再做手術，遂求診中醫。症見：聲音嘶啞、低沉，講話吃力，多言後加重，甚則發不出聲。咽喉乾痛，欲飲不多，喜清嗓，喉部如物梗塞，咳痰難咯，胸脅脹悶。檢查：咽部黏膜充血（＋＋），暗紅色，雙側扁桃體Ⅰ度腫大，無膿性分泌物。咽喉部及會厭、披裂黏膜暗紅，雙側聲帶充血，左側聲帶前、中3分之1交界處見一圓形息肉形成，約3mm，色暗紅，聲門閉合有縫。舌質紫暗，邊有瘀點，苔薄黃，脈澀。中醫診斷為慢喉瘖。辨證為氣滯血瘀。治以理氣活血、逐瘀開音。方用血府逐瘀湯加減。

處方：赤芍、桃仁各12g，紅花、枳殼、川牛膝、木蝴蝶、柴胡各6g，桔梗、當歸、川芎、生地黃、山楂、三稜、莪朮各10g，甘草3g。14劑，每日1劑，水煎服。

二診：服上藥14劑後，患者聲音嘶啞改善，喉部異物感消失，咽喉及聲帶充血減輕，聲帶息肉縮小。效不更方，繼用上方加減，共服20餘劑後發音如常，餘症盡除。檢查咽喉、聲帶正常，聲帶息肉消失。1年後

複查,未見復發。

　　按聲帶息肉屬中醫學「慢喉瘖」範疇。中醫認為氣為血帥,血為氣母,氣行則血行,氣滯則血瘀。肝主疏泄,為一身氣血調節之樞。若情志不遂,肝失疏泄,氣機失暢或用嗓過度,咽痛日久不癒,久病入絡,均可致氣血運行不暢,壅遏咽喉,瘀滯聲帶,變生息肉。方中桃仁、紅花、川芎、赤芍活血祛瘀,配生地黃、當歸活血養血,使瘀血去而不傷血;柴胡、枳殼疏肝理氣,使氣行則血行;川牛膝祛瘀而通血脈,引瘀血下行;桔梗入肺,開宣肺氣,載藥上行,與川牛膝配伍,一升一降,使氣血更易運行;甘草調和諸藥,與桔梗配伍而成桔梗湯,清利咽喉;加山楂活血祛瘀,消磨息肉;三稜、莪朮破血祛瘀行氣;木蝴蝶疏肝理氣,利咽開音。諸藥合用,使氣滯消,血瘀散,諸症可癒。

5. 視網膜靜脈阻塞

　　視網膜靜脈阻塞是最常見的視網膜血管病之一,是一種以視網膜靜脈迂曲擴張,沿受累靜脈有出血、水腫、滲出等為主要改變的常見致盲眼病。以發病急、病程長、視力損害為特徵。

　　中醫稱之為「暴盲」、「視瞻昏渺」。本病的病機在於血絡阻塞,血不循經,而溢於脈外,阻塞之證為瘀,離經之血也為瘀,關鍵病機為血瘀。

醫案精選

　　◎案

　　洪某,男,62歲。1990年1月初診。主訴:右眼失明2月餘。入院檢查視力:右眼見眼前手動,左眼0.1。雙眼前節正常,右眼擴瞳可見玻璃體內大量血細胞及絮狀混濁,眼底窺不進。醫院螢光造影顯示中央阻塞。患者喪偶獨居,心情憂鬱,伴頭暈,頭痛,舌質瘀暗,脈弦緩。西醫

診斷為右眼中央靜脈阻塞並玻璃體積血。中醫診斷為暴盲。辨證為氣滯血瘀。治以活血化瘀。方用血府逐瘀湯加減。

處方：血府逐瘀湯加丹蔘、鬱金、三稜、莪朮、夏枯草。30劑，每日1劑，水煎服。

二診：服上藥30劑後，右眼視力上升至0.12，玻璃體積血明顯吸收。上方去桃仁、紅花，加枸杞子、條蔘。

三診：15劑後視力上升至0.3。玻璃體積血基本吸收，右眼底可見靜脈稍迂曲、擴張。隨訪一年未復發。視力保持在0.3。

按本病的主要病機是瘀血阻絡，血溢脈外。用藥以活血化瘀、通栓復脈作為治療大法。但臨床上靜脈阻塞多為中老年患者，脈絡老化，氣滯血瘀常見，同時元氣虧虛，因虛致瘀及肝陽上亢、肝火升擾、血溢脈外同時存在。故主方用血府逐瘀湯，並根據氣滯、氣虛、肝陽上亢三型辨證加減，靈活運用。此法表現了中醫學注重局部和整體，辨病與辨證的靈活治療原則。

◎案

周某，男，62歲。因視力下降1個月於2000年4月15日初診。症見：右眼視物模糊不清，伴情志不舒，胸肋脹悶，檢查：右眼視力0.1，加片無進步，外眼陰性，玻璃片輕度混濁，眼底視盤上半部出血，顳上、鼻上動脈細狹，呈銅絲狀，該處靜脈怒張，迂曲蛇形，同時該處網膜呈放射狀出血，黃斑亦受累而見小血點與滲出，水腫、反光消失。舌質較紅而見瘀斑，脈弦，血壓、血脂皆正常。西醫診斷為右眼視網膜靜脈阻塞。中醫診斷為暴盲。辨證為氣滯血瘀、肝氣鬱結。治以疏肝解鬱、活血化瘀。方用血府逐瘀湯加減。

處方：生地黃 15g，赤芍 12g，當歸 12g，川芎 8g，紅花 6g，桃仁 10g，澤瀉 12g，茯苓 10g，鬱金 10g，柴胡 6g，三七粉 4g（沖服），枳殼 10g，陳皮 10g，丹參 10g，墨旱蓮 10g。7 劑，每日 1 劑，水煎服。

二診：服上方 7 劑後，情志不舒、胸肋脹悶等症狀好轉，繼服原方 14 劑。

三診：服上方 14 劑後，查右眼視力 0.2，眼底水腫消退，積血有所吸收，再予原方去墨旱蓮，繼服 14 劑。

四診：服上方 14 後，查右眼視力為 0.3，眼底積血又見吸收，再以該方去澤瀉、茯苓，繼服 1 個月，查眼底積血全退，黃斑光反射存在，右眼視力為 0.8，乃終止治療，隨訪至今未見復發。

按本症係屬血管性疾病，且是全身心血管疾病的一個組成部分。根據中醫「心主血脈」、「脈不通則血不流」的理論，可以體會其病在心，同時又鑒於「肝藏血」、「積瘀凝滯，不問何經，總屬於肝」。因之，本症又與肝經有關。本症主要由於心、肝二經功能異常，氣血失調，脈道瘀阻，致使血不循環流注，溢於絡外，形成廣泛性出血，並因「血不利則為水」，所以同時出現水腫瘀阻的徵象。活血化瘀法為本症主要治則，這是因為本症是由於眼底靜脈阻塞而形成的血瘀症狀，所以治療以活血化瘀藥為主，兼用理氣藥，「氣行則血行」。故以基本方加減用藥，理氣活血、化瘀通絡，最終可獲滿意療效。

下篇
現代研究

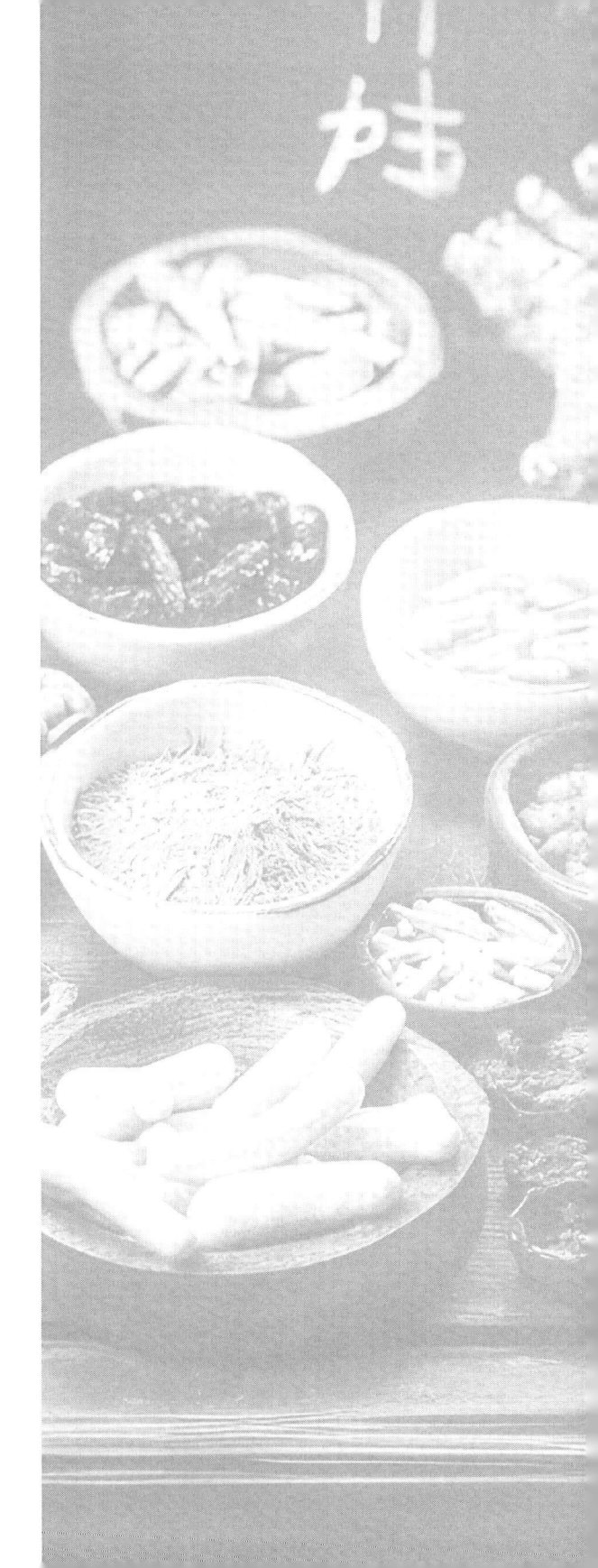

　　本篇從兩個部分對血府逐瘀湯的應用研究進行論述：第一章不僅從現代實驗室的角度對血府逐瘀湯全方的作用機制進行探索；還從組成血府逐瘀湯的主要藥物藥理作用進行研究分析，為讀者提供了充分的現代研究作用基礎。第二章為經方應用研究，對血府逐瘀湯的理論基礎、證治特色、臨證應用進行總結性的整理，並且選取了代表性的名醫驗案，以便更好地應用經方。

下篇　現代研究

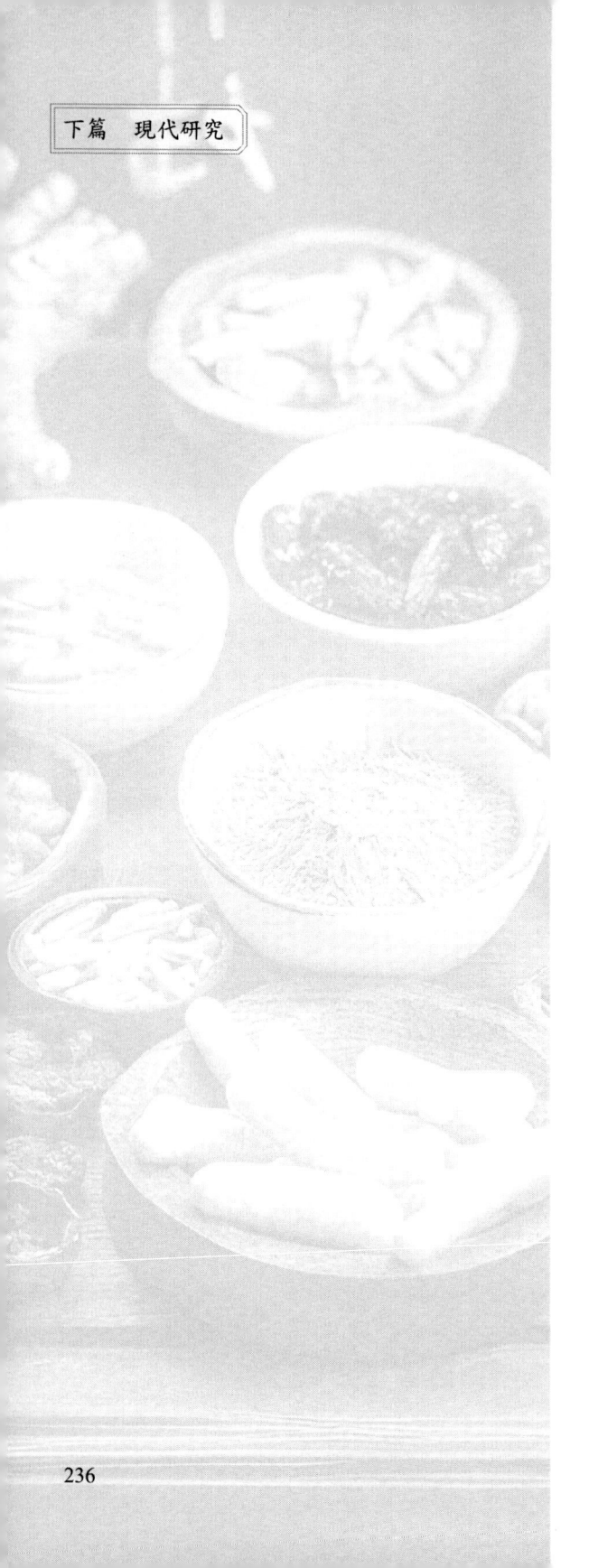

第一章 現代實驗室研究

第一節 血府逐瘀湯全方研究

血府逐瘀湯源於清代王清任《醫林改錯》，是五逐瘀湯中應用最廣的一首方劑，也是現代醫藥界研究較多的活血化瘀方。

一、對心血管系統的影響

1. 抑制心臟間質成纖維細胞增殖

間質纖維化使心室壁僵硬，降低心臟順應性，從而使心臟舒張功能障礙，降低心肌收縮成分所占整個心肌的比例，促進收縮功能障礙，並導致氧瀰散至心肌細胞的距離加大，過多的間質使心肌細胞分離。心臟間質成纖維細胞具有潛在較強的分裂能力，且可合成和分泌基質蛋白 I 型和 III 型膠原纖維，在心臟間質纖維化中具有重要作用；同時，心臟間質成纖維細胞的過度增殖和膠原過度沉積及異常分布為特徵的心臟間質重建，是導致各種心血管事件發生的重要原因之一，也是高血壓引發心臟損害的重要病理性特徵。一些專家學者對自發性高血壓大鼠為實驗模型的心肌成纖維細胞的研究，發現血府逐瘀湯有抑制心肌成纖維細胞增殖的作用，並呈濃度效應關係。對血管收縮素 II 誘導的大鼠心肌成纖維細胞增殖及細胞外基質的研究中，也揭示血府逐瘀湯能改善心肌纖維化，抑制心臟間質成纖維細

胞及細胞外基質膠原蛋白、透明質酸，Ⅲ型前膠原及纖維連接蛋白的合成有關，其中以10%血府逐瘀湯含藥血清效果最佳。

2. 抑制心肌細胞壞死及凋亡

BcL-2家族是最先被注意到與細胞凋亡有密切關係的基因之一，研究發現BcL-2表達可促使細胞提高對各種致命因素的抵抗力，延長細胞壽命；而家族的另一成員BaX，其過度表達可促使細胞凋亡。實驗研究顯示血府逐瘀湯可影響BcL-2和BaX的表達，有效地抑制心肌細胞壞死及凋亡，減輕心肌細胞損傷，對缺血心肌有保護作用。

心肌鹼性成纖維細胞生長因子（bFGF）、血管收縮素Ⅰ（Ang-Ⅰ）是目前公認的重要促血管新生因子，應用冠狀動脈結紮造成大鼠急性心肌缺血模型，觀察缺血心肌bFGF、Ang-Ⅰ表達變化，發現血府逐瘀湯能明顯促進心肌缺血後bFGF、Ang-Ⅰ的表達，有利於保護缺血心肌。

另一研究發現，血府逐瘀湯能顯著降低大鼠糖尿病性心肌病，降低血糖、膽固醇和三酸甘油酯等血液指標，從而抑制纖維化程度，延緩心肌病過程。

3. 抗動脈粥狀硬化

對大鼠血清ADMA水平的實驗研究，進一步證實血府逐瘀湯可以降低動脈粥狀硬化大鼠血清ADMA水平，從而增加一氧化氮（NO）的合成和分泌，進而改善動脈粥狀硬化的病變程度。

對大鼠血管平滑肌細胞遷移的實驗研究，說明20%的血府逐瘀湯含藥血清能透過升高NO的水平來發揮抑制血管平滑肌細胞增殖和遷移作用。

血府逐瘀湯對c-fos及c-jun蛋白表達影響的實驗研究，發現血府逐瘀湯能降低c-fos和c-jun蛋白的表達，說明該方藥及其拆方可以透過抑制

MAPK 訊號轉導通路下游效應因子 c-fos、c-jun 蛋白表達來抑制血管平滑肌細胞增殖而產生抗動脈粥狀硬化作用。

4. 誘導內皮細胞增殖和血管新生

實驗發現，血府逐瘀湯對人臍靜脈內皮細胞（HUVEC）分泌 VEGF 具有促進作用，顯示可能透過促進 VEGF 的分泌而促進 HUVEC 的增殖，從而產生祛瘀生新的作用。

另一研究也顯示血府逐瘀湯顯著上調了訊號因子 VEGF 及受體 VEGF-2 的轉錄水平，說明藥物有影響內皮祖細胞（EPC）功能的機制，並對其促進血管新生的藥效機制進行初探。

透過血府逐瘀湯組及安慰劑組給藥研究結果顯示，前者使患者血清內皮素（ET）水平明顯降低，NO 水平明顯增高，對逆轉心肌纖維化具有一定的作用。

另一研究也顯示，在治療冠心病方面，血府逐瘀湯具有調節血管內皮細胞分泌功能，改善心肌缺血缺氧及阻止動脈粥狀硬化的作用。

二、對血液系統的影響

研究顯示，多種疾病，尤其是心腦血管疾病，在臨床有明顯症狀體徵出現之前，往往已有一種或多種血液流變指標異常，如血黏度增高引起的心肌微循環障礙，導致心肌灌注不足缺血缺氧及血栓形成等，標示著無症狀的疾病可能已經開始。推展藥物對該類指標的影響有重要的意義，在一定範圍內，可作為疾病轉歸及療效判斷的主要引數和指標。對穩定型心絞痛患者血液流變學的實驗研究，顯示冠心病患者在應用血府逐瘀湯治療後，血液流變的引數，包括全血高切黏度、低切黏度、纖維蛋白原、血漿

黏度、紅血球壓積、紅血球聚集指數、紅血球變形指數與治療前比較有明顯的改善。

反應蛋白（CRP）作為一種典型的急性時相反應物質，能及時反映冠脈斑塊的重要血清學指標，而高敏 C 反應蛋白（hp-CRP）則更能反映動脈硬化的炎症反應程度。某一研究顯示，在常規治療基礎上加減血府逐瘀湯能減少患者的 hp-CRP 數值，降低心血管事件發生的機率，改善患者生活品質。

急性腦缺血後的腦組織病理形態學的改變是衡量腦損傷程度的標誌，也是證實藥效學的最可靠指標。對缺血缺氧腦損傷大鼠的實驗研究，顯示經血府逐瘀湯治療後，腦組織的病理損傷明顯減輕，顯示該方劑對缺血缺氧腦損傷有明顯的保護作用。

近幾年不同的臨床療效觀察和藥理研究都顯示，血府逐瘀湯有增加微血管網的通透性，改善骨折斷端局部微循環血流速度，加快血凝塊及代謝產物的清除以及軟組織的損傷修復和水腫的吸收，從而發揮促進骨折癒合和血胸吸收。張廣健等對肋骨骨折伴血胸患者凝血功能的影響及療效觀察也顯示，在治療 1、7、14 天後，分別對血府逐瘀湯組和西藥常規治療對照組的 D-二聚體，凝血酶原時間、活化部分凝血活酶時間、凝血酶時間，纖維蛋白原（FIB）幾個血液指標進行比較，發現血府逐瘀湯組在以上幾項血液指標數值的下降較常規西藥對照組尤為顯著，顯示血府逐瘀湯有改善骨折後血漿的輕度高凝狀態。

三、對造血系統的影響

骨髓原始間充質幹細胞是骨髓基質幹細胞，對骨髓中的造血幹細胞（HSC）不僅有機械支持作用，還能分泌多種生長因子（如 IL-6，IL-11，

LIF，M-CSF 及 SCF 等）來支持造血。研究顯示骨髓幹細胞在一定條件下可以動員入血，並歸巢到受損心肌，發揮修復心肌的作用。近年發現間質細胞衍生因子 1 是一種重要的幹細胞定向遷移的化學引誘物。某一含藥血清與兔骨髓間充質幹細胞的體外研究，初步觀察到血府逐瘀湯能升高血清中的間質細胞衍生因子 1 的質量濃度。

四、對損傷組織細胞的修復作用或保護作用

腫瘤壞死因子（TNF-α）主要由巨噬細胞以自分泌、旁分泌及內分泌等方式產生，TNF-α 在炎症反應中是激發活化細胞因子級聯反應的主要介質，具有微量、高效的內分泌激素功能，在微循環中可較早出現，並迅速達到高峰，可誘發「次級」細胞 TNF-α 的產生，激發活化炎症連鎖反應，當 TNF-α 活性增高，勢必會導致細胞因子網絡平衡失調，產生免疫病理反應，TNF-α 與網絡中其他細胞因子相互作用，共同參與致病過程，例如促進腰椎間盤退變。某一實驗研究，發現血府逐瘀湯能透過抑制機體 TNF-α 而抑制炎性介質的釋放，提高細胞免疫功能，提高機體耐缺氧能力，改善氧自由基代謝紊亂，進而可以延緩和抑制椎間盤退變。

另一個血府逐瘀湯對急性肺挫傷後炎性因子的臨床研究，顯示在肺挫傷後 TNF-α、IL-6 水平確實明顯升高，加用中藥的治療組對炎症因子的水平的改善作用明顯優於對照組。

五、抗肺纖維化作用

肺纖維化是一組早期有肺泡細胞損傷和各種炎症細胞浸潤，繼後出現膠原纖維沉積，並逐漸演變成瀰漫性肺間質纖維化的疾病，臨床表現為呼

吸困難、胸部X光瀰漫陰影、限制性通氣障礙、瀰散功能降低和低氧血症，乃至後期的呼吸衰竭等，其中炎症細胞聚集和巨噬細胞的激發活化、花生四烯酸的代謝等都與氧自由基代謝密切相關，因此如何提高肺組織抗氧化能力，對肺纖維化治療或預防都具有積極意義。某一研究顯示血府逐瘀湯可能作用於自由基代謝過程的不同環節，或阻斷自由基生成，或抑制其鏈式反應等，從而發揮其抗氧化效應，阻止肺纖維化的進一步發展。

六、抗腫瘤作用

原發性肝癌是常見的惡性腫瘤，目前仍以手術為主，但術後復發率高，5年生存率較低。用加味血府逐瘀湯對H22移植性腫瘤小鼠抗腫瘤作用的研究分析，顯示加味血府逐瘀湯可抑制肝癌荷瘤小鼠的腫瘤生長，雖然低（35%）、中（41%）、高（49%）劑量作用弱於陽性對照組（60%）；但其低（49.5%）、中（70.85%）、高（157.98%）生存率均明顯高於陽性對照組（1.68%），顯示其可明顯延長H22肝癌荷瘤小鼠的生存時間，且對身體質量無明顯影響，為日後抗腫瘤的進一步研究打下基礎。

七、對免疫系統的作用

該方能顯著增強動物腹腔巨噬細胞的吞噬功能，提高網狀內皮系統對染料的廓清速度，有促進非特異性免疫功能的作用。一研究顯示，該方有復活肝臟清除凝血酶能力作用，並推測該方能增強網狀內皮細胞系統功能。另一研究證實，該方能促進巨噬細胞吞噬功能，並能拮抗皮質醇對巨噬細胞功能的抑制作用；還能增加抗體生成細胞的數量和分泌抗體水平以及維持時間，也能活化T淋巴細胞、B淋巴細胞功能，並參與免疫應答調

節作用。此外，該方還透過提高網狀內皮系統的活力，阻斷和清除促凝因子入血和清除血中被激發活化的凝血物質，從而使 DIC 程序終止或減輕，以防止休克的進一步惡化。

八、抗炎及鎮痛作用

血府逐瘀湯中大部分藥物具有抗炎、抗感染作用，因此，該方顯出較強的抗炎、抗感染作用。研究顯示，該方有顯著的對抗慢性肉芽腫生成的作用，抑制肉芽組織增生過程中 DNA 的合成，從而抑制成纖維細胞的增生，該方在使胸腺萎縮的同時使腎上腺增大，推測其抑制肉芽腫形成機制可能與腎上腺皮質功能有關。方中活血藥桃紅四物湯能顯著對抗塑膠環引起的慢性肉芽腫生成作用，但在抗炎的同時並不引起胸腺萎縮。有人透過對大鼠甲醛性關節炎的實驗研究顯示，該方可減輕其關節腫脹程度。疼痛是「血瘀證」的主要症狀之一，該方可達「通則不痛」的治療作用，透過擴張血管，改善微循環，特別是改善神經系統的代謝及營養，解除平滑肌痙攣，抗炎、抗感染等途徑達到鎮痛效果，該作用是其綜合效應的結果。

第二節　主要組成藥物的藥理研究

血府逐瘀湯由桃仁、紅花、當歸、生地黃、川芎、赤芍、牛膝、桔梗、柴胡、枳殼、甘草組成。主要藥物的藥理作用總結如下：

下篇　現代研究

一、桃仁

本方以桃仁活血化瘀為君藥。桃仁，為薔薇科植物桃或山桃的乾燥成熟種子。桃仁入藥始載於《神農本草經》：「治瘀血，血閉瘕，邪氣，殺小蟲。」其性平，味苦、甘，有小毒，歸心、肝、肺、大腸經，具有活血祛瘀、潤腸通便、止咳平喘等功效。

1. 化學成分

桃仁含有多種營養成分及生物活性物質，主要化學成分有複雜的脂肪酸類，苷類，固醇及其糖苷，黃酮及其糖苷，蛋白質、胺基酸及其他成分。脂肪酸主要有棕櫚酸、硬脂酸、油酸、亞油酸。苷類主要含有氰苷。桃仁中的不皂化物以固醇為主，黃酮及其糖苷主要有兒茶酚、柚皮素、洋李苷等，其蛋白質主要有白色蛋白等在內的多種蛋白質，還含有甘胺酸、麩胺酸等多種常見的胺基酸。桃仁中還含有大量的揮發性物質，主要為苯甲醛，另外還含有多種微量元素以及維生素類成分。目前對桃仁中小分子化學成分研究較少，對已知的成分也缺乏系統的研究，桃仁中發揮藥理作用的有效單體成分未見明確報導。

2. 藥理作用

（1）對心腦血管系統的作用

桃仁可透過改善血流動力學，實現活血化瘀的作用。對心腦血管系統的藥理作用主要是活血化瘀、抗凝血、抗血栓、預防心肌梗塞等。

桃仁可以增加腦血流量，降低腦血管阻力，同時還能夠明顯的增加灌流液的流量，改善血流動力學。也有實驗證實桃仁能夠抑制動脈粥狀硬化斑塊的形成，抵抗低密度脂蛋白（LDL）氧化、改善高膽固醇血症的作

用，可能與抗血小板聚集和抗血栓形成作用有關。總之，桃仁的抗凝血、抗血栓形成的作用，對心腦血管的活性有明顯的改善作用，對心肌缺血的疾病有著很好的預防作用，這也是桃仁活血化瘀作用的表現。

(2) 對肝臟、矽肺的作用

山桃仁水煎的提取物有預防肝纖維化的作用，主要是有效地阻止血清中Ⅰ、Ⅱ型前膠原的沉積，同時也能夠促進肝內已沉積的膠原纖維的降解和吸收，是預防肝纖維化及促進肝纖維逆轉的一味良藥。早期也有報導證實桃仁的提取物對血吸蟲病肝纖維化有明確的逆轉作用，產生抗纖維化的作用，作用機制可能與其提高肝臟血流量及肝組織膠原酶的活性相關。透過腹腔注射桃仁提取物，可防止乙醇所致的小鼠肝臟內穀胱甘肽（GSH）的耗竭，同時降低改善脂質過氧化產物丙二醛（MDA）的生成，明顯改善大鼠肝細胞的脂質過氧化損傷。桃仁抗纖維化的主要成分與苦杏仁苷有關，但具體未見相關的明確實驗報導。有實驗證實桃仁提取物能明顯抑制矽肺大鼠膠原蛋白合成並減少血清銅藍蛋白，發揮延緩矽肺纖維化的作用。

(3) 抗炎、抗氧化作用

桃仁水提物中有強烈抑制浮腫的桃仁蛋白 PR-A、PR-B，對炎症引起的血管通透性亢進具有明顯的抑制作用，具有一定的抗炎作用。桃仁中分離出來的蛋白質 F、蛋白質 G、蛋白質 B 對二甲苯所致小鼠耳部急性炎症有顯著抑制作用。

(4) 提高機體免疫力，抗過敏、抗腫瘤作用

近年來，有較多研究證實桃仁蛋白能夠提高機體的體液免疫功能，其能促進抗體形成細胞的產生及血清溶血素的生成，對內毒素誘導的小鼠 B 細胞轉化功能無協同刺激的作用，同時，桃仁總蛋白可糾正 CD4/CD8

細胞的比值失衡，進而使機體恢復正常的免疫狀態。桃仁蛋白能夠促進 IL-2、IL-4 的分泌，刺激免疫功能糾正失調。

桃仁水煎劑及提取物還有一定的鎮痛、抗過敏的作用。在此基礎上，桃仁蛋白可透過調節免疫系統發揮到抗腫瘤的作用，與其誘導腫瘤細胞凋亡、調節 IL-2、IL-4 分泌及刺激 TNF-α 的作用相關。早期國外體外實驗研究顯示，桃仁中苦杏仁苷對前列腺、結腸的癌症及早幼粒細胞、白血病等均有一定程度的抑制作用，其乙醇提取物對黑色素瘤細胞酪氨酸酶蛋白的成熟、穩定及運輸有明顯的促進作用。

(5) 神經保護

現代藥理研究顯示，桃仁水提物和膽鹼酯酶抑制劑他克林均可使大鼠海馬迴細胞外乙醯膽鹼濃度上升，其中桃仁水提物對膽鹼酯酶的抑制作用時效長達 6 小時，長於他克林。桃仁水提物對於中央膽鹼能系統的長效作用使其有望用於治療阿茲海默症藥物的開發。

(6) 促進黑色素合成

桃仁可透過上調酪氨酸酶活性而促進黑色素的生成。桃仁醇提物對酪氨酸酶的刺激活化率達 28%，是透過增加酶促反應體系的最大轉化速率而增加黑色素的生物合成，並不影響底物與酶的結合。進一步研究發現，桃仁醇提物是透過促進酪氨酸酶翻譯後過程的調節，即促進無色素性黑素瘤細胞系 YUGEN8 的酪氨酸酶蛋白的成熟來上調酪氨酸酶的活性，表現為該蛋白可抵抗 H 內切糖苷酶的水解作用，並有部分可從內質網輸出到遠隔部位。

(7) 其他作用

桃仁中含有的脂肪油，發揮潤滑腸道的作用，有利於機體的排便。小劑量口服桃仁中的苦杏仁苷，能水解產生氫氰酸和苯甲醛，而氫氰酸具有

鎮咳平喘的作用，桃仁甲醇提取物還有抑制鳥結核分枝桿菌發育生長的作用，有著一定程度的抗菌作用。

二、當歸

當歸別名乾歸、秦哪、西當歸、土當歸，係傘形科植物當歸的根。入藥始載於《神農本草經》：「治咳逆上氣，溫瘧，寒熱灑灑在皮膚中。婦人漏下，絕子，諸惡瘡瘍，金瘡。」為最常用的無毒上品藥物，其性溫，味甘、辛，歸肝、心、脾經，具有補血，活血，調經，止痛，潤腸通便等功效。

1. 化學成分

當歸的化學成分主要分為精油部分和水溶性部分，其主要成分為精油部分，包括中性、酸性以及酚性油 3 部分，其中，藁本內酯是當歸精油部分的主要成分，水溶性部分主要有阿魏酸及多糖等。

2. 藥理作用

（1）對循環系統的作用

當歸水溶性部分中的阿魏酸在缺氧的狀況下透過保護粒線體增加心肌的抗缺氧能力，也可以透過增加心肌的血流量等發揮其保護心肌的作用；精油部分藁本內酯可以抑制血小板釋放 TXA2，具有抑制血管收縮及降壓的作用。

（2）對呼吸系統的作用

水溶性成分阿魏酸可以透過抗氧自由基及抑制炎症遞質 TXA2，抑制炎症性肺損傷，透過抗血小板聚集、降低血液黏稠度以及抑制縮血管物質、促纖維因子的合成和釋放，最終抑制肺纖維化形成。研究顯示，在對

下篇　現代研究

肺纖維化模型大鼠腹腔注射當歸提取液後，病理結果顯示，注射當歸提取液後大鼠的肺間質纖維化明顯減輕，顯示當歸具有較強的抗自由基作用。

（3）對血液系統的作用

當歸對機體血液系統的造血功能有明顯的促進作用，當歸多糖透過增加造血幹細胞的增殖分化和改善造血微環境，增加紅系造血調控因子的分泌，促進紅系造血。研究顯示，當歸多糖對骨髓造血祖細胞的增殖具有明顯的促進作用。同時，當歸補血湯藥能夠促進缺氧血管內皮細胞增殖，對不同狀態的血管內皮細胞可以表現出雙向調節的作用。另外，不同萃取方法製備的當歸補血湯能不同程度的提高化療所致貧血小鼠模型的外周白血球、紅血球數以及血紅素的濃度，可以改善其貧血狀態，對環磷醯胺所致的骨髓抑制有不同程度的保護作用。對於有心絞痛的患者，阿魏酸可以干預其血液中的抗氧化能力，具有保護血管內皮的功能。

（4）對免疫系統的作用

透過促進巨噬細胞分泌細胞因子，當歸可以發揮其增強機體免疫功能的作用，同時，透過提高 NK 和 CTL 的殺傷活性發揮其對免疫功能的重建作用。臨床研究顯示，當歸多糖可以刺激活化不同種類的免疫細胞，同時也可以刺激活化補體系統，促進細胞因子的生成，對免疫系統產生恢復調節的作用。

（5）對神經系統的作用

當歸對神經系統的作用表現在中樞抑制、鎮痛、抗驚厥、神經修復等多個方面。藁本內酯對中樞神經系統具有較強的抑制作用，可使小鼠自發活動明顯減少，也可以拮抗氯胺酮引起的小鼠中樞興奮作用，具有安定樣鎮靜作用。而當歸水提物對腹腔注射乙酸引起的扭體反應具有鎮痛作用，

且其作用較阿斯匹靈高。

(6) 其他作用

近幾年研究顯示，當歸在其他方面有不同的藥理作用。當歸多糖具有抗衰老作用。研究顯示，當歸多糖可以透過抑制氧化應激損傷、調節細胞週期調控蛋白表達、抑制端粒酶 DNA 損傷等機制延緩 X 光 TBI 誘導的小鼠衰老。當歸注射液可以透過調節血清瘦素、IL-6 等，減輕大鼠肝內脂肪沉積，對非酒精性脂肪肝發揮治療作用。當歸多糖能明顯促進亞慢性輻射損傷小鼠的外周血白血球數量的回升，並能有效抑制骨髓嗜多染紅血球微核及精子畸形的形成，增強機體對輻射的耐受性。當歸對多種腫瘤瘤株均具有抑制作用，其中當歸多糖是當歸抗腫瘤的主要活性成分，其在體內外均有抗腫瘤活性作用。另外，當歸還具有抑制離體子宮，延長戊巴比妥所致的睡眠作用、使整體子宮平滑肌收縮力增強，促進子宮增生、緩解記憶缺失等藥理作用。

三、紅花

紅花，又名紅藍花、紅花草、紅花菜等，為菊科植物紅花的筒狀花冠。《本草綱目》謂其：「主治產後血運口噤，腹內惡血不盡絞痛。」其味辛，性溫，歸心、肝二經，其氣香，味微苦，入於血分，具有活血通經，祛瘀止痛的功效。

1. 化學成分

紅花含紅花黃色素及紅花苷，紅花苷經鹽酸水解，得葡萄糖和紅花素；還含脂肪油稱紅花油，是棕櫚酸、硬脂酸、花生酸、油酸、亞油酸、亞麻酸等的甘油酯類。

2. 藥理作用

(1) 對心血管系統的作用

紅花黃色素具有抗血栓和降血脂作用。紅花能使全血凝固時間、血漿（缺血小板）復鈣時間顯著延長，能使血凝血酶原時間縮短與凝血酶時間延長，這說明紅花對凝血過程的內在凝血酶原及凝血酶—纖維蛋白原反應具有十分顯著的抑制作用。紅花總黃色素可能透過抑制血小板激活因子所致血小板 Ca^{2+} 內流而使血小板活化受到抑制，產生保護心血管的作用，是緩解缺血性心腦血管疾病的重要途徑。紅花提取物對高脂血症大鼠具有一定的降脂作用，降低血漿黏度，同時提高機體抗氧化能力。

小劑量紅花煎劑對蟾蜍心臟有輕微興奮作用，能使心跳有力、振幅加大，對心肌缺血有益，大劑量對蟾蜍反而有抑制作用；增加冠狀動脈血流量和降低冠狀動脈阻力。紅花注射液有明顯的擴張血管作用，紅花亦可改善哮喘大鼠的器官微循環，使微循環加快、流態恢復正常。紅花黃色素可顯著減少垂體後葉素所致心肌梗塞區面積，證實了紅花黃色素注射液對急性心肌缺血大鼠有保護作用。紅花黃色素具緩解 ISO 所致心肌缺血大鼠心功能下降的作用。

(2) 對中樞神經系統的作用

紅花黃色素對小鼠有較強而持久的鎮痛效應，對銳痛（熱刺痛）及鈍痛（化學性刺激）均有效。羥基紅花黃色素對麩胺酸誘導的氧化性神經損傷有保護作用，羥基紅花黃色素 A 對大鼠腦缺血損傷有神經保護作用。羥基紅花黃色素抗腦缺血損傷作用的機制多而複雜，其主要藥理作用包括抑制興奮性胺基酸神經毒性、抑制神經細胞凋亡等多種機制。

(3) 興奮子宮平滑肌細胞

紅花能增強大鼠子宮肌電活動，從而興奮子宮平滑肌細胞，其機制是透過直接作用於平滑肌細胞，加快其動作電位的去極化速度並增大峰電位幅度。在臨床上可用於治療原發性痛經。

(4) 增強細胞免疫和體液免疫

一款藏紅花的研究發現，用藥組小鼠游泳耐力、細胞免疫、體液免疫均有增強，免疫器官質量係數及淋巴細胞轉換率也顯著高於對照組。臨床上藏紅花治療人體多種慢性疾病，透過其活血化瘀、抗菌消炎的功效，增強機體耐力，增強淋巴細胞增殖反應。以此來增強機體細胞免疫和體液免疫系統，調整人體氣機運行，平衡人體陰陽。

(5) 抗炎

紅花黃色素對甲醛性大鼠足腫脹、對組織胺引起的大鼠皮膚微血管的通透量增加及對大鼠棉球肉芽腫形成均有明顯的抑制作用。其抗炎的機制可能是透過降低微血管通透性，減少炎性滲出，抑制炎症過程病理變化的肉芽增生。紅花注射液能夠顯著改善潰瘍性結腸炎大鼠結腸損傷及炎症反應。

四、赤芍

赤芍為毛茛科多年生草本植物芍藥或川赤芍的乾燥根。赤芍始載於《神農本草經》「治邪氣腹痛，除血痹，破堅積，寒熱，疝瘕，止痛，利小便」，列為中品。味苦，微寒，歸肝經。具有清熱涼血，祛瘀止痛，清瀉肝火之功效。

下篇　現代研究

1. 化學成分

萜類及其苷、黃酮及其苷、鞣質類、精油類、酚酸及其苷等，此外還有多糖類、醇類、酚類、生物鹼、微量元素等成分。赤芍中各苷類的總稱為赤芍總苷，是其主要有效成分。其中單萜及其苷類化合物主要分為具蒎烷結構和具內酯結構的單萜及其苷。從赤芍中還可分離出黃酮及其苷、鞣質類。可能由於赤芍生長環境不同，其精油中各成分量有所不同，但成分大體一致。

2. 藥理作用

（1）對心血管系統的作用

赤芍的主要化學成分具有擴張冠狀動脈、增加冠狀動脈血流量；抑制血小板聚集、延長體外血栓形成時間，減輕血栓乾質量；鎮靜、抗炎止痛、抗驚厥、解痙作用。血管內皮損傷是再狹窄（RS）形成的始動因素，再狹窄形成的關鍵在於血管平滑肌細胞增殖移行致內膜增生，促進血管內皮功能恢復對逆轉再狹窄的病理過程具有重要作用。

（2）對神經系統的作用

①抗多巴胺作用

芍藥醇可抑制嗎啡誘導的快速移動行為和條件型位置偏愛行為，還可抑制突觸後多巴胺受體的超敏性，這可能是一種潛在的調節嗎啡誘導的多巴胺行為的作用機制，芍藥醇的抗多巴胺活性可用來預防治療嗎啡引起的副作用。

②抑制神經細胞營養不良和缺血性腦損傷作用

芍藥苷可透過活化腺苷 A1 受體來抑制神經細胞營養不良，從而降低 MTPT 誘導帕金森氏症小鼠的毒性。亦能顯著抑制皮層缺血時亮胺酸—腦

第一章　現代實驗室研究

啡肽（L-EK）及 β- 腦啡肽（β-EP）含量升高，減輕缺血性腦損傷的程度。赤芍總苷對腦缺血損傷模型中的大鼠神經細胞具有明顯保護作用，能顯著提高損傷模型中神經細胞存活數。

③對腦的作用

腦是一個對缺氧最為敏感的器官，在腦缺血後短時間內 ATP、CP、葡萄糖等減少，產生大量的自由基，MDA 含量升高，TPG 可能透過保護腦組織中抗氧化酶的活性，抑制脂質過氧化反應，從而減輕自由基對腦組織的損害。

(3) 誘導癌細胞凋亡抗腫瘤作用

丹蔘赤芍水提物（CSE）可誘導肝癌細胞 HepG2 的凋亡，CSE 透過對機體免疫系統的調節，下調 BcL-2 基因蛋白表而抗腫瘤，BcL-2 基因的編碼產物 BcL-2 蛋白可透過拮抗野生型 p53 蛋白的凋亡而抑制多種因素誘發的細胞凋亡，參與細胞增殖與凋亡動態平衡的調控。BcL-2 基因表達異常增加，可使已有基因異常改變的細胞逃避凋亡，由此導致細胞轉化乃至腫瘤形成。TGC 對 BcL-2 基因蛋白表達具有下調作用，使腫瘤細胞凋亡指數增加，抑制腫瘤細胞 G0/G1 期比例及向 S 期細胞轉化，腫瘤細胞中 BcL-2 蛋白的表達下調，促進凋亡的 BaX 蛋白的表達升高。TPG 也能誘導 K562 細胞的凋亡，顯著增加凋亡細胞的數目及細胞凋亡百分率，抑制 K562 細胞的增殖，引起的細胞粒線體膜電位下降，細胞內游離 Ca2+ 濃度均升高，顯示 TPG 誘導 K562 細胞凋亡的機制可能與減低細胞內粒線體膜電位及提高游離 Ca2+ 水平有關。TGC 對 S180 肉瘤小鼠 BcL-2 基因蛋白表達具有下調作用。研究觀察 A375 黑色素瘤細胞的 MMP-2、MMP-9 及 TIMP-2 的表達，結果顯示，TPG 可透過下調 MMP-2、MMP-9，上調 TIMP-2，調節 MMP － TIMP 平衡，抑制黑色素瘤細胞遷移和侵襲的作用。

(4) 對消化系統的作用

①對胃酸分泌的作用

胃黏膜血流量減少或供血不足導致的微循環障礙，使局部黏膜組織失去氣血濡養，營養代謝障礙，黏膜防禦因子減弱，使胃和十二指腸黏膜發生潰瘍，赤芍總苷可促進胃腸平滑肌運動，改善胃黏膜的缺血狀態，增強胃部微循環。

②對肝膽的作用

赤芍成分中的五沒食子醯葡萄糖（PGG）可抑制 H^+-K^+ 依賴式 ATP 酶，同時對 Mg^{2+}-ATP 酶、Na^+-K^+- 依賴式 ATP 酶有抑制作用，是一種潛在的酸分泌抑制劑。赤芍總苷有明顯的退黃降酶作用，並阻斷肝纖維化甚至逆轉肝纖維化。

(5) 對血液系統的作用

多項研究已顯示，TPG 能降低血瘀大鼠的血液黏度、纖維蛋白原含量、紅血球聚集指數、血小板聚集，能夠顯著延長小鼠凝血時間，降低大鼠外源性凝血的因子Ⅱ、Ⅴ及內源性凝血的因子Ⅸ活性，能顯著升高大鼠 AT-Ⅲ活性。

(6) 抗炎作用

芍藥苷可抑制佐劑誘發的關節炎，主要是透過抑制滑膜細胞的非正常增值，減少滑膜細胞中 IL-1、PGE2、IL-6、VEGF、GM-CSF 的產生，降低滑膜內 Gi 和 COX-2 的表達，赤芍可改良滑膜細胞的分泌和代謝，抑制其非正常增殖，降低成纖維細胞樣滑膜細胞中 VEGF、bFGF、MMP-1、MMP-3 的產生，從而對抗膠原誘導的關節炎。

(7) 抗氧化作用

沒食子酸、沒食子酸甲酯可清除 DPPH 自由基，並對抗脂質過氧化反應，亦可抑制過氧化氫誘導的 NIH/3T3 成纖維細胞的 DNA 損傷，亦可誘導血紅素氧化酶 -1 的表達，提高 SOD 的活性，抑制脂質過氧化反應，具有較強的抗氧化和自由基清除作用，可透過提高 SOD 活性，使 O2- 生成減少，透過提高穀胱甘肽過氧化物酶和過氧化氫酶活性，減少 OH- 及脂類自由基的生成。

(8) 抗內毒素作用

內毒素又稱脂多糖（LPS），是多種革蘭陰性菌的細胞壁成分，由菌體裂解後釋放出的毒素，又稱為「熱原」，赤芍中抗 LPS 的有效成分具有較強的中和 LPS 的活性。

五、牛膝

牛膝又稱百倍、懷牛膝等，為莧科植物牛膝的乾燥根。《神農本草經》有云：「治寒溼痿痹，四肢拘攣，膝痛不可屈伸，逐血氣，傷熱火爛，墮胎。」其味甘、酸、苦，性平，入肝和腎經。具有逐瘀通經，補肝腎，強筋骨，利水通淋，引火（血）下行之功效。

1. 化學成分

多糖類成分，牛膝多糖為牛膝中一類含量較高的活性成分，該類成分具有毒性低、水溶性好的優點。牛膝多糖為禾本科型果聚糖，化學組成中主要有葡萄糖、甘露糖和果糖 3 種組分。三萜皂苷類成分，三萜皂苷類成分是牛膝中的主要活性成分。甾酮類，牛膝中所含甾酮類化學成分多是昆蟲變態活性甾酮，已分離到的有蛻皮甾酮、牛膝甾酮、旌節花甾酮、旌節花甾酮 D、漏蘆甾酮 B、水龍骨甾酮 B、牛膝甾酮 A、紫莖牛膝甾酮等。

甾酮類成分在懷牛膝的根中是眾多部位中含量最高的。

2. 藥理作用

(1) 抗骨質疏鬆

研究牛膝總皂苷對維 A 酸致骨質疏鬆大鼠骨代謝的影響，結果顯示牛膝總皂苷可升高骨質疏鬆大鼠血鈣含量，升高鹼性磷酸酶活性和血清骨鈣素水平，降低尿中羥脯氨酸水平，改善骨質疏鬆大鼠的骨代謝。顯示牛膝總皂苷也能抑制破骨細胞的活性，抑制骨吸收。而目前防治骨質疏鬆症的主要方法是以抑制骨吸收為主。牛膝抑制骨吸收的主要活性成分為三萜皂苷類化合物，其中以齊墩果酸的葡萄糖酸苷抑制骨吸收的活性作用最強。

(2) 調節血壓、擴張下肢血管、強心

懷牛膝流浸膏能夠降低實驗家兔及蟾蜍的血壓，但降血壓作用時間不長，並有輕微反彈作用。另外懷牛膝煎液能夠使家兔血壓立即下降，下降之後血壓又會有回升現象，但回升後的血壓水平始終低於給藥前的血壓水平。另外，懷牛膝煎液具有擴張下肢血管的作用，能夠使大白鼠下肢血流量顯著增加。牛膝皂苷能增強蛙、兔和豚鼠的離體心臟的收縮力，並呈劑量依賴性關係，但多次重複給藥其收縮作用減弱；牛膝皂苷還能增加衰竭狀態的心臟張力和節律，但對正常心臟作用不明顯。

(3) 興奮免疫

牛膝多糖是一種水溶性寡糖，能增強小鼠的體液免疫的功能。實驗研究顯示，牛膝多糖能使實驗老年大鼠 T 淋巴細胞、NO、NOS、TNF-α 或 TNF-β 等的活性顯著提高，抑制其 Sil-2 的產生。另外研究發現牛膝多糖能夠明顯提高小鼠單核巨噬細胞的功能和小鼠血清溶血素水平，增加抗體形成的細胞數量。

(4) 抗炎

牛膝總皂苷能顯著減輕二甲苯所致小鼠耳腫脹、蛋清所致的大鼠足腫脹等急性炎性反應，延長小鼠熱板上舔足時間，改善血液流變性各項指標，顯示牛膝總皂苷具有明顯的抗炎鎮痛作用。

(5) 保護神經

在體觀察牛膝多肽神經保護的作用，採用大腦中動脈線栓法建立大鼠局灶性腦缺血再灌注模型，測定腦梗塞百分比（TTC 法）、神經功能缺陷評分。結果顯示尾靜脈注射牛膝多肽，可以降低神經功能缺陷評分，降低腦梗塞百分比。另外以體外原代培養胎鼠海馬迴神經元為研究對象，建立 N- 甲基 -D- 天門冬胺酸損傷模型。透過 MTT 檢測，離體觀察牛膝多肽的神經保護作用。MTT 檢測結果顯示，牛膝多肽能顯著抑制 NMDA 引起的海馬迴神經元活力下降，並與其劑量相關。說明牛膝多肽在離體和在體具有神經保護作用。

(6) 降血糖、降血脂、抗衰老

對糖尿病大鼠腎臟的保護作用，懷牛膝可透過抑制細胞凋亡而發揮保護糖尿病大鼠腎臟功能的作用。還可能有降血脂的作用，採用 75% 蛋黃乳造模的小鼠高脂血模型，以小鼠血清總膽固醇、三酸甘油酯、低密度脂蛋白和高密度脂蛋白為指標研究牛膝的降血脂作用，與模型組相比，高、低劑量懷牛膝水提取液組小鼠的總膽固醇、三酸甘油酯、低密度脂蛋白和高密度脂蛋白的水平顯著降低，懷牛膝水提取液有潛在降血脂功效。抗衰老的作用，有研究顯示懷牛膝可延長家蠶齡期，減緩家蠶身長增長的作用。

(7) 其他作用

牛膝能夠使子宮平滑肌明顯收縮。牛膝苯提取物有明顯的抗著床、抗

早孕作用，氯仿提取物有抗早孕的作用，但抗著床作用不明顯。懷牛膝水煎液有輕度利尿作用。牛膝還有抗腫瘤的作用，牛膝提取物能抑制腫瘤細胞，其作用機制可能與其細胞毒性或是免疫調節作用有關。

六、川芎

川芎為傘形科植物川芎的根莖。《神農本草經》記載：「主中風入腦頭痛，寒痹，筋脈緩急，金瘡，婦人血閉無子。」味辛，性溫，歸肝、心包經。主要功效有活血行氣，祛風止痛。

1. 化學成分

精油的主要成分是苯酞類化合物，占整個精油 31.53%～74.47%，以 Z-藁本內酯為主，且不同產地的川芎在精油的成分組成和含量上均存在不同程度的差異。川芎中的苯酞類化合物分為三大類型：烷基苯酞、輕基苯酞和苯酞二聚體。有研究鑑定了川芎精油中的 62 種化合物，占精油總量的 87.36%，其中以正丁烯基苯酞、4,5-二氫-3β-丁基苯酞、4,5-二氫-3a-丁基苯酞、Z-藁本內酯、E-藁本內酯、3,1'-二羥基-3-丁基苯酞、4,5-二氫-3、1'-二羥基-3-丁基苯酞和 4,5-二氫-3,1'-二羥基-3-戊基苯酞含量較高，占精油總量 43.45%。生物鹼分離得到川芎嗪、黑麥草鹼、L-異亮胺酸-L-纈胺酸酐、1-β-丙烯酸乙酯-7-醛基-p-咔啉、1-乙醯基-β-咔啉、L-纈胺醯-L-纈胺酸酐、三甲胺、膽鹼、尿嘧啶、腺嘌呤、腺苷。川芎中的酸含有阿魏酸、瑟丹酸、香草醛、香草酸、棕櫚酸、亞油酸、對羥基苯甲酸、大黃酚、咖啡酸、原兒茶酸等。其中阿魏酸是主要有效成分，其化學名稱為 4-羥基-5-甲氧基苯丙酸。在川芎中還測得川芎三萜，川芎中分得一種萜類化合物匙葉桉油烯醇，另外還得到 β-穀固醇、蔗糖

和一種脂肪酸甘油酯。

2. 藥理作用

(1) 對心、腦血管的作用

在缺血性腦血管疾病中，川芎的應用比較多，比如腦供血不足、腦中風等，而且作用也相當顯著。阿魏酸鈉是川芎中的化學成分，對血小板聚集以及血小板釋放 5-HT，阻止顱內外血管異常收縮，阻斷血管異常舒縮的惡性循環，達到治療和預防偏頭痛。阿魏酸鈉還能緩解兔和大鼠離體主動脈痙攣性收縮，增加豚鼠心臟灌流量及降低大鼠全血濃度等作用。阿魏酸哌嗪能明顯增加冠脈流量，拮抗腎上腺素引起的動脈條收縮和 ADP 誘導的血小板聚集，延緩心肌細胞動作電位的傳導，增加心肌收縮力，改善血液循環。川芎嗪、香蘭素、大黃酚均可作用於心肌細胞膜受體，川芎嗪有可能作用於 α 受體，香蘭素有可能作用於 β 受體。川芎嗪能擴張冠脈並阻斷內皮素的冠脈收縮作用，從而防止心肌缺血。

(2) 對中樞神經系統的作用

由於川芎嗪能快速通過血腦屏障，所以其對抗中樞神經缺血損傷、改善學習記憶、抑制癲癇發作有一定的效果。川芎嗪對以糖尿病為代表的代謝性疾病併發中樞神經系統、周圍神經系統和眼底視神經病變均具有一定保護作用，對中樞神經細胞保護機制為：對神經細胞和血管內皮細胞發揮抗凋亡作用，抑制神經細胞炎症反應，抗氧化作用，鈣離子通道阻滯作用，促進中樞神經營養因子表達，保護中樞神經細胞尼氏體以及促進中樞血管內皮生長等。

運用體內外動物實驗及臨床實際應用，已經證明了阿魏酸鈉在神經系統損傷中的應用價值，且從細胞技術及分子生物學技術進一步闡明阿魏酸

鈉在神經細胞保護方面的作用機制，將對臨床以阿魏酸鈉作為神經保護劑的應用提供有益的科學依據。

(3) 鎮靜鎮痛作用

川芎所含精油及水煎劑有鎮靜作用，水煎劑能對抗咖啡因的興奮作用。川芎嗪對鼠背根節神經元 ATP 刺激活化電流具有非競爭性抑制作用。推測其作用機制可能與川芎嗪透過對腺嘌呤核苷酸門控性離子通道受體進行作用並促進該受體 N 端磷酸激酶 C 部位的磷酸化所產生的別構調節有關，說明川芎嗪具有一定鎮痛作用。

(4) 對消化系統的作用

川芎嗪能顯著降低大鼠血清麩丙轉胺酶、丙二醛、透明質酸、III 型前膠原及肝組織中 MDA；提高肝組織中超氧化物歧化酶（SOD）活性，顯著減輕肝膠原纖維增生程度，即川芎嗪具有抗肝纖維化作用，川芎嗪可對抗血栓素 A2 的合成與活性，抑制乳酸脫氫酶的異常變化，從而明顯減輕鼠、兔肝缺血的再灌注損傷。

(5) 對呼吸系統的作用

川芎嗪能透過抑制氧自由基的釋放而發揮保護細胞膜，減輕肺損傷的作用，從而可以緩解吸菸所致的肺損傷。川芎嗪預防肺水腫的作用機制主要是透過恢復內皮素（ET）和一氧化氮之間的動態平衡，降低血管的通透性，改善其缺氧狀態，從而保護肺血管的結構和功能。

(6) 對泌尿系統的作用

複方川芎膠囊可透過抑制血漿 ET-1 的產生，抗脂質過氧化作用，對增殖性腎炎患者的腎功能有一定的保護作用。阿魏酸鈉在腎臟缺血所致的急性腎衰中有保護腎臟功能和抑制腎小管上皮細胞凋亡的作用，其作用機

制可能與調控腎組織細胞內凋亡訊號轉導有關。有研究利用缺血性急性腎衰竭大鼠模型,探討阿魏酸鈉對缺血性急性腎衰大鼠腎臟基質細胞衍生因子 -1（SDF-1）表達的影響,得出阿魏酸鈉可促進腎組織表達 SDF-1,可能是促進造血幹細胞（HSC）向腎臟歸巢,加速損傷腎組織修復的機制之一。

(7) 對平滑肌的作用

川芎中的內酯類成分具有平滑肌解痙作用,並可解除乙醯膽鹼組織胺引起的氣管平滑肌痙攣,阻止免疫複合物的形成,對炎症有限制作用,對嗜中性球釋放溶酶體功能及趨化性有明顯抑制作用,用於哮喘持續狀態療效顯著。

(8) 其他作用

阿魏酸鈉鹽可用於治療阿茲海默症。川芎對多種革蘭陰性腸道細菌有明顯的抑制作用。阿魏酸鈉能阻止活化補體引起的嗜中性白血球聚集,且呈量效關係,對補體刺激活化引起的器官損傷可能有一定防治作用。阿魏酸鈉可增強小鼠腹腔巨噬細胞吞噬肌紅血球能力,該化合物的養血活血作用可能與增強機體免疫功能有關。川芎精油具有明顯的解熱作用,可引起家兔下視丘組織中血清素、多巴胺含量增高,透過 DA-5-HT 鏈環的作用,最終使體溫趨於穩定。

七、柴胡

柴胡來源於傘形科植物柴胡屬或狹葉柴胡的根。分別為「北柴胡」及「南柴胡」。始載於《神農本草經》,列為上品「治心腹,去腸胃中結氣,飲食積聚,寒熱邪氣,推陳致新」。性微寒,味苦辛,歸肝、膽經。主要功效是解表退熱,疏肝解鬱,升舉陽氣。

1. 化學成分

近年來從北柴胡中分離出 18 種皂苷類化合物，還分離得到 9 個黃酮類化合物，北柴胡中含有多種精油類化合物。還有多糖類化學成分，是由半乳糖醛酸、半乳糖、葡萄糖、阿拉伯糖、木糖、核糖、鼠李糖和一個未知成分組成。此外，還含有腺苷、尿苷、α-菠菜甾醇-3-β-D-葡萄糖苷、木糖醇、α-菠菜甾醇、色胺酸等化合物。

2. 藥理作用

（1）抗炎作用

柴胡具有顯著的抗炎作用，柴胡抗炎的有效成分為柴胡皂苷。柴胡皂苷對多種炎症過程包括炎性滲出、微血管通透性升高、炎症介質釋放、白血球遊走和結締組織增生等均有抑制作用。柴胡皂苷 a 顯著抑制三磷腺苷誘發的血小板聚集與阿斯匹靈作用相當，且以劑量依賴抑制內源性花生四烯酸生成血栓素。大鼠腹腔內注射柴胡皂苷後，腎上腺重量有所增加，且與柴胡皂苷的劑量呈正相關。

（2）免疫調節作用

柴胡具有提高機體免疫力的作用。柴胡多糖對輻射損傷的小鼠具有非常顯著的保護作用和增強免疫的效果。小鼠注射柴胡多糖能顯著增加巨噬細胞、天然殺傷細胞功能，能提高病毒特異抗體精度，能明顯增加淋巴細胞轉化率和皮膚遲發超敏反應。這些進一步證明 BCPS 可能是有效的免疫促進劑，能使體液和細胞免疫功能恢復和提高。實驗顯示南柴胡和北柴胡的提取成分對小鼠脾淋巴細胞的增殖。白血球介素-2 和腫瘤壞死因子的分泌水平均有明顯的增強作用。

(3) 抗腫瘤作用

中藥柴胡對小鼠 Ehrlich 癌具有抗癌活性，多糖注射後網狀內皮系統先被刺激活化，然後促使腫瘤壞死因子（TNF）生成，從而達到抗癌作用。柴胡皂苷具有抗實體腫瘤細胞分子黏附，干擾腫瘤細胞 S 期 DNA 合成及蛋白質代謝，抑制細胞增殖，誘導細胞凋亡等抗腫瘤作用。

(4) 對中樞神經系統的作用

小鼠灌胃柴胡皂苷有鎮靜作用，能減少其自發活動，並延長環己巴比妥的催眠時間。人口服柴胡皂苷則有較強的催眠作用，能使睡眠加深。柴胡精油及柴胡皂苷部分均有抗戊四唑閾值發作模型和最大電休克模型的作用，且二者以有效劑量合理配伍後則顯示出較強的抗戊四唑閾值發作模型作用。柴胡對熱致痛小鼠可明顯延長其痛閾時間，對小鼠乙酸所致的疼痛有顯著的拮抗作用。

(5) 對心血管系統的作用

柴胡可以加速膽固醇 -C11 及其代謝產物由糞便排泄，降低 ACTH 的脂庫中的脂肪分解及胰島素促進的脂肪合成。試驗證明柴胡可以顯著降低小鼠血清總膽固醇，三酸甘油酯，低密度脂蛋白膽固醇的實驗性升高，作用程度優於已知的降脂藥物，能抑制小鼠實驗性高脂血症的形成。柴胡地上部分含有類黃酮，具有增強毛細管功能的作用。柴胡的有效成分之一，柴胡多糖可誘導血管內皮細胞表達 NO 增加，鬆弛血管平滑肌，改善腹腔臟器血流。

(6) 對消化系統的作用

柴胡多糖對壞死劑引起的急性胃黏膜損傷有明顯的保護作用。從北柴胡熱水提取物中分離精製的酸性多糖 BR-2 對小鼠乙醇性潰瘍、水浸應激性潰瘍及大鼠幽門結紮潰瘍均有顯著抑制作用。已經證明柴胡皂苷對兔離

體腸管有增強蠕動的作用，並且這種蠕動不被阿托品所對抗；將大鼠幽門結紮後，由十二指腸給柴胡皂苷，對其胃蛋白酶活性有減弱作用；對應急性大鼠胃潰瘍，具有明顯的保護作用。

(7) 對酶活性的作用

柴胡醇提取物具有誘導肝藥酶活性，提高肝勻漿超氧化物歧化酶活性，降低脂質過氧化物 (LPO) 含量等效果，因而具有防酒醉和保肝作用。柴胡中的有效成分柴胡皂苷具有極強的促酶分泌作用。從北柴胡中提取的多炔可作為 5-脂氧化酶和環氧化酶抑制劑，治療由花生四烯酸引起的過敏和血栓等疾病，其中某些色酮是 5-脂氧化酶和醛降解酶抑制劑，在 100mol/L 時抑制 70.4% 的 5-脂氧化酶和 55.3% 的醛降解。

(8) 對病原體的作用

實驗顯示北柴胡莖葉中的黃酮成分具有較強的抗流感病毒作用，其莖葉總黃酮高劑量組抗病毒作用優於已知的抗病毒西藥利巴韋林膠囊和抗病毒顆粒。體外實驗證明，柴胡對結核菌的生長、鉤端螺旋體及牛痘病毒有抑制作用，柴胡皂苷 d 對麻疹病毒和單純皰疹病毒也具有抑制作用。北柴胡中的木脂素可抑制馬鈴薯胞囊線蟲的孵化，其中 S 構型的十七碳二烯酸具有抗生素樣活性。有文獻報導用柴胡治療流行性腮腺炎，症狀消失快，腮腺腫脹明顯好轉沒有出現併發症，未見毒副作用。還有人使用柴胡治療病毒性心肌炎，也獲得了很好的療效。

八、桔梗

為桔梗科多年生植物桔梗的根。其性平，味苦辛，歸肺經。具有宣肺、利咽、祛痰、排膿等功效。始載於《神農本草經》：「治胸脅痛如刀

刺，腹滿，腸鳴幽幽，驚恐悸氣。」

1. 化學成分

桔梗主要含有三萜皂苷、黃酮類化合物、酚類化合物、脂肪酸類、無機元素、精油等成分。桔梗的活性成分主要以三萜皂苷為主，如桔梗酸 A 類、桔梗二酸 B 類及遠志酸 E 類等；多糖類有桔梗多糖。桔梗含有豐富的脂肪酸和少量脂肪油，如亞油酸和 19 種飽和脂肪酸。此外桔梗還含有諸多微量元素，桔梗中總胺基酸含量高達 15.01％。

2. 藥理作用

(1) 祛痰、鎮咳、抗炎

桔梗煎劑讓麻醉犬灌服後，能顯著增加呼吸道黏液分泌量，其強度與氯化銨相似。對麻醉貓也有明顯的祛痰作用，桔梗的根、根皮、莖、葉、花、果均有顯著的祛痰作用；實驗研究透過氨水引咳，觀察小鼠咳嗽潛伏期和咳嗽次數。再透過測定小鼠氣管酚紅排泌量來評定咳嗽潛伏期顯著延長，咳嗽次數顯著減少。與空白對照組比較，桔梗水提液高劑量組、桔梗水提液中劑量組小鼠氣管酚紅排泌量顯著增加。綜上所述，桔梗的祛痰鎮咳作用顯著。桔梗皂苷各劑量組對鹿角菜膠急性炎症和棉球性慢性炎症均有不同程度的抑制作用，顯示桔梗皂苷膠囊具有明顯的抗炎止咳平喘祛痰作用，對慢性支氣管炎有一定的預防與治療效果。

(2) 保肝作用

桔梗具有抗脂質過氧化和肝纖維化作用，促進肝損傷恢復，改善肝臟微循環，從而保護肝細胞。桔梗水提物能抑制肝部炎症和刺激活化肝星狀細胞，從而減輕四氯化碳誘導的肝纖維化程序。此外，桔梗水提物還能阻斷肝藥酶對乙醯氨基酚的生物刺激活化從而發揮保護對乙醯氨基酚引起的

肝損傷的作用。桔梗對過氧化叔丁醇造成的肝毒性也有保護作用。

(3) 調節血脂

將 Wistar 大鼠以高脂飼料飼餵，建立高血脂大鼠模型，分組灌胃生理鹽水，陽性藥物和桔梗皂苷溶液。尾靜脈取血測定三酸甘油酯（TG）水平，總膽固醇（TC）水平、低密度脂蛋白膽固醇（LDL）水平、高密度脂蛋白膽固醇（HDL-C）水平、載脂蛋白 AI（APOAI）水平和載脂蛋白 B 水平等指標。結果桔梗皂苷對血清指標的調節作用顯著，顯示桔梗皂苷具有降血脂作用，是改善心血管生理功能的良好的天然產物來源。桔梗多糖具有顯著降低血清總膽固醇和血清三酸甘油酯作用，有較好的降血脂作用。

(4) 改善糖尿病

採用鏈脲佐菌素腹腔注射配合高能飼料製備糖尿病大鼠模型，分別以桔梗水提醇沉上清稀釋液，拜唐蘋和純水進行大鼠灌胃實驗，觀察大鼠的糖耐量、血清胰島素水平（NS），胰島素敏感指數（ISI）及胰腺的組織形態學變化。結果相對於模型組，藥物高劑量組大鼠糖耐量水平有顯著改善，NS 及 ISI 水平均有所升高，胰腺損傷程度明顯減輕。說明桔梗水提醇沉上清部分能透過提高糖尿病模型大鼠的胰島素敏感性，部分修復其胰腺損傷，從而有效改善其糖耐量水平。桔梗還能透過降低血糖和 H_2O_2，對血管內皮細胞的損傷，並降低蛋白糖基化的形成，有效抑制糖尿病血管併發症。

(5) 抗腫瘤作用和免疫調節

研究發現桔梗皂苷 D（PD）對人乳癌細胞 -7（MCF-7）的增殖及凋亡有影響。PD 能上調 B 細胞白血病 -2 相關 X 蛋白（Bax）的表達，而下調 B 細胞白血病 -2 的表達，還能啟用蛋白水解酶 -9，透過死亡受體介導途

徑誘導乳腺癌細胞的凋亡。PD 還可透過調控細胞週期蛋白 D1、禽髓細胞瘤病病毒原癌基因、細胞週期蛋白依賴性激酶（CDK-6）的表達，將細胞阻滯於 G1 期，進而誘導細胞凋亡，抑制人結腸癌細胞的增殖。

(6) 抗肥胖和抗疲勞

桔梗皂苷 D 能抑制小鼠胚胎成纖維細胞內三酸甘油酯的累積，顯示 PD 具有抗脂肪生成作用，其機制與轉錄因子的正向調節和過氧化酶體增殖物刺激活化受體 C 的負向調節有關。桔梗乙醇提取物可增加小鼠肝糖原和肌糖原儲備量，延長小鼠爬桿和游泳時間，延緩機體疲勞。

九、枳殼

枳殼為芸香科植物酸橙及其栽培變種的乾燥未成熟果實，性微寒，味苦、辛、酸，具有理氣寬胸、行滯消脹的功效，是中醫常用理氣藥。

1. 化學成分

目前鑑定出的枳殼類藥物化學成分主要包括精油、黃酮類、香豆素類及少量的生物鹼類成分、多種微量元素等。現已經鑑定出精油成分種類達 100 多種，其中含量較高的主要有：檸檬烯、β- 月桂烯、β- 蒎烯、大根葉烯、順式 - 石竹烯、石竹烯氧化物等；其他相對較低的有：左旋 -β- 蒎烯 2-甲基 -5- (2- 丙基) -2- 環己烯 -1- 醇；1- 甲基 -4- (1- 甲基乙基) -1,3- 己二烯；間異丙基甲苯；3,7- 二甲基 -1,3,6- 辛三烯等。研究採用經典色譜法從枳殼中分離得到的主要成分有柚皮苷、新橙皮苷。目前已發現的香豆素類有：異前胡素、傘形花內酯、馬明丙酮化合物、異米拉素、潑朗弗林、花椒毒酚、5- 甲氧基線呋喃香豆素、5- 異戊烯氧基線呋喃香豆素、葡萄內酯、四降三萜類化合物、檸檬苦素等；枳殼中含有多種生物鹼類成分，其中主要

下篇　現代研究

有脫氧腎上腺素（又名辛弗林）、酪胺、大麥芽鹼、去甲腎上腺素、N-甲基酪胺、乙醯去甲辛弗林（又名乙醯真蛸胺）、那可汀、喹諾啉等；枳殼中含有多種微量元素。

2. 藥理作用

（1）對胃腸平滑肌的影響

對胃腸的作用是枳殼的主要生物活性，不同枳殼炮製品，經水煎提取後，對胃腸平滑肌均呈現出雙向調節作用；而這種調節作用，只是對枳殼生物活性初步研究階段。實際上枳殼的這種作用，在採用氯仿等有機溶劑獲得的枳殼提取物後發現，小劑量給予正常小鼠灌服後，能促進小鼠的胃腸運動，大劑量灌服後則表現為抑制作用。在綿羊或兔作為試驗對象時也出現類似的結果，不同濃度的水提取液均能加強綿羊小腸收縮運動，促進腸道排空；對離體實驗動物兔的小腸表現為抑制作用，並呈量效關係。

（2）對心血管系統的影響

枳殼對心血管作用，主要是因為其含有多種活性成分，如精油中的辛弗林和 N-甲基酪胺等，透過間接激動 β-腎上腺素，增強機體心肌收縮和提高泵血功能，增加心血輸出量，加強心肌活力，提高外周阻力，而使血壓升高。同時枳殼提取液並能使門靜脈壓降低，這是因為降低了門靜脈血流和阻力的緣故。

（3）對子宮的影響

不同劑型的枳殼水提取物，能加強成年雌性家兔（已懷孕或未懷孕）之離體或在體子宮收縮，升高張力，有時會出現子宮強直性收縮而表現為興奮作用；但對離體小鼠子宮作用相反，呈抑制作用，這可能是由於枳殼水提取液中的成分——辛弗林（又名脫氧腎上腺素），拮抗實驗鼠離體子

宮肌肉中血清素引起的收縮有關。現代也常用於治療習慣性流產,由於該病與胎中氣機壅滯關係密切,精神情志憂鬱,肝主疏泄功能不及,調暢受阻,致氣機不暢,胎氣壅滯,易致流產。枳殼透過調理氣機,使氣機順暢,胎氣之壅滯得解,胎元已固,故可用治。此外,枳殼也常用於經期延長,腹部隱隱有痛的脹墜,腰膝痠軟,帶下等病症。

(4) 利尿作用的影響

對麻醉犬靜脈注射枳殼注射液後,能使實驗動物犬尿量增加,並能升高血壓、增大腎血管阻力。枳殼的這種利尿作用,可能是與其所含的活性成分 N-甲基酪胺有關。其作用機制可能是透過對腎小管重吸收的抑制作用,間接地增大尿量而發揮利尿作用。也有人認為枳殼利尿作用機制是由於其增強心肌收縮力,加強腎血管收縮,提高腎小球濾過壓而加大排鈉和增大尿量的作用。

(5) 其他作用

枳殼提取物對奧迪括約肌具有鬆弛作用,促使膽囊收縮,促進膽汁的分泌和排泄,利於結石排出體外。

十、生地黃

生地黃,始載於《神農本草經》,列為上品,因其色黃,質量下沉,故名。云其「治折跌絕筋,傷中,逐血痹,填骨髓,長肌肉」。其味甘、苦;性寒;歸心、肺、腎。為玄參科多年生草本植物,以乾燥塊根入藥。生地黃具有清熱涼血,養陰生津的功效,用於熱入營血,溫毒發斑,吐血衄血,熱病傷陰,舌絳煩渴,津傷便祕,陰虛發熱,骨蒸勞熱,內熱消渴。

1. 化學成分

地黃中的主要化學成分為糖類、環烯醚萜苷和胺基酸等，這也是其主要活性成分。有研究從地黃中已分離鑑定出了 8 種糖類：水蘇糖、棉子糖、葡萄糖、蔗糖、果糖、甘露三糖、毛蕊花糖及半乳糖。環烯醚萜苷：地黃中含有毛蕊花糖苷、梓醇、桃葉珊瑚苷、水蘇糖、胡蘿蔔苷、β-穀固醇。胺基酸和微量元素：乾地黃中含有丙胺酸、麩胺酸、纈胺酸、精胺酸、門冬胺酸、異亮胺酸、亮胺酸、脯胺酸、酪胺酸、絲胺酸、甘胺酸、苯丙胺酸、蘇胺酸、胱胺酸、賴胺酸。還含有多種微量元素。

2. 藥理作用

(1) 抗氧化、抗衰老

生地黃水煎液能夠清除超氧自由基和羥自由基，減輕自由基對機體組織的破壞，達到抗衰老的作用。生地黃乙酸乙酯提取物具有較強的抗氧化活性，且抗氧化活性與提取物質量濃度呈量效關係。從地黃葉中提取的麥角甾苷保護細胞免受葡萄糖氧化酶的細胞毒性、避免細胞凋亡。抗氧化作用可能透過刺激活化 MAP 激酶、Erk、Bcl-2 家族蛋白實現。

(2) 免疫興奮

地黃煎劑可不同程度提高小鼠免疫功能及調節內分泌的功能，能夠顯著促進小鼠脾淋巴細胞 IT-2 的分泌，能使周圍 T 淋巴細胞數口增多。地黃苷 A 能明顯增強小鼠遲發性變態反應，顯示地黃苷 A 有增強體液免疫和細胞免疫功能。地黃多糖可以上調表達 CD40、CD80、CD83、CD86 和 MHC II 類分子的骨髓樹突細胞，下調胞飲作用和吞噬活性，誘導的 IL-12 和 TNF-α 生產的骨髓樹突細胞，能夠增強宿主的免疫力。地黃多糖能夠顯著刺激淋巴細胞增殖和 T 細胞的增長。

(3) 降血糖

對懷地黃的成分進行分離，找到了具有顯著的降血糖作用的活性部位 P-BP-F。生地黃比熟地黃對鏈脲佐菌素致糖尿病模型小鼠降血糖及改善血脂水平更顯著。地黃水提取物可使胰島素原的 mRNA 和蛋白表達水平提高，空腹血糖水平降低。地黃寡糖能顯著降低正常和四氧嘧啶大鼠血糖，作用機制與腎上腺素和神經內分系統有關。

(4) 抗癌

地黃多糖體外對 S180，HL60 瘤細胞的生長無明顯作用，但對小鼠 S180、Lewis、肺癌、B16 黑素瘤等有明顯的抑制作用。梓醇與 dNTPs（三磷酸脫氧核苷）競爭性結合耐熱性 DNA 聚合酶的作用靶點，而 DNA 聚合酶是抗癌劑重要的作用靶標，可以發揮抗癌的作用。地黃水蘇糖體外對 HepG-2 和 SGC-7901 腫瘤細胞具有明顯的抑制作用；水蘇糖能明顯增強環磷醯胺的抑瘤作用。

(5) 抗腦缺血、保護神經中樞

地黃梓醇能明顯減輕腦缺血再灌注造成的損傷，即有效減少神經元死亡，降低腦梗塞面積。梓醇可明顯抑制 LDH 釋放，減 1- 甲基 -4 苯基 -1,2,3,6- 四氫吡啶（MPTP）誘導（可誘發帕金森氏症）的細胞毒性損傷。生地黃免煎顆粒能夠在一定程度上下調 MCAO 造模後引起的 Nog-A 蛋白表達升高，有利於中樞神經缺血後的神經再生。

(6) 促進造血

地黃多糖能刺激正常小鼠和快速老化模型小鼠骨髓 CFU-S、CFU-CM、CFU-E 和 BFU-E 的增殖和分化，升高外周白血球，具有促進造血功能的作用。生地黃能明顯增強血虛小鼠骨髓粒系祖細胞的生成能力，並能

升高外周血白血球數。

(7) 其他作用

地黃具有補血的作用，生地黃的水煎液能明顯縮短出血時間。地黃煎劑對四氯化碳中毒性肝炎的肝臟有保護作用。地黃醇浸劑（1%）灌流離體蛙心時顯示強心作用，對衰竭心臟作用尤為顯著。地黃水浸液體外對須瘡癬菌、石膏樣小芽孢菌、羊毛狀小芽孢菌均有抑制作用。

第二章　經方的臨床應用

　　血府逐瘀湯是清代醫家王清任首創的活血化瘀名方，其組方簡約，用藥精當，歷來被視為傳世名方之中的經典之劑，現代臨床仍在廣泛應用。當今許多名老中醫，他們在自己長期臨床實踐之中，深入領會其組方要義，結合現代疾病的特點，透過對其進行靈活加減，將血府逐瘀湯更加廣泛地應用於內科、外科、婦科、兒科等多種疾病，並獲得了較好的療效。雖然有很多病例屬於個案報導，但仍可反映出諸位名宿的辨證診療思路。本文就期刊文獻中關於當代名醫運用血府逐瘀湯的經驗進行整理總結，以饗讀者。

第一節　理論闡微

血府逐瘀湯中活血藥與理氣藥配伍的核心意義

　　血府逐瘀湯出自清代王清任的《醫林改錯》，由桃仁、紅花、生地黃、赤芍、當歸、川芎、柴胡、枳殼、桔梗、牛膝、炙甘草等11味藥物組成，乃王清任為「胸中血府血瘀」而設，成為活血化瘀的代表方劑，具有活血化瘀、行氣止痛之功效，主治胸中血瘀證。正如唐宗海在《血證論》中所言：「王清任著《醫林改錯》，論多粗舛，唯治瘀血最長。所立三

下篇　現代研究

方，乃治瘀血活套方也。」在血府逐瘀湯中，活血藥與理氣藥的配伍具有十分重要的意義。方中桃仁與紅花屬於相須配伍，桃仁助紅花活血，紅花助桃仁行滯，互相借力，共為君藥；赤芍、川芎、牛膝皆作臣藥，輔佐君主行祛瘀止痛之功；生地黃、當歸益陰養血，以防君藥和臣藥攻伐太過，桔梗、枳殼、柴胡升中有降，降中寓升，監運糧草、監督軍行，五子皆是佐藥；桔梗載藥上行為督促官，亦佐亦使；甘草調和諸將，使行陣和睦、優劣得所，乃為使藥。

1. 從中醫方劑配伍理論進行論證

血府逐瘀湯主治胸中血瘀證，其臨床表現為胸痛，頭痛，日久不癒，痛如針灸且有定處，或呃逆日久不止，或飲水即嗆，或乾嘔，心悸怔忡，失眠多夢，急躁易怒，或內熱瞀悶，入暮潮熱，唇暗或兩目暗黑，舌質暗紅，或舌有瘀斑、瘀點，脈澀或弦緊。縱觀其症，其病機可概括為瘀血內阻胸部，氣機鬱滯，即王清任所稱「胸中血府血瘀」之證。胸為氣之所宗，血之所聚，肝經循行之分野。血瘀胸中，氣機阻滯，而致清陽鬱遏不升，故胸痛、頭痛日久不癒，痛如針灸，且有定處；胸中血瘀，影響及胃，而致胃氣上逆，故呃逆乾嘔，甚則水入即嗆；瘀久化熱，則內熱瞀悶，入暮潮熱；瘀熱內擾心神，則心悸怔忡，失眠多夢；瘀血鬱滯日久，肝失條達，故急躁易怒；唇、目、舌、脈所見，皆為瘀血阻滯之象。方中桃仁破血行滯而潤燥，紅花活血化瘀以止痛，共為君藥。赤芍、川芎助君藥活血化瘀；牛膝活血通經，祛瘀止痛，並引血下行，共為臣藥。生地黃、當歸養血益陰，清熱活血，活血而不傷血；桔梗、枳殼，一升一降，寬胸行氣，桔梗並能載藥上行；柴胡疏肝解鬱，升達清陽，與桔梗、枳殼同用，尤善理氣行滯，使氣行則血行；以上均為佐藥。甘草調和諸藥，為使藥。縱觀全方，血府逐瘀湯由桃紅四物湯（生地黃易熟地黃，赤芍易白

芍）合四逆散（枳殼易枳實，赤芍易白芍）加牛膝、桔梗而成，在血府逐瘀湯的配伍中，桃仁、紅花、川芎、當歸構成活血藥的核心藥組，柴胡、枳殼構成理氣藥的核心藥組，其中，桃仁、紅花、川芎活血祛瘀，當歸養血行血，四藥相伍，祛瘀又養血，破血又扶正，瘀血去而新血生，則活血而無耗血之慮；柴胡舒肝行氣，枳殼下氣寬胸，二藥相配，升降同施，氣行有助血行。六藥合而用之，既能活血祛瘀，又能行氣止痛，既行血分瘀滯，又解氣分鬱結，且升降相施，氣血調和，則諸症可癒，為治胸中血府血瘀證之優良組合。由此可見，活血藥與理氣藥的配伍在血府逐瘀湯中發揮主導作用，桃仁、紅花、川芎、當歸、柴胡、枳殼6味藥的組合影響著該方活血化瘀，行氣止痛的功效，從而達到治療胸中血瘀證之目的。

2. 從中醫文獻資料進行論證

桃仁味苦、甘，性平，歸心、肝、大腸經，《神農本草經》指出：「治瘀血，血閉，瘕，邪氣，殺小蟲。」紅花味辛性溫，歸心、肝經，《本草綱目》指出：「主治產後血運口噤，腹內惡血不盡絞痛。」桃仁、紅花配伍，既善活血通經，又善祛瘀止痛，為活血化瘀之常用組合，如《藥性集要》所言「桃仁得紅花，行瘀，通月經……」川芎味辛性溫，歸肝、膽、心包經，能上行巔頂，下走血海，旁通四肢，為「血中之氣藥」，既善活血化瘀，又能行氣止痛，如《珍珠囊》指出：「上行頭角，助元陽之氣而止痛；下行血海，養新生之血以調經。」當歸味甘、辛，性溫，入肝、心、脾經，補血活血，補中有動，行中有補，誠為血中之氣藥，亦為血中之聖藥也，正如《本草綱目》所說：「和血補血。」以上四藥合用，構成活血藥的核心藥組，既能活血，又能養血，舊血去而新血生，瘀血去而正不傷，成為活血化瘀止痛之常用組合。柴胡味苦、辛，性微寒，歸肝、膽經，《本草綱目》指出：「乃手足厥陰、少陽必用之藥。」可見，柴胡善於疏泄

足厥陰肝氣而解鬱結，為治肝氣鬱結證之要藥；枳殼味苦、辛，性微寒，入脾、胃、大腸經，具有破氣消積，行氣化痰之功效，如《本草綱目》所言：「枳實、枳殼，氣味功用俱同……大抵其功皆能利氣，氣下則痰喘止，氣行則痞脹消，氣通則痛刺止，氣利則後重除。」二藥合用，構成理氣藥的核心藥組，一升一降，理氣寬胸，以達「氣行則血行，血行瘀自消」之目的。臨床所見內傷雜病，瘀血阻滯者，常將活血藥組與理氣藥組合用，以化瘀為主，理氣為輔，寓行氣於活血之中，如某中醫指出：當歸養血活血，桃仁、赤芍、紅花逐瘀活血；血不得氣不活，氣不得血不行，川芎為血分氣藥，枳殼擅長理氣疏肝，柴胡疏肝解鬱，三藥合用，助本方理氣活血，並有調理肝脾的作用。

以上文獻記載顯示，血府逐瘀湯中活血藥與理氣藥的配伍符合中藥配伍的原則，切中胸中血瘀證之病因病機，活血化瘀、行氣止痛，故治療效果肯定，成為治療胸中血瘀證方劑配伍的常用組合，其核心配伍意義不可忽視。活血藥與理氣藥在血府逐瘀湯的配伍中具有核心的意義，其中，桃仁、紅花、川芎、當歸構成活血藥組，柴胡、枳殼構成理氣藥組，六藥合用影響著血府逐瘀湯的主要功效和主治證型，同時呈現了中醫治療疾病的整體觀。

3. 權衡用量比例

桃仁紅花比例為4：3，辛溫配苦甘，辛溫多而苦甘次之，可攻而有方，伐而得法，以消瘀滯；川芎、赤芍、牛膝比例1.5：2：3，顯示辛溫活血與苦寒行血與苦降行血之間的用量關係，層次分明；生地黃當歸為1：1，養血歸一；柴胡、桔梗、枳殼、甘草1：1.5：2：2，條理有秩；全方溫性藥有紅花、當歸、川芎、甘草，總量為九錢半；涼性藥有生地黃、赤芍、柴胡，總量為六錢；平性藥有桃仁、牛膝、桔梗、枳殼，總量為十錢

半，溫、涼、平之比為 9.5：6：10.5，可謂是瘀滯於內，治以辛溫，佐以微寒，以辛散之，以平調之。從用量分析主治，病為胸中瘀血證，表現為胸痛、頭痛、舌暗脈澀。

第二節　證治特色

一、方證辨病

在應用血府逐瘀湯時，要根據辨證施治原則，若無瘀血見證則不可濫用，因瘀血症狀多端，血瘀之證，情況複雜，臨床運用，輔以補氣血之品，止血勿忘祛瘀，祛邪勿忘補正，舊血得去，新血才能得生。

辨治神志精神疾患：如失眠、中風後憂鬱、癲癇等在其病情變化中出現頭痛、頭暈、寐差，舌有瘀斑，脈象澀或弦緊且符合血府逐瘀湯辨治要點者。

辨治心血管疾患：如高血壓、冠心病、心力衰竭等在其病情變化中出現胸痛、憋悶或心悸，舌有瘀斑，脈象澀且符合血府逐瘀湯辨治要點者。

辨治消化系統疾患：如肝硬化、腸梗阻、腸沾黏等在其病情變化中出現腹痛或腹脹，便祕，舌象暗紅，脈象弦緊或澀且符合血府逐瘀湯辨治要點者。

辨治四肢筋骨疾患：如骨折、下肢靜脈曲張等在其病情變化中出現疼痛、麻木、發涼或發僵，舌有瘀狀，脈呈澀或弦緊象且符合血府逐瘀湯辨治要點者。

辨治血液腫瘤疾患：如癌症、子宮肌瘤等在其病情變化中出現舌象暗，脈象澀等符合血府逐瘀湯辨治要點者。

在臨床應用中，每個疾病的病因、病機以及患者體質皆不盡相同，需要我們審證求因，靈活應用。一些久治不癒的慢性病和診斷不明的複雜罕見病，往往都具有瘀血指徵，怪病皆為痰作祟，久病皆有瘀其裡。因此不論活血、補血、止血與祛瘀，都應視病情，分清主次，運用活血化瘀法，才可以收到滿意的效果。

二、應用指徵

凡有氣滯血瘀症狀者，都可作為血府逐瘀湯的應用指徵。

體徵：舌淡紫或紫，舌根有紫紋，整舌晦暗，或舌邊尖有紫塊、紫點、瘀斑；面色晦暗，瞼下青紫，面部暗紅，面部色素沉著，面部小血管怒張，口唇色紫，口腔及齒齦黏膜色素沉著；毛髮的突然變化（包括突然脫落、枯、黃、白）；肢體活動功能障礙，感覺異常，皮膚粗糙；肝脾腫大、腫瘤、骨質變形；體表瘀血，皮膚暗褐；脈象澀、緊、沉遲。

症狀：局部腫脹疼痛，痛如針灸，疼痛拒按，痛處固定不移，疼痛常在夜間加重；性情突然變化，包括多疑、喜怒無常、易激動或沉默寡言；長期低熱、胸悶不舒、心前區刺痛或憋悶、失眠多夢、夢遊、囈語、頭痛頭暈長期不癒等。

既往史：有外傷史、手術史、人工流產史、不孕症、月經異常史（月經不調、先後無定期，經色紫量少，經行腹痛）者皆可使用該方。

三、血府逐瘀湯的臨床應用

血府逐瘀湯可適用於以下各系統的疾病：

1. 神經精神系統疾病

如頭痛、偏頭痛、三叉神經痛、神經衰弱症候群、腦外傷後遺症、腦水腫及血管病、癲癇、腦囊蟲、腦積水、腦動脈硬化、眩暈麻痺震顫、精神分裂症等。

2. 心血管系統疾病

如冠心病、心絞痛、肺源性心臟病、風溼性心臟病、無脈症、血栓性靜脈炎等。

3. 消化系統疾病

如潰瘍病、慢性肝炎、肝脾腫大、嘔吐、嘔逆等。

4. 婦產科疾病

如原發性痛經、流產後腰痛或出血、產後身痛、月經失調、不孕症、子宮肌瘤、慢性盆腔炎等。

5. 內分泌系統疾病

如糖尿病、子宮內膜異位、月經紊亂或閉止、乳房萎縮、陽痿及性慾減退等。

6. 其他疾病

色素沉著、尿血、多汗症、低熱、乳房纖維瘤、腦瘤、慢性蕁麻疹、癢疹、慢性咽炎、盜汗、哮喘、胸壁挫傷、視網膜靜脈血栓形成及急性瀰漫性血管內凝血等。

下篇　現代研究

第三節　血府逐瘀湯中血瘀的本質

一、以方求證看血瘀證本質

從以上血府逐瘀湯的臨床應用可以看出，血府逐瘀湯使用頻率較高的疾病主要為精神神經系統疾病、心血管疾病和消化系統疾病。顯示血瘀證多見於神經系統、心血管系統和消化系統。

1. 從血府逐瘀湯的主證看血瘀證的主要臨床表現

血府逐瘀湯以「活血祛瘀，行氣止痛」之法，用治瘀血內阻胸部，氣機鬱滯所致胸痛胸悶，證見胸痛，頭痛日久，痛如針炙而有定處，或呃逆日久不止，或內熱煩悶，或心悸失眠，急躁易怒，入暮潮熱，唇暗或兩目睛黑，舌暗紅或有瘀斑，脈澀或弦緊。

離經之血未能及時排出或消散，停於某處；或血運受阻，壅積經脈或器官之內，呈凝滯狀態，失卻生理功能者，均屬瘀血。由瘀血內阻而產生的症候，是為血瘀證。由於瘀血內積，使氣血運行受阻，造成機體某一部分的氣血不通，不通則痛，故疼痛是血瘀證的突出症狀，其痛具有刺痛、固定不移、拒按的特點，皆因有形瘀血停積於局部，氣血不得通達之故，由於夜間血行較緩，瘀阻加重，故夜間疼痛加重。積瘀不散而凝結，則可形成腫塊，血未流行，故外見腫塊色青紫，內部腫塊觸之堅硬不移。出血是由於瘀血阻塞脈絡，使血液不能循經運行，而溢出脈外之故，由於所出之血停聚未行，故色呈紫暗，或已凝結而為血塊。瘀阻脈絡，血行障礙，全身緩慢而持久地得不到氣血的溫煦濡養，故可以出現面色黧黑，口唇、舌體、指甲青紫色暗等徵。瘀久不消，血液虧少，營血不能濡潤滋養肌

膚，則皮膚粗糙、乾澀，狀如鱗甲。瘀血內阻，衝任不通，則為閉經。絲狀紅縷、腹壁青筋暴露、脈細澀等，皆為瘀阻脈絡，血行受阻之象。

2. 從血府逐瘀湯及其加減變化看血瘀證的共性與特性

　　血府逐瘀湯方出《醫林改錯》，後世將血府逐瘀湯、通竅活血湯、膈下逐瘀湯、少腹逐瘀湯、身痛逐瘀湯稱為五逐瘀湯，各方均以當歸、赤芍、川芎、桃仁、紅花為基礎組成，均有活血祛瘀止痛之功，用治血瘀所致的諸症。血府逐瘀湯配行氣開胸的桔梗、枳殼、柴胡，牛膝引血下行，宣通胸脅氣滯，引血下行功效佳，主治胸中血瘀血行不暢之胸痛頭痛、日久不癒，痛如針灸，而痛有定處；通竅活血湯中麝香、老蔥開竅通陽，共奏活血通竅之功，主治瘀阻頭面的頭痛、昏暈、耳聾年久，或頭髮脫落，酒糟鼻、白癜風、婦女乾血癆；膈下逐瘀湯取香附、烏藥、枳殼、延胡索疏肝行氣止痛之力，用於瘀血結於膈下兩脅及腹部脹痛，有積塊者或小兒痞塊肚腹疼痛，痛處不移；小茴香、官桂、乾薑溫通下焦，溫經止痛作用較優，故少腹逐瘀湯主治血瘀少腹之積塊、月經不調之痛經；身痛逐瘀湯取秦艽、羌活、地龍通絡宣痹之功，通痹止痛，治以瘀血痹阻於經絡，肢體痹痛，關節疼痛經久不癒。可見，血瘀證主要有疼痛、腫塊、出血、色脈改變等表現。其疼痛狀如針灸刀割，痛處不移而固定，常在夜間加重。腫塊在體表者，常呈現青紫色包塊，在腹內者，可觸及較堅硬而推之不移的腫塊（稱為積）。出血色紫暗或夾有血塊，或大便色黑如柏油狀。可見面色黧黑，或唇甲青紫，或皮下紫斑，或肌膚甲錯，或腹部青筋顯露，或皮膚出現絲狀紅縷（皮膚顯露紅色脈絡）。婦女可見閉經，或為血崩、漏下。舌質紫暗或見紫斑、紫點，或舌下脈絡曲張，或舌邊有青紫色條狀線。脈象多細澀，或結脈、代脈，或無脈。

下篇　現代研究

3. 從血府逐瘀湯的作用機制看血瘀證本質

無論是離經之血未能及時排出或消散，停於某處所成之血瘀證，或是血運受阻，壅積經脈或器官之內，呈凝滯狀態，失卻生理功能者的血瘀證，從本質上說，皆可由瘀血內阻而產生，皆屬血瘀證。

4. 從血府逐瘀湯異病同治看血瘀證

血府逐瘀湯所主治的病症非常廣泛，在幾十個病種之中，都可應用血府逐瘀湯進行治療，這是為什麼？一方面說明血瘀證致病的廣泛性，各系統均可出現血瘀證；另一方面說明，無論是什麼病種，只要辨證屬於血瘀證，都可用活血化瘀方藥進行治療，這就是異病同治。在這當中，必然存在著帶規律性的東西。

二、血瘀證病理生理學本質假說

文獻研究發現，血府逐瘀湯所治之血瘀證，幾乎見於全身各個系統，以方測證，可得出以下觀點：

血瘀證的實質不大可能只是某一種物質，而應該理解為一種病理生理學過程。否則無法理解血瘀證病種之多，臨床表現之複雜，單是想從量化的數字指標來研究血瘀證的實質，會使中醫的血瘀證狹窄化，更會使血瘀證的研究陷入死胡同。

中醫認為在正常的生理條件下，血在脈中的循行流動狀態應是「如水之流」。一旦血在脈中循行流動狀態在某些病理因素的影響下，不是如水之流，而是「血凝而不流」，「血瘀滯而不行」，常是由於「寒凝」、「氣滯」、「熱迫」等原因造成的。對於瘀血的治療，必須先理氣，氣行血也活。而理氣，主要是理肝，使肝在氣機的升降出入中，恢復升發、宣泄的功能，

第二章　經方的臨床應用

使氣順而血流。

　　血府逐瘀湯廣泛用於精神神經、心腦血管、消化等系統的疾病，可能與調節自律神經功能有關。因為自律神經系統一方面透過交感神經和副交感神經直接調節體內各系統，如心血管、消化、神經、內分泌等功能；另一方面又透過對各種內分泌腺的調節間接調整各系統的功能。

　　各系統疾病血瘀證的表現雖然不同，但其病機又是一樣的，同屬「血行失常」這一病理過程。這也顯示血瘀證是機體內調控系統功能失調，尤其是神經內分泌系統功能障礙、自律神經失調所致機體代謝紊亂，代謝產物堆積，從而引起全身各系統的病變。我們有理由認為，血瘀證本質最根本的就是神經內分泌功能失調，導致全身各系統器官功能障礙。

　　透過對血瘀證的探索以及分析活血化瘀方藥的作用特點，我們提出了血瘀證病理生理學本質假說：血瘀證是一個複雜的病理生理過程，涉及多器官、多系統，並非單純的某一種物質。各種致病因素，首先引起神經內分泌異常、自律神經失調、體液代謝及物質代謝障礙，從而導致代謝產物堆積、內環境紊亂，表現為血瘀證的一系列臨床症狀。如代謝產物堆積、內環境紊亂損傷免疫系統，則表現為細胞免疫功能下降、自身免疫和變態反應的出現，組織細胞可出現炎症、變性、增生或壞死等；若循環系統受累，則主要表現為高動力型的血液循環特徵：循環壓力增高，心率加快，心排出量和心肌耗氧量增高，表現為心悸、胸悶、喘急、脈弦澀等；若神經系統受損，則表現為神經變性及精神精神官能症狀如癲癇、失眠、眩暈、肢麻、偏癱、震顫、癡呆、昏迷等；若消化系統受損，則可見肝炎、胃潰瘍、胃出血、少腹脹滿等消化系統病症。這一假說基本上可以解釋血瘀證的一系列臨床表現及其全身性、複雜多變的致病特點，具有一定的理論價值和臨床指導作用。

第四節　名醫驗案

1. 應用血府逐瘀湯治驗

◎案　內傷發熱

陳某，男，56歲。1999年11月10日初診。心中熱半年餘，體溫不高，時有胸痛，血壓不高，失眠多夢，日晡潮熱，入夜胸中熱悶，舌暗紅有瘀斑，脈弦。辨證為胸中有瘀血。方用血府逐瘀湯加減。

處方：生地黃25g，川芎15g，赤芍15g，桔梗15g，牛膝15g，桃仁15g，紅花15g，柴胡10g，枳殼15g，甘草15g，丹參15g，牡丹皮15g。7劑，每日1劑，水煎服。

二診：1999年11月17日，明顯好轉，胸中基本不熱，舌仍暗紅，脈弦，上方去桃仁、紅花，加鬱金15g，以行氣解鬱、涼血活血，繼服7劑。

三診：1999年11月24日，基本痊癒，胸不熱，舌、脈正常，上方去牡丹皮，續服4劑，以善其後。

按瘀血發熱，其發熱時間多在下午或晚間，同時可見舌質略暗或有瘀斑，脈弦澀等證。《靈樞·癰疽》認為：「營血稽留於經脈之中，則血泣而不行，不行則衛氣從之而不通，壅遏而不得行，故熱。」瘀血發熱是內傷發熱中一個較為常見的證型，此病似《醫林改錯》所謂的心裡熱（燈籠病）：「身外涼，心裡熱，故名燈籠病，內有血瘀。認為虛熱，愈補愈瘀；認為實火，愈涼愈凝。」其人之熱，為虛熱，係胸中氣滯血瘀所致。胸脅為肝經循行之處，瘀血內阻胸中，氣機瘀滯，不通則痛，故胸痛；氣血瘀而化熱，故心中熱；內熱上擾清竅，故失眠多夢。因瘀血為陰邪，「陰邪旺於陰分」，故日晡（下午2～3點）潮熱且夜間熱甚，舌、脈均為氣滯血

瘀之象。此病辨證要點在於胸痛，心中熱，舌有瘀斑，診為胸中有瘀血，瘀血著而不去，氣機阻滯胸中，則瘀而發熱。故以血府逐瘀湯加減以行氣活血化瘀。方中川芎、赤芍、桃仁、紅花活血化瘀，牛膝祛瘀血，通血脈，引瘀血下行；柴胡疏肝解鬱，升達清陽；桔梗開宣肺氣，載藥上行，又可和枳殼一升一降，寬胸行氣；生地黃涼血並養陰；當歸養血活血，可使祛瘀不傷正；丹參、牡丹皮涼血活血。二診瘀血徵象明顯減輕，仍有氣機不暢，故去桃仁、紅花，加鬱金，《本草彙言》謂：「鬱金，清氣化痰，散瘀血之藥也……為心肺肝胃，氣血火痰，鬱遏不行者，最驗。」三診去牡丹皮，以防寒涼太過。如此調治數日，則熱退脈和。

◎案　胸痹

金某，女，47歲。2004年12月2日初診。2年前自覺胸悶，偶有微痛。1週前胸痛加重，連及肩背，痛有定處，如錐刺感，伴有心悸，舌質紫暗，脈弦。心電圖示：V1～V4 T波倒置，V4～V6 ST段輕度下移。辨證為胸中血瘀。治以活血祛瘀、行氣止痛。方用血府逐瘀湯加減。

處方：丹參25g，川芎15g，紅花15g，鬱金15g，木香10g，當歸15g，枳殼15g，赤芍15g，薑黃15g，三七粉10g（沖服），延胡索15g，炙甘草15g。6劑，每日1劑，水煎服。

二診：2004年12月8日，胸悶、心悸明顯減輕，舌質略暗，脈略細。方中行氣活血之品久服可耗傷正氣，尤以木香辛香走竄為最，故上方去木香。脈細為陽氣不足，故加黃耆25g、桂枝15g，以扶正氣，增強益氣活血、溫通心脈之效。

三診：2004年12月14日，服上方6劑，胸脘微覺痞悶，下顎已不痛，舌質基本正常，脈已不細，於前方加陳皮15g，以行氣和胃。

下篇　現代研究

四診：2004年12月20日，服上方6劑，諸症皆消，唯脈略數。心電圖示：T波大致正常，於上方去桂枝，續服5劑以鞏固療效。

按胸痹病名首見於《黃帝內經》。是指胸部悶痛，甚則胸痛徹背，短氣，喘息不得平臥為主症的一種疾病。輕者僅感胸悶如窒，呼吸欠暢，重者則見胸悶心痛，痛勢劇烈，胸痛徹背，背痛徹心，持續不解，伴汗出、肢冷、面白、唇紫、手足青至節，甚至旦發夕死，夕發旦死。血瘀是胸痹心痛臨床上最為常見的症候，但有輕有重，有緩有急。本例患者血瘀見證較為明顯，而虛證不彰，故處方以活血化瘀、行氣止痛為主，方用血府逐瘀湯加減。《醫林改錯》云：「胸痛在前面，用木金散可癒……在傷寒，用瓜蔞、陷胸、柴胡等，皆可癒。有忽然胸痛，前方皆不應，用此方一付，痛立止。」這裡的「此方」即指血府逐瘀湯。臨床用活血行氣之劑治療血瘀型胸痹，一般取效較快，但過服必傷氣血，故須謹慎。本方以丹參為君藥，化瘀血，生新血，祛瘀不傷正，《本草彙言》云：「丹參，善治血分，去滯生新，調經順脈之藥也。」三七善能化瘀定痛，《醫學衷中參西錄》云三七：「化瘀血而不傷新血，允為理血妙品。」紅花能通利經脈，破瘀行血，《本草經疏》云：「紅藍花，乃行血之要藥……入心，入肝，使惡血下行。」二者助君藥化瘀止痛，共為臣藥。赤芍能除血痹，散惡血。川芎行氣活血止痛，能上行頭目，下行血海。延胡索、鬱金、薑黃行氣活血止痛，當歸養血和血，使活血而不傷血。血隨氣行，氣行則血行，故方中又佐枳殼、木香行氣以助活血之力。枳殼且能理氣寬胸，行胸膈滯氣。以甘草為使，調和藥性，並能益氣和中、固護正氣，使活血行氣而不傷正。

◎案　頭痛

陳某，女，51歲。2005年8月3日初診。左側頭痛數月，耳聾，時輕時重，素患慢性胃炎，胃脘悶痛，舌微紅有瘀斑，脈略數有力。

處方：生地黃 20g，桃仁 15g，紅花 15g，枳殼 15g，柴胡 15g，桔梗 15g，赤芍 15g，川芎 15g，甘草 15g，當歸 15g，鬱金 15g，香附 20g。7 劑，每日 1 劑，水煎服。

二診：2005 年 8 月 10 日，好轉，頭痛大減，繼投上方，7 劑。

三診：2005 年 8 月 17 日，頭痛基本消失，唯口苦，舌紅。上方加黃連 10g、川楝子 15g，繼服 7 劑。

四診：2005 年 8 月 24 日，近日因工作操勞，血壓略高，嗜睡，舌微紅，上方去柴胡、桔梗，加焦山梔子 15g，九節菖蒲 15g，懷牛膝 20g，繼服 7 劑。

五診：2005 年 8 月 31 日，血壓略高，頭清，胃不痛，脈弦略數，上方加草決明 25g，繼服 7 劑。

六診：2005 年 9 月 7 日，頭已不痛，舌上瘀斑基本消失，上方 7 劑以鞏固療效。

按瘀血頭痛，可因頭部外傷，或久病入絡，氣血凝滯，氣機受阻，脈絡不通，瘀阻腦絡，而發頭痛。一般表現為頭痛經久不癒，痛處固定不移，痛如錐刺，舌紫暗或有瘀斑，脈細或細澀等。本例患者屬瘀血頭痛之證，其辨證要點是痛處不移，舌有瘀斑。治以活血化瘀，行氣止痛，方用血府逐瘀湯加減。《醫林改錯》言：「頭痛有外感，必有發熱惡寒之表症，發散可癒；有積熱，必舌乾、口渴，用承氣可癒；有氣虛，必似痛非痛，用參芪可癒。查患頭痛者，無表症，無裏症，無氣虛、痰飲等症，忽犯忽好，百方不效，用此方一劑而癒。」這裡所言「此方」即是血府逐瘀湯。方中以桃仁破血行氣，紅花活血祛瘀而止痛，共為君藥。赤芍、川芎、鬱金助君藥活血化瘀，行氣止痛，共為臣藥。佐以生地黃、當歸養血益陰，清熱活血；桔梗、枳殼，一升一降，寬胸理氣，使氣行則血行；柴胡疏肝解

鬱，升達清陽；香附行氣止痛，並能增強活血化瘀之效；桔梗載藥上行，甘草調和諸藥，二者共為使藥。二診頭痛已經大減，三診頭痛已經基本消失，故在前方基礎上加減調治數週而頭痛症狀消失。

◎案　不寐

崔某，女，38歲。2005年3月10日初診。不寐多夢2年餘，伴有頭暈、健忘，面色晦暗無澤，眼周泛黑，神疲，月經不調，偶有胸脅串痛，善太息，舌有瘀斑，苔微黃，脈細澀。曾在某醫院檢查，未發現陽性體徵，診斷為神經衰弱，曾口服中藥和西藥，病情時好時壞，遂來診治。

處方：生地黃20g，當歸15g，赤芍15g，紅花15g，桃仁15g，柴胡15g，枳殼15g，桔梗15g，牛膝15g，川芎10g，丹參15g，炒酸棗仁20g，柏子仁20g。7劑，每日1劑，水煎服。

二診：2005年3月17日，服藥7劑後稍有睡意，面色仍晦暗無澤，舌有瘀斑，苔微黃，脈沉澀。上方加鬱金20g，繼服7劑。

三診：2005年3月24日，睡眠顯著好轉，睡眠可持續6～7小時，其餘症狀亦有所改善。效不更方，繼服上方7劑以鞏固療效。

按「不寐」一詞，早在《黃帝內經》中就有記載，「目不瞑」、「不得眠」、「不得臥」，在《難經》中稱「不寐」。本證臨床主要表現為入睡困難，多夢易醒，醒後不易入睡，嚴重者徹夜難眠。患者夜間休息不好，白天精神疲憊，影響其工作和生活品質，甚至引發其他疾病。本例患者，不寐病史2年以上，正所謂「病初氣結在經，病久血傷入絡」，因此其存在「鬱」和「瘀」兩種不同的病機，由初起表現為肝鬱氣滯，逐漸演變為氣滯血瘀證型。瘀血內阻，氣血不能上奉，心神失其濡養，肝魂失其斂藏，故見失眠、多夢、頭暈，神疲、健忘。肝性喜條達惡憂鬱，肝失疏泄，氣機鬱滯，經脈

不利，故胸脅竄痛，善太息。血瘀內阻，氣血運行不暢，故見月經不調。瘀久不消，氣血不榮，故肌膚甲錯，面色晦暗，眼周皮膚泛黑。苔微黃為瘀而化熱之徵。舌有瘀斑、脈細澀皆為血瘀之象。故治以疏肝理氣、活血化瘀，方用血府逐瘀湯加減。王清任《醫林改錯》指出：「夜不安者，將臥則起，坐未穩，又欲睡，一夜無寧刻，重者滿床亂滾此血府血瘀。此方服十餘付，可除根。」又說：「夜不能睡，用安神養血藥治之不效者，此方若神。」王清任所指「此方」即是血府逐瘀湯。方中加入柏子仁、酸棗仁養心安神，其中，酸棗仁當炒用。對於酸棗仁生熟之別，《本草綱目》云：「睡多生使，不得睡炒熟。」鬱金涼血活血，行氣解鬱，《本草彙言》謂「鬱金，清氣化痰，散瘀血之藥也……為心肺肝胃、氣血火痰、鬱遏不行者，最驗。」本例患者有明顯的肝經症狀，而肝為剛臟，賴陰血以滋之，用藥不宜剛而宜柔，不宜伐而宜和，當於甘涼、辛潤、酸降、柔靜中求之。故方中川芎僅用 10g，以防辛散耗氣。然方貴配伍，醫貴權變，故在臨證中尚須隨證加減：心火甚者，加黃連；久病或驚悸者加龍骨、牡蠣以鎮驚安神。

2. 運用血府逐瘀湯之經驗

◎案　胸痹心痛

王某，女，68 歲。2013 年 2 月 14 日初診。主訴：因間斷胸悶胸痛 10 年餘，加重 2 週就診。患者 10 年前因情志不遂致胸悶憋氣，偶發胸背痛，平素含服科學中藥藥丸、硝化甘油後症狀可緩解，曾於醫院就診，診斷為冠心病、心絞痛。近 2 週來，患者胸悶胸痛再次發作，遂來就診。症見：胸悶憋氣，心胸刺痛，入夜尤甚，煩鬱太息，舌暗苔薄白，邊有瘀斑，脈弦。心電圖示：心肌缺血。血壓 130/85mmHg。中醫診斷為胸痹、心痛。脈證合參，辨證為氣滯血瘀、心脈痹阻。治以理氣解鬱、化瘀通痹。方用血府逐瘀湯加減。

處方：柴胡 10g，當歸 10g，川芎 10g，赤芍 10g，生地黃 10g，枳殼 10g，桔梗 10g，牛膝 10g，水蛭 10g，土鱉蟲 10g，蜈蚣 2 條。水煎服，每日 1 劑，分早晚 2 次服用。

服藥 10 劑後，症狀大減，繼服 15 劑，諸症皆除，後以此方泛水為丸，以鞏固療效。

按本案方藥主要是針對氣滯血瘀以瘀為主的胸痹心痛症而設，其辨證要點有三：其一，病程較長；其二，典型瘀血證，心胸刺痛、固定不移、晝輕夜重；其三，舌質紫暗，有瘀斑或瘀點，脈象或弦或澀。本方組方是在血府逐瘀湯基礎上，去原方中桃仁、紅花，而酌加血肉有情之品水蛭、蜈蚣、土鱉蟲而成，其旨在於加強活血祛瘀之功。方中水蛭及土鱉蟲生用為末 1g，裝入小膠囊中，以湯水送服，療效更佳。正如《醫學衷中參西錄》所言「水蛭味鹹專入血分，於氣分絲毫無損。且服後腹不覺疼，並不覺開破，而瘀血默消於無形」，「其味咸為水味，色黑為水色，氣腐為水氣，純係水之精華生成，故最宜生用，甚忌火炙」。

◎案　不寐

楊某，男，52 歲。2013 年 3 月 19 日初診。主訴：因頑固性失眠 10 餘年就診。患者嚴重失眠 10 餘年，每晚服 Estazolam 3 片，睡眠 3～4 小時。間斷服用中藥，失眠改善亦不明顯，經人介紹前來求診。症見：失眠多夢，胸悶憋氣，善太息，心中懊惱，面色晦暗，舌暗有瘀點，苔薄黃，脈弦滑。中醫診斷為不寐。脈證合參，辨證為肝鬱血瘀夾火，魂神被擾不歸。治以清肝解鬱、活血安魂。方用血府逐瘀湯加減。

處方：柴胡 10g，當歸 10g，川芎 10g，赤芍 10g，生地黃 10g，枳殼 10g，桔梗 10g，牛膝 10g，桃仁 10g，紅花 10g，合歡皮 15g，梔子 10g，

淡豆豉 10g，珍珠母 30g（先煎），琥珀粉 1.5g（沖服）。水煎服，每日 1 劑，分早晚 2 次服用。

二診：服上方 7 劑後，睡眠情況有所改善，每晚能入寐 5～6 小時，舌暗，瘀點消失，脈弦滑，前方再服 7 劑，患者失眠明顯改善，餘諸症減輕。又服用上方 7 劑，鞏固治療。

按王清任言：「夜不能睡，用安神養血藥治之不效，此方若神。」又曰：「夜睡夢多，是瘀血，此方一兩劑痊癒，外無良方。」其理論依據源於《黃帝內經》，「病久入深，榮衛之行澀，經絡時疏」、「邪客於皮毛，入舍於孫絡，留而不去，閉塞不通，不得入於經，流溢於大絡而生奇病也」；清代葉天士秉承其旨，進一步提出「久病入絡」、「久痛入絡」理論，言「經主氣、絡主血」、「初為氣結在經、久則血傷入絡」。

3. 運用經方治療發熱驗案舉隅

◎案　肺癌根治術後發熱

鄧某，男，59 歲，農民。1985 年 10 月 12 日初診。主訴：肺癌根治術後發熱 1 個月餘。患者 1 個月前行肺癌根治術，術後一直輕中度發熱，曾在醫院用多種抗生素治療無效。因經濟拮据，自動出院。出院後曾服用養陰清熱類中藥，效果欠佳。症見：發熱（體溫 38.6℃），發熱在午後出現，後半夜漸退，創口隱隱刺痛，口咽乾燥，但欲漱口而不欲咽，舌偏紅有瘀點，脈澀。何宇林認為，此為「胸中血府血瘀」所致。由於手術，離經之血停積體內，經脈壅遏不暢，瘀血阻滯，壅而為熱。《醫林改錯·氣血合脈說》：「後半日發燒，前半夜更甚，後半夜輕，前半日不燒，此是血府血瘀。」治以活血化瘀。方用血府逐瘀湯加味。

處方：桃仁、紅花、赤芍、牛膝、當歸、川芎、生地黃、柴胡、枳殼

各10g，桔梗5g，白薇、地骨皮各10g，甘草4g。5劑，每日1劑，水煎服。

服3劑，熱漸退，5劑服完已不發熱。又服3劑鞏固，隨訪月餘發熱未作。

按《靈樞·癰疽》云：「營衛稽留於經脈之中，則血泣而不行，不行則衛氣從之而不通，壅遏而不得行，故熱。」何宇林給予血府逐瘀湯活血化瘀。方中桃仁、紅花、赤芍、牛膝活血化瘀；當歸、川芎、生地黃養血活血；柴胡、枳殼、桔梗理氣行氣；另加白薇、地骨皮清熱，甘草調和諸藥。藥證相符，故而取效。

4. 妙用血府逐瘀湯四則

◎案　癆瘵咯血

王某，女，32歲。1989年5月12日初診。主訴：咳嗽、咽痛、咯血6年。形體虛羸，口乾喜飲，日晡潮熱，大便祕結。舌質紅並有紫斑，脈細澀。辨證為虛熱灼絡、肺脈瘀阻。治以養陰化瘀、益氣攝血。方用血府逐瘀湯加減。

處方：當歸、桃仁、紅花、枳殼、柴胡、紫菀、馬兜鈴、桔梗各10g，赤芍、白芍各15g，生地黃、牛膝各30g，川芎、甘草各8g。每日1劑，6劑血止。

按唐容川云：「出血者因熱因火者十居八九。」陰虛生內熱，虛熱也，血虛則血流不暢，必有瘀血，陰虛內熱傷肺絡而咯血。欲止血必求於本。故蘇忠德以血府逐瘀湯化其瘀通其絡。

◎案　久咳喘息

王某，男，14歲。1992年5月21日初診。主訴：咳喘6年，甚則不得平臥，時有鼻衄，痰色白。大便祕結，舌暗紅有瘀斑，脈澀。辨證為肺

絡瘀阻、宣降失職。治以化瘀通絡、止咳平喘。方用血府逐瘀湯加減。

處方：當歸、赤芍、白芍、桃仁、紅花、枳實、桔梗、馬兜鈴、紫菀各10g，生地黃、牛膝各20g，川芎、柴胡、甘草各8g。每日1劑，服6劑喘息減輕，繼用24劑咳止喘平。

按本案病史6年，多方治之罔效。蘇忠德認為久病入絡，久病必瘀，取血府逐瘀湯通心脈而解肺絡瘀滯。

◎案 肉癭

楊某，女，56歲。1995年9月25日初診。主訴：頸部出現腫塊1個月，大約3cm×1.5cm，平時心緒不暢。脈弦、舌暗紅有紫斑。辨證為肝鬱脾虛、氣滯痰凝、脈絡瘀阻、互結為塊。治以活血祛瘀、解鬱行氣、化痰散結。方用血府逐瘀湯加減。

處方：當歸、赤芍、白芍、桃仁、紅花、枳實、桔梗、逍遙竹、當歸、木瓜、檳榔、紫蘇葉各10g，天葵子、白蚤休、膽南星、川芎、柴胡、甘草各8g，牛膝20g，生地黃、麥芽各30g。

連服24劑後，腫塊明顯縮小為1cm×1cm，遂以健脾益氣，化痰散結治之。

處方：條參、太子參、白朮、陳皮、薑半夏、蒼朮、黃柏、神曲、天麻各10g，黃耆20g，炙甘草5g，麥芽、茯神、魚腥草各30g。

服6劑後加白茅根30g，紫蘇子、萊菔子、白芥子各9g，繼服12劑，頸部腫塊消失。

按肉癭為鬱結傷脾，脾氣不行所致。蘇忠德不用理氣化痰之法，而單刀直入，取血府逐瘀湯先攻其瘀。佐天葵子、膽南星、白蚤休化痰散結之峻品直達病位。血通痰散，故腫塊消矣。為治其本，投以健脾益氣之劑，

扶脾而截生痰之源，以善其後。

◎案　乳漏

楊某，女，44歲。1996年6月4日初診。主訴：每晨乳脹，流乳汁2個月，月經期血塊多。西醫診斷為乳腺導管炎。用小金丸15天後好轉，不久復發，服中藥1個月無效。診見脈澀，舌暗紅有瘀斑。辨證為瘀血阻滯、外溢所致。治以活血化瘀、引血歸經。方用血府逐瘀湯加減。

處方：當歸、桃仁、牛膝、紅花、枳實、桔梗各10g，柴胡、川芎、瓜蔞仁各8g，赤芍、白芍、生地黃、麥芽各30g。服24劑痊癒。

按乳汁乃精血化生之物，常為哺育之品，40餘歲之婦人焉能有之。蘇忠德認為，乳漏為瘀血阻滯，血流不暢而外溢。欲治其病，必先解鬱，解鬱不過治絡矣。用血府逐瘀湯則血行脈暢，精血歸於脈，加麥芽收乳於血脈，相得益彰。

5. 治療燈籠熱一則

◎案　燈籠熱

于右，年逾花甲，夜間煩熱，不能成寐2月餘。因先生新喪，晝夜悲悶，心中忿鬱。近日出現臍腹夜間煩熱，自述覆被熱，揭被涼，夜間輾轉不能成寐，白日卻心平身涼。兼有心悸、氣逆，舌紅紫邊有瘀斑，脈弦。燈籠熱是也，遂處血府逐瘀湯原方。

處方：桃仁10g，紅花10g，當歸10g，生地黃10g，赤芍10g，川芎10g，柴胡10g，桔梗10g，枳殼10g，牛膝10g，甘草10g。14劑，每日1劑，水煎服。

二診：前症悉減，氣逆明顯，舌紅邊有瘀斑，脈弦。上方加肉桂3g，14劑水煎服。近1個月後，患者三診欣然來告，服藥後自感體舒，故自作

主張加服上方 14 劑，前後共 42 劑現覺諸症均止，來請為治心悸，辨證施治選用五參飲加味數劑以收全功。

按《醫林改錯》曰：「身外涼，心裡熱，故名燈籠病，內有血瘀。」本例患者夜間臍腹煩熱，但體溫正常，位置偏下，雖非血府之位，仍仿血府之治以活血化瘀。蓋血為陰，夜亦屬陰，夜間病邪稟助於自然陰氣，故血病常發於此時。且肝藏血，司情志，主動主升。《臨證指南醫案》曰肝：「體陰用陽，其性剛，全賴……血液以濡之……則剛勁之質，得為柔和之體。」瘀血內蘊，陰血失其暢達，影響肝用，故煩亂、氣逆。或有言本案夜間懊憹煩熱，梔子豉湯證也。然則煩熱、舌紅苔黃、脈右寸關滑數、有外感史者，病在於氣分者，宜梔子豉湯；而夜熱不能覆被、舌紅有瘀斑少苔、脈細或澀，病在血分，宜血府逐瘀湯。觀其脈證非實火，可見本病的發生為瘀血內停兼有肝氣不舒。方中當歸、川芎、赤芍、桃仁、紅花活血化瘀；牛膝祛瘀血、通血脈、引瘀血下行；柴胡疏肝解鬱，升達清陽；桔梗開宣肺氣，載藥上行，又可合枳殼一升一降，開胸行氣，使氣行則血行；生地黃涼血汪熱，合當歸又能養陰潤燥，使瘀祛而不傷陰血；甘草調和諸藥，全方配伍既行血分瘀滯，又解氣分鬱結，活血而不耗血、祛瘀又能生新，合而用之使「血府」之瘀逐去而氣機暢通，從而諸症悉除。黃文政臨床主張不能一見發熱即用清涼之品，病邪反為涼遏，且藥力不達病所，必效微。據此，黃文政辨證真切靈活，謹守規矩而取用於巧可略見一斑。

6. 運用血府逐瘀湯驗案舉隅

◎案　胸痹

某，男，55 歲。2013 年 4 月 21 日初診。患者訴 3 年以來常感胸悶、氣短、疼痛，夜間症狀加重，心悸，晝瘥夜甚，常在飲酒後易犯，平素痰

多，胃脘部脹滿、泛酸，小便略黃，大便不成形，舌質暗紅，苔白厚膩，邊有瘀點，雙脈澀。辨證為痰濁中阻、氣滯血瘀。治以祛痰散結、活血祛瘀、行氣止痛。予血府逐瘀湯合枳實薤白桂枝湯化裁治療。

處方：瓜蔞 35g，薤白 20g，桂枝 20g，枳殼 10g，厚朴 15g，薑半夏 15g，當歸 20g，川芎 10g，桃仁 10g，紅花 10g，赤芍 20g，柴胡 10g，桔梗 20g，牛膝 10g，三七 5g，炙甘草 10g。7 劑，每日 1 劑，水煎服。

二診：2013 年 5 月 5 日，胸悶、氣短、疼痛明顯好轉，痰減少，胃脘部脹滿、泛酸緩解，上方改薤白 25g，增加通陽散結，行氣導滯功效，加丹參 20g，增加活血祛瘀止痛功效，15 劑，水煎服，1 日 2 次。

三診：2013 年 6 月 2 日，胸悶、氣短、疼痛基本痊癒，無咳痰，無明顯胃脘部脹滿、泛酸症狀。囑其注意飲食、起居。

按據《金匱要略》中「病人胸滿，唇痿舌青，口燥，但欲漱水不欲咽，無寒熱，脈微大來遲，腹不滿，其人言我滿，為有瘀血」。清代唐宗海《血證論》指出「血瘀上焦，則見胸、背、肩、膊疼痛，麻木，逆滿等證，宜用血府逐瘀湯」。結合舌脈，診斷其有瘀血明證，又據「胸痹心中痞，留氣結在胸，胸滿，脅下逆搶心，枳實薤白桂枝湯主之」。結合患者痰多，微咳，飲酒後易胸悶、氣短，胃脘部脹滿、泛酸症狀，診斷其為痰濁瘀阻，方中當歸、生地黃、川芎養血活血，桃仁、赤芍、紅花逐瘀活血，柴胡、枳殼理氣疏肝，瓜蔞、薤白配合半夏散胸中凝滯之痰濁，宣胸中陽氣以寬胸，方藥切中病機，故功效顯著。

◎案 不明原因口乾

某，女，67 歲。2013 年 9 月 2 日初診。患者訴口乾舌燥 4 年，平素喜嘆氣，口渴、但欲漱水不欲咽，飲食可，近幾個月無明顯消瘦，無尿

頻、尿多，大便正常。西醫檢查無糖尿病史。舌質暗紅，苔少，舌邊有瘀點，舌下脈絡青紫，雙脈澀、遲。辨證為肝氣鬱結、營血瘀阻。治以疏肝解鬱、活血化瘀。予血府逐瘀湯加減治療。

處方：當歸20g，桃仁15g，生地黃20g，紅花10g，枳殼20g，赤芍20g，柴胡15g，川芎10g，桔梗10g，牛膝10g，三七10g，炙甘草10g。7劑，每日1劑，水煎服。

二診：2013年9月12日，服上方後口乾明顯好轉，心情大為喜悅，服藥期間大便色黑。既有顯效，故守方再續7劑，後電話告知口乾已癒。

按病案中辨證的關鍵點在於「口渴、但欲漱水不欲咽」，《金匱要略》中「唇痿舌青，口燥，但欲嗽水不欲咽，無寒熱」及後世《類證治裁》「如吐衄停瘀，屬上部，必漱水而不欲咽」，此患者口乾症狀為瘀血是明證，結合患者「平素喜嘆氣」，辨證為肝氣鬱結、營血瘀阻，運用血府逐瘀湯疏肝解鬱、活血化瘀，得到明顯效果。

◎案　痤瘡

某，女，40歲。2012年8月1日初診。患者有痤瘡病史多年，以鼻頭、面頰尤多，面部色素沉積，臉色青黑，曾中醫治療，稍改善，飲食可，平素多愁善感，睡眠差，多夢，無明顯寒熱，經期提前7天，乳房脹痛，月經量少，色黑，有血塊，痛經，大便偏乾，小便正常。舌質暗紅，苔白，舌下脈絡青紫，脈弦緊。辨證為肝鬱氣滯、血脈瘀阻。治以疏肝行氣、活血化瘀。予血府逐瘀湯加減治療。

處方：當歸20g，生地黃15g，桃仁15g，紅花10g，枳殼15g，赤芍20g，柴胡10g，川芎10g，桔梗10g，牛膝10g，炙甘草5g。7劑，每日1劑，水煎服。

二診：2012年8月9日，面部痤瘡稍減，臉色較服藥前有光澤。患者痤瘡多年，活血化瘀的同時佐以祛風通絡藥，予上方加全蠍15g、蟬蛻15g、蜈蚣3條、防風15g、羌活15g，15劑，水煎服，1日2次。

三診：2012年8月29日，面部痤瘡減大半，服藥期間行經一次，未見明顯血塊，痛經亦減，囑其將前方打成粉末，5g／次，1日2次。後電話告知痤瘡已癒。

按患者患有痤瘡的同時伴有經期乳房脹痛、月經量少、色黑、有血塊、痛經，且性情多愁善感，結合舌脈，此是長期肝氣失於疏泄，氣滯鬱結而成血瘀，以血府逐瘀湯甚是對證，二診後佐以祛風通絡，療效顯著。

7. 應用血府逐瘀湯治驗三則

◎案　黃褐斑

楊某，女，36歲。2014年9月16日初診。面斑較多1年，間斷右手及右下肢麻木2個月。患者麻木均在夜間發作，遇冷甚，活動後消失，健忘，情緒差，納多胃脘脹悶，眠可，小便正常，大便2～3日一行，質乾，月經量少，行經1～1.5天，月經週期33～42天，經前乳房脹，少腹脹痛，舌質暗苔膩，脈弦澀。辨證為寒凝氣滯血瘀。治以養血活血理氣。方用血府逐瘀湯加減。

處方：當歸10g，生地黃15g，桃仁10g，紅花10g，赤芍12g，炒枳殼10g，柴胡10g，川芎10g，桔梗10g，川牛膝12g，枳實10g，炒萊菔子20g。5劑，每日1劑，水煎服。

二診：2014年9月26日，面斑好轉，自感右手右下肢麻木較前好轉，仍健忘，納多胃脹痛，眠可，小便正常，大便2～3日一行，質已不乾，舌質暗苔膩，脈弦澀。賈老在上方基礎上加延胡索10g，以行氣活血；木

瓜 10g，以舒經活絡、化溼和胃。10 劑後患者明顯好轉，效不更方，繼續服用上藥 20 餘劑。

三診：2014 年 11 月 24 日，面斑已基本消失，右手右下肢未再麻木，納眠可，大小便基本正常，仍予上方 10 劑，後隨訪患者現已痊癒。

按黃褐斑在中醫學屬於「面塵」、「黧黑斑」、「肝斑」、「蝴蝶斑」等範疇，多與情志、肝脾腎關係密切。本例患者由於心情不舒，血行不暢，顏面失於濡養致面斑生成。《靈樞》「血不流則色不澤，故其面黑如漆柴者，血先死」，中醫認為內有瘀外有斑，無瘀不成斑。瘀久入絡，瘀阻於內，絡脈失於滋養和溫煦，故而引起肢體麻木，怕冷。血府逐瘀湯有活血化瘀理氣之功效，再加枳實、炒萊菔子化痰通腑以條暢氣機，可達到活血化瘀祛斑、理氣化痰通絡的目的。後又加延胡索和木瓜更加強其活血理氣之功，效果愈佳。

◎案　失眠

張某，女，32 歲。2014 年 5 月 18 日初診。訴失眠 2 年餘，同時有多夢、耳鳴、心悸健忘，2 個月來失眠尤甚，難以入睡，甚徹夜不眠，或睡中多夢，易醒，每於睡前服用 Eszopiclone 1 片，能入睡 2～4 小時，入睡前常有胸悶、身熱、心煩、心慌等症狀。患者訴平時喜用涼水，月經將至時乳脹腹痛，或頭部刺痛，經期排出黑色血塊後腹痛減輕，平素精神倦怠，小便正常，大便乾，舌淡，舌邊有瘀點，苔白滑，脈細弦。辨證為氣滯血瘀、瘀擾心神。方用血府逐瘀湯加減。

處方：當歸 10g，生地黃 20g，桃仁 10g，紅花 10g，赤芍 10g，川芎 10g，丹參 10g，枳殼 10g，柴胡 10g，川牛膝 12g，生龍骨 30g（先煎），烏藥 10g，枳實 10g，炒萊菔子 20g。5 劑，每日 1 劑，水煎服。

二診：2014年5月24日，患者已能安然入睡4～5小時，精神明顯好轉，入睡前仍偶有胸悶、身熱、心煩、心慌等症狀，口乾不欲飲，正值月經來臨，未見乳脹腹痛，但仍有血塊。賈躍進在上方基礎上加蘆根20g，10劑後夜間睡眠恢復5～6小時，精神恢復，未再胸悶和身熱心煩，情緒好轉。

三診：2014年6月27日，訴睡眠保持穩定，情緒好轉，月經前未乳脹腹痛，經血也無血塊，胸悶、心慌、心煩未發。

按失眠，中醫病名「不寐」，概其病機，總由陰陽失調，氣血失和所致。本例患者其病程較長，遷延難癒，「久病入絡」、「久病必瘀」，又因勞倦、情志不暢而肝氣鬱結，肝失疏泄，以致氣滯血瘀，瘀阻脈絡，擾亂心神，故而不寐，並時有身熱、心煩，口乾不欲飲。王清任《醫林改錯》亦有「不寐一證乃氣血凝滯」之記載。因瘀不去則眠不安，故治必活血化瘀，並擬出血府逐瘀湯以活血化瘀法治療不寐。本患者病機為氣滯血瘀，瘀擾心神，此病機必將影響脾之運化，導致脾失健運，痰濁內生，痰瘀互阻，氣機不暢，會出現精神倦怠和身體倦困。賈躍進在血府逐瘀湯基礎上加丹參以助活血化瘀，加生龍骨以鎮潛安神化痰，加烏藥溫腎以散血凝之寒。加枳實、炒萊菔子以通降的作用使氣機條暢，助脾運化。二診時加蘆根意為改善瘀久化熱，熱則傷津之口乾，眾藥合力使藥力直達全身，交通陰陽。其調氣而不耗氣，活血而不傷血，使瘀去眠寧，痰去身輕，效果頗佳。

◎案　崩漏

趙某，女，27歲。2014年12月8日初診。訴月經淋漓不淨近1個月。就診1個月半前由於子宮外孕行右側輸卵管切除術，術後1週左右身體恢復，無明顯不適，但術後近20天時月經來臨，至今仍淋漓不淨，色紫暗，有小血塊，小腹脹痛不適，納少，眠差，情緒差，小便正常，大便少

而乾，舌紫暗，脈弦澀。辨證為氣滯血瘀、瘀血內阻。治以理氣活血、祛瘀生新。方用血府逐瘀湯加減。

處方：當歸20g，桃仁12g，紅花12g，生地黃20g，川芎10g，柴胡12g，赤芍12g，益母草30g，枳殼12g，莪朮15g，枳實10g，炒萊菔子20g。5劑，每日1劑，水煎溫服。忌食生冷、忌勞累。

二診：服上藥2劑後出血量增多，色暗紅有小血塊，蛻膜樣殘留物排出。之後疼痛減輕，服完5劑後腹脹痛消失，出血明顯減少。

處方：當歸10g，生地黃20g，川芎10g，柴胡12g，赤芍12g，益母草30g，枳殼12g，枳實10g，炒萊菔子20g，百合10g。3劑，每日1劑，水煎服。

三診：出血已止，諸症悉平。

按患者子宮外孕術後，心情憂鬱寡歡，而肝主疏泄，憂鬱導致肝氣鬱結，不得宣達，疏泄功能失常，致使氣滯血瘀，衝任不暢，胞脈受阻，胞宮瘀滯，新血不安，則經亂無期，血不歸經，經水非時而下，量多或淋漓不淨形成崩漏。賈老師認為必須辨證論治，澄源求因，切不可見血止血，專事止澀，犯虛虛實實之戒，並大膽使用血府逐瘀湯加減治療。加益母草、莪朮以增活血祛瘀之功使瘀血去、新血生，離經之血得以歸經，則崩漏自止；加用枳實、炒萊菔子以行氣通腑，理氣活血。二診時陰道出血已基本止，故去桃仁、紅花、莪朮等活血化瘀之藥，加百合寧心安神而善其後。本案患者以血瘀為本，氣滯為標，故用血府逐瘀湯加減治療故癒。

8. 應用血府逐瘀湯治療神經功能失調的臨床經驗

◎案　神經功能失調

某，男，70歲。2013年11月6日初診。主訴：氣上衝胸感3年。可

走竄到頭部、腰胯部，不適部位按壓時出現噯氣（觸按噯氣症候群），伴頭暈頭痛，睡眠正常，時有大便乾硬。舌暗紅，苔薄白，脈弦滑。平素思慮多。西醫診斷為神經功能失調、觸按噯氣症候群。中醫診斷為鬱證。辨證為血瘀氣滯。方用血府逐瘀湯加減。

處方：當歸 12g，生地黃 15g，桃仁 20g，紅花 10g，生甘草 6g，枳殼 10g，赤芍 10g，柴胡 3g，川芎 10g，桔梗 6g，川牛膝 10g。7劑，每日1劑，水煎服。同時囑其做指劃任脈操。

二診：氣上衝胸、噯氣、頭暈、頭痛減輕，大便乾硬減輕。前方繼續服用 7 劑。

三診：左眼結膜充血流淚，受涼流涕咳嗽，下肢內側疼痛，加生牡蠣 30g，防風 10g。

四診：氣上衝胸及走竄感在活動及噯氣後消失，加遠志 6g。調理 2 個月病情痊癒。

按患者氣上衝胸，走竄到頭部、腰胯，觸按噯氣，均是神經功能失調的表現，結合舌脈辨證為血瘀氣滯證。氣血不暢，大腦細胞功能異常出現頭暈、頭痛，腸道功能異常出現大便乾硬。病程日久，血瘀氣滯較重，故活血化瘀藥物用量增大。三診出現下肢內側疼痛，按壓及活動時不痛，是神經功能異常的表現。四診氣上衝胸及走竄感在活動及噯氣後消失，增加遠志，囑咐患者做指劃任脈操，意在調神，調節神經功能。

9. 運用血府逐瘀湯治驗四則

◎案　吞酸

韋某，女，40 歲。2010 年 7 月 17 日初診。主訴：燒心泛酸，伴胃脘脹痛 10 餘年。症狀：患者常有燒心泛酸，曾服 Omeprazole、Rabeprazole

等多種西藥治療，效果不甚明顯。來診時曾服中藥數月，用過疏肝和胃、清熱理氣、制酸等藥物。症見：燒心泛酸，胸骨後燒灼樣疼痛，胃脘脹痛，伴有噯氣，二便尚可，舌暗紅有瘀斑、苔黃，脈弦。胃鏡示：逆流性食道炎（C級）；慢性淺表性胃炎。西醫診斷為胃食道逆流病。中醫診斷為吞酸。辨證為瘀熱互結。治以化瘀寬胸、清熱和胃。方用血府逐瘀湯加減。

處方：當歸10g，生地黃15g，桃仁10g，紅花6g，麩炒枳殼10g，赤芍15g，柴胡10g，甘草6g，川芎10g，牛膝15g，煅瓦楞子15g，竹茹10g，旋覆花10g（包煎），代赭石20g（先煎）。7劑，每日1劑，水煎服。

二診：2010年7月24日，仍胃脘部疼痛，胸痛，肋骨壓痛明顯，舌淡暗、苔薄白，脈滑。原方去煅瓦楞子、竹茹、旋覆花、代赭石，加桔梗10g、絲瓜絡10g、防風10g，繼服7劑。

三診：2010年7月31日，諸症好轉，仍偶有胸痛，納可，便可，舌淡、苔白膩，脈沉細。上方加麩炒蒼朮15g、薑厚朴10g，繼服7劑。服藥後患者訴其症狀較前明顯改善，囑前方繼服並注意生活調攝。

按本例患者既往胃食道逆流病病史較長，且經中西藥物治療無效，久病者，易氣機鬱滯，氣鬱則血凝。清代葉天士在《臨證指南醫案》中多次提及「初為氣結在經，久則血傷入絡」，「病久痛久則入血絡」。結合患者有胸骨後灼痛、舌暗紅有瘀斑、苔黃等表現，為有瘀熱之象，故用血府逐瘀湯化裁以活血化瘀、行氣止痛。患者泛酸明顯，胃酸上逆是病之由，故加煅瓦楞子以制酸，加竹茹、旋覆花、代赭石以和胃降逆。二診患者未訴泛酸，但胸痛、肋骨壓痛明顯，故減去煅瓦楞子、竹茹、旋覆花、代赭石，加桔梗、絲瓜絡、防風行氣活絡止痛。三診患者舌苔白膩，考慮溼滯胃脘，故增加麩炒蒼朮、薑厚朴行氣化溼。藥物得當，加之患者守方治療，最終獲得良好療效。

下篇　現代研究

◎案　耳脹

祝某，女，42歲。2011年9月21日初診。主訴：耳脹1個月。症狀：雙耳脹悶不適，進食後明顯，聽力正常，此前用過多種方法如針灸、中藥、西藥等治療，均未見明顯好轉，伴有咽部不適，偶有泛酸，燒心，口乾，無頭暈頭痛，無胃痛胃脹，二便可，睡眠尚可，舌淡暗、苔薄白有瘀斑，脈弦。相關檢查均未見明顯異常。西醫診斷為功能性耳脹，慢性胃炎，逆流性食道炎。中醫診斷為耳脹、吞酸。辨證為氣滯血瘀、腎陰虧虛。治以行氣活血、補益腎陰。方用血府逐瘀湯加減。

處方：當歸10g，生地黃15g，桃仁10g，紅花10g，麩炒枳殼10g，赤芍15g，甘草6g，桔梗10g，牛膝15g，薑黃10g，白芍15g，熟地黃15g，酒山茱萸15g，茯苓15g，柴胡10g。7劑，每日1劑，水煎服。

二診：2011年9月28日，仍雙耳脹悶不適，進食、進水後明顯，口乾，無胃脹胃痛，無燒心泛酸，舌紅苔薄中有裂紋、瘀斑，脈弦。繼服原方14劑。

三診：2011年10月12日，雙側耳脹減輕，無耳鳴，說話有鼻音，自覺胃中有氣，無胸痛，口乾，舌淡紅苔薄白，脈弱。

處方：炒白芍15g，陳皮10g，柴胡10g，甘草6g，炒枳殼10g，醋香附10g，川芎10g，炒白朮15g，當歸10g，天麻10g，牡丹皮10g，梔子10g，蟬蛻6g，薑半夏9g，石菖蒲10g。21劑，每日1劑，水煎服。

四診：2011年11月11日，咽乾，耳脹明顯減輕，偶有頭暈，腰痠，噯氣，舌淡、苔薄白少津，脈沉細弱。

處方：當歸10g，生地黃15g，桃仁10g，紅花10g，枳殼10g，甘草6g，牛膝15g，薑黃10g，白芍15g，熟地黃20g，山茱萸10g，玄參

10g，天花粉10g，陳皮10g。21劑，每日1劑，水煎服。

服藥後患者訴諸症較前明顯減輕。

按此患者聽力正常，僅自覺雙耳脹悶不適，經檢查排除雙耳器質性病變，屬功能性耳脹。除雙耳脹悶外，同時伴有燒心泛酸，咽部不適，結合舌淡暗、苔薄白有瘀斑，脈弦，辨證為氣滯血瘀、腎陰虧虛，治以血府逐瘀湯加行氣藥及補益腎陰藥物治療，守方治療21劑後症狀較前好轉。三診考慮患者肝氣鬱結，上擾清陽，故以四逆散加減治療。四診患者實邪已衰其大半，腎陰虛明顯，故以血府逐瘀湯加熟地黃、山茱萸等補益腎陰藥治療，終獲良效。

◎案　痹症

王某，女，66歲。2011年4月18日初診。主訴：雙側膝關節疼痛10餘年。症見：雙側膝關節刺痛難忍，遇風雨天氣則加重，口乾多飲，汗出，夜寐安，舌淡暗，舌根部苔黃膩，脈沉滑。西醫診斷為風溼性關節炎。中醫診斷為痹症。辨證為風溼侵襲、瘀血內停。治以活血化瘀、祛風除溼。方用血府逐瘀湯加減。

處方：當歸10g，生地黃30g，桃仁10g，紅花10g，炒枳殼10g，赤芍15g，醋延胡索10g，甘草10g，川芎10g，牛膝15g，薑半夏9g，黃連5g，防風10g，伸筋草15g，浙貝母10g，獨活10g，黨參15g，桑寄生15g。21劑，每日1劑，水煎服。

二診：2011年5月9日，雙膝關節刺痛好轉，現有痰，大便排出欠暢，肛門灼熱感，納欠佳，疲倦乏力，口乾苦，噯氣明顯，舌淡、苔白膩，脈弦滑。原方去薑半夏、黨參，加黃柏10g、炒蒼朮15g，14劑，煎服法同上。

三診：2011年5月20日，雙膝關節刺痛好轉，乏力，咳嗽，口淡無

味，心慌汗多，怕涼，便意頻，大便每日2～3次，不成形，舌淡暗、苔薄黃膩，左脈弦，右脈滑。原方減當歸、桃仁，加薑半夏9g、製附子6g（先煎）。服藥28劑後患者訴膝關節疼痛明顯緩解，餘症亦較前明顯好轉。

按痹症多為感受風溼之邪所致，但此患者患痹症多年，風溼侵襲，阻滯經絡，不通則痛，氣機阻滯則血瘀內停，且雙側膝關節刺痛多為血瘀之象，瘀久化熱，可見口乾多汗、舌苔黃膩等熱象，故治療當在祛風除溼同時活血化瘀、通經活絡，以清除鬱熱，故以血府逐瘀湯合祛風除溼藥物治療。二診患者痰多，大便排出欠暢，肛門灼熱感明顯，痰熱之象較盛，故加黃柏、炒蒼朮清熱化痰。三診患者雙膝關節刺痛好轉，但畏寒，顯示瘀血減輕而陽虛較甚，故減當歸、桃仁，加製附子溫陽止痛。

◎案　唇炎

盧某，男，40歲。2011年11月11日初診。主訴：口唇乾裂2年。症見：口乾舌燥不欲飲，口唇麻癢感，下顎及唇周亦自覺麻癢感，夜間尤甚，無鼻乾、眼乾，無胃痛胃脹，納食正常，二便可，夜寐安，舌暗紅有瘀斑、苔黃而乾，脈沉。西醫診斷為口唇周圍炎症。中醫診斷為唇炎。辨證為氣滯血瘀、失於濡養。治以行氣活血、健脾益陰。方用血府逐瘀湯加減。

處方：當歸10g，生地黃15g，桃仁10g，紅花10g，炒枳殼10g，赤芍15g，柴胡10g，甘草6g，桔梗10g，藿香10g，牛膝15g，烏梅6g，北沙參10g，山藥20g。21劑，每日1劑，水煎服。

服藥後患者訴口唇乾裂明顯減輕，麻癢感已無。

按口唇乾裂多為脾胃虛弱或陰液虧虛所致，但此患者口唇乾裂2年，且伴有口唇、唇周及下顎麻癢感，但口乾不欲飲水，夜間明顯，均為血瘀之象，考慮口唇乾裂為瘀血內停，津液不能上乘於口，「舊血不去，新血

不生」，口唇失於濡養所致。治療不僅應健運脾胃，首當活血化瘀，行血濡潤，故以血府逐瘀湯加山藥健運脾胃，烏梅酸甘化陰，共奏良效。

10. 運用血府逐瘀湯治驗 4 則

◎案　失眠

許某，女，28歲。2008年11月12日初診。失眠4年餘。患者於2004年做人工流產清宮術後出現入睡困難，易醒，醒後難以再眠。一般每2天只睡4～5小時，大便難下，3～4日一解，小腹墜痛。曾被診斷為憂鬱症，服用安眠藥亦難以入睡。舌質暗紅，苔薄，脈弦滑。中醫診斷為失眠。辨證為肝血瘀滯、魂不守舍。治以疏肝理氣、活血化瘀。方用血府逐瘀湯加減。

處方：當歸、百合各30g，夏枯草20g，白芍、生地黃、合歡皮各15g，川芎、桃仁、枳殼、柴胡、紫蘇葉、法半夏、延胡索各10g，紅花、桔梗各6g。14劑，每日1劑，水煎服。

二診：2008年11月26日，服上藥3劑後漸能入睡，現每天可睡5小時以上，大便易解，再予鞏固。

處方：當歸、百合各30g，磁石、合歡皮、夏枯草、茯神各20g，白芍、生地黃、延胡索各15g，川芎、桃仁、紅花、柴胡、枳殼、紫蘇葉、川楝子各10g，桔梗6g。14劑，每日1劑，水煎服。

按診治失眠首先要探究病因，人工流產清宮術後導致失眠，考慮為肝血瘀滯，魂不守舍。蓋肝經抵少腹、繞陰器，人工流產清宮術後，殘瘀敗血阻滯肝脈，以致氣血不暢，進而引起肝魂不藏則不寐。肝藏血，血舍魂，對於氣血不和之不寐，王琦教授喜用王清任的血府逐瘀湯，誠如《醫林改錯》所云：「夜不安者，將臥則起，坐未穩又欲睡，一夜無寧刻。」本

案用血府逐瘀湯合王琦教授自擬的交合安眠湯（夏枯草、法半夏、紫蘇葉、百合）加減治療，其中柴胡、桔梗、枳殼、合歡皮疏肝解鬱、調暢氣機；桃紅四物湯養血化瘀，其中桃仁、當歸又可潤腸通便、養血祛瘀，安神的同時兼治便祕；夏枯草清肝火，百合清心安神，紫蘇葉悅脾安神；延胡索行氣活血，增強血府逐瘀湯行氣活血之功。由於藥證相符，患者服用3劑後漸能入睡，大便易解。

◎案　黃褐斑

馮某，女，41歲。2010年11月10日初診。黃褐斑8年。患者乳腺增生引發黃褐斑，兩眼角周圍太陽穴處明顯。失眠多夢，便祕，遇冷熱刺激面部發紅。17歲月經初潮，經期5～6天，月經週期為25～28天，月經規律，痛經，有血塊，量正常，色深。舌質暗紅，有瘀點，脈弦細。患子宮肌瘤2年。

處方：菟絲子30g，生地黃、白芷、澤蘭各15g，柴胡12g，枳殼、桔梗、川牛膝、桃仁、當歸、赤芍、川芎各10g，紅花6g。30劑，每日1劑，水煎服。

二診：2010年12月8日。面部黃褐斑減少2分之1，多夢減輕，大便通暢。

處方：上方去澤蘭，加沙苑子、昆布各30g，玫瑰花10g，珍珠粉0.3g（沖服）。30劑，每日1劑，水煎服。

三診：2011年1月3日，患者服用後，面上斑塊減少4分之3，斑塊顏色轉淡，面色有光澤，大便通暢，睡眠轉實，精力充沛。

處方：菟絲子30g，白芷、澤蘭、生地黃各15g，柴胡12g，枳殼、桔梗、川牛膝、桃仁、當歸、赤芍、川芎、玫瑰花各10g，紅花6g。30劑，

每日1劑，水煎服。

按本案患者患有乳腺增生、子宮肌瘤，加之多夢、月經有血塊、舌質暗紅有瘀點、脈弦細等表現，判斷其黃褐斑由氣滯血瘀所致。血府逐瘀湯由四逆散、桃紅四物湯，加桔梗、川牛膝而成，該方既能舒達肝氣，又能化瘀養血。因此本案主用血府逐瘀湯疏肝理氣、活血化瘀、調暢氣血。方中又加玫瑰花、白芷、菟絲子、澤蘭增強祛斑之效。其中玫瑰花能疏肝解鬱、活血化瘀，為祛斑之要藥。白芷為治療頭面部疾病的要藥，具有美白功效，菟絲子除具有補肝腎、益精髓、明目功效外，尚有宣通百脈、柔潤肌膚消斑之功用。如《神農本草經》認為菟絲子「味辛平，主續絕傷，補不足，益氣力，肥健，汁去面皯」。澤蘭可以活血利水，全方共奏行氣活血、養血祛瘀之功。以此方調治2個月後患者黃褐斑明顯減少，失眠、便祕等症狀亦有所改善。

◎案　足乾裂

袁某，女，60歲。2012年5月2日初診。腳乾裂、發涼15年餘，近2年加重，伴有失眠、便祕。患者38歲始習舞，45歲時始覺腳痛，後逐漸加重，表現為走路疼痛，腳涼、腳裂、腳癢。46歲時欲治療，然當地西醫認為無須診治。48歲時腳涼、腳裂難忍，西醫建議以塑膠布包裹雙腳、泡腳，並塗抹凡士林，開始效果尚可，腳逐漸有力、不再潰爛。55歲時以塑膠布包裹無效，腳乾裂、腳涼、腳癢難忍，並且走路困難，因活動減少，日漸體胖形豐，症狀逐年加重。症見：腰以上發熱，尤以頭頸面部發熱汗出為主，後背出汗，下半身涼，尤以腳部發涼、乾裂為重，入睡困難，服用安眠藥可睡5～6小時，大便難且無力，腰痛，性格急躁。舌質暗紅，苔黃膩，脈弦數。患者自35歲患高血壓，血壓高達220/120mmHg，採用多種西藥治療，血壓控制尚可。血脂、血糖正常。

處方：生地黃30g，當歸20g，川牛膝15g，柴胡、枳實、桔梗、桃仁、紅花、赤芍、川芎各10g。30劑，每日1劑，水煎服。局部外用：生川楝子600g煮爛去皮，與凡士林調膏外敷。

二診：2012年6月11日，服藥1個月後症狀明顯好轉，裂口癒合，停止流血潰爛，疼痛明顯減輕，步行1公里未發現腳裂，睡眠改善。舌質暗紅，苔薄黃，脈弦數。

處方：生地黃、茯苓、澤瀉各30g，炒蒼朮20g，柴胡、川牛膝、當歸各15g，枳殼、桔梗、桃仁、赤芍、川芎各10g。30劑，每日1劑，水煎服。

後隨訪，患者足乾裂痊癒，睡眠改善，停服安眠藥，可睡6～7小時。

按該患者以足部乾裂、流血、疼痛，伴失眠、便祕就診。綜合患者的入睡困難、上熱下寒、急躁易怒、排便無力、舌質暗等症狀，判斷為氣滯血瘀所致。因此用血府逐瘀湯治療。血府逐瘀湯中由四逆散、桃紅四物湯加桔梗、川牛膝組成。患者趾間乾裂、流血、疼痛，是血瘀血虛所致，方中桃紅四物湯可以養血活血、化瘀生新，改善足部血液循環，提高皮膚的抗真菌能力；患者足冷，是陽鬱不展所致，方中四逆散可以疏肝解鬱，使陽氣外達四末；患者失眠，不易入睡，是陽氣不能入陰所致，方中柴胡與桔梗，川牛膝與枳殼，升降氣機，使氣機通調而陰陽自合。現代藥理研究發現，血府逐瘀湯可改善微循環，舒張血管，降低血管阻力；改善微血管通透性，提高網狀內皮細胞的功能；改善神經營養代謝，促進損傷組織的修復；抑制結締組織代謝，減少瘢痕形成及黏連；具有鎮痛作用等。該藥理作用為血府逐瘀湯治療足乾裂提供了科學依據。另外，王琦教授還讓患者自製川楝子膏外敷患處，因川楝子苦寒有毒，能清熱燥溼，殺蟲療癬。其對多種致病性真菌有抑制性作用。故直接將川楝子膏塗抹於病變部位，

以增強殺滅真菌的作用且能潤膚收口，防止皮膚乾裂。由於藥證相符，因此患者服藥 2 個月後，足乾裂痊癒，睡眠也明顯改善。

◎案　腰痛

朱某，女，44 歲。1997 年 12 月 16 日初診。腰痛 3 年。3 年來腰痛，轉動不利，影響行走，活動後加重，與天氣變化無明顯關係，伴大便乾結，記憶力減退，面色暗，胸悶，氣短，腰部有叩擊痛。曾服多種補腎陽、祛寒溫經的中藥湯劑和科學中藥未見好轉。舌質暗紫，苔薄，脈澀。尿液常規及腰椎正側位 X 光檢查未見異常。中醫診斷為腰痛。辨證為瘀血阻滯經絡。治以活血通絡。方用血府逐瘀湯加減。

處方：威靈仙、生地黃各 15g，當歸、赤芍、川芎、桃仁、紅花、枳實、柴胡、川牛膝、三稜、莪朮、地龍、全蠍各 10g，炙甘草 6g，三七粉 3g（沖服）。14 劑，每日 1 劑，水煎服。

二診：1997 年 12 月 30 日，自訴服完中藥後腰痛大減，已能活動自如，行走時亦未見明顯疼痛，納食好，身體輕爽，舌紅，苔薄，脈滑。囑繼服上方 7 劑，後改服血府逐瘀膠囊 1 個月。經隨訪，諸症悉癒，腰痛消失，工作、生活如常。

按腰痛是臨床常見病症，其病因眾多，中醫學多從溫經通絡、補腎著手。臨證應該打破這種慣性思考，不可一見腰痛就補腎壯陽、祛風溼，應詳加辨析，以臨床實際為本，開放思路。細辨其證，患者記憶力減退，面色暗，胸悶、氣短、舌質暗紫、脈澀，乃氣滯血瘀之徵。此外，患者腰痛與天氣變化無關，並伴有腰部叩擊痛，因此判斷該患者的腰痛為瘀血阻滯於腰部，不通則痛，故選用血府逐瘀湯酌加三稜、莪朮、地龍、三七粉、威靈仙、全蠍等破血逐瘀、通經活絡之品。

11. 運用「開合樞」理論治療不寐驗案舉隅

◎案　不寐

金某，女，40歲。2015年1月18日初診。寐差伴耳鳴2年餘，難寐、眠淺、多夢紛紜，又每早醒於凌晨3～4點。伴耳鳴，多汗，口苦，腰痠，舌淡暗，苔薄，左脈沉澀。方用血府逐瘀湯加減。

處方：酒當歸10g，生地黃12g，桃仁泥15g，紅花10g，炒枳殼15g，赤芍10g，柴胡10g，桔梗10g，炙甘草10g，川芎10g，懷牛膝10g。7劑，日1劑，水煎服。

二診：2015年1月31日，服上方後睡眠好轉，上半夜眠尤安，汗出減少，仍有耳鳴多夢，舌淡紅，苔薄，脈沉。上方加石菖蒲6g、磁石24g（先煎）、小茴香6g。繼服7劑。

三診：2015年2月8日，上方後睡眠轉佳，易入睡，夢較前少，時有早醒，早醒時間推至4～5點，汗出減少，耳鳴減輕，頭暈目澀，納可，便調，舌淡紅有裂紋苔薄，右脈沉澀。上方加紫丹參15g。繼服7劑。

四診：2015年3月7日，患者訴服上方後睡眠明顯好轉，容易入睡，寐無夢，已不再早醒，汗出、耳鳴目澀均向癒。囑停服中藥。

按清代《醫林改錯》明言血府逐瘀湯主治夜睡夢多、夜不能睡、夜不安者等睡眠障礙諸症。顧植山教授認為血府逐瘀湯實有四逆散、桃紅四物湯和桔梗、牛膝組成，其中四物湯補血活血，治在少陰，四逆散疏肝理氣，治在少陽，桔梗、牛膝，升降相因，重在調暢氣機，綜觀全方，乃少陽、少陰轉樞妙方。該患者難寐，早醒分別為陽明、厥陰不合。血府逐瘀湯雖非直接調治陽明、厥陰而臨證多有佳效，考慮是否少陽、少陰得樞，則開合有度，陽入陰則寐，陰出陽則寤，故能取效。

12. 巧用「血府逐瘀湯」

◎案 打嗝

田某，女，36歲。2006年3月3日初診。慢性肝炎患者，2個月來總感上腹痛，打飽嗝，面部起痤瘡，小便黃，矢氣多，大便可。陳勇先後用旋覆代赭湯，丁香柿蒂湯，保和湯之意組方用藥前後達1月餘，病無明顯進退。症見：打嗝，面部起痤瘡，時癢，小便黃，矢氣多，舌質暗，苔薄黃，脈沉弦。治以活血化瘀、涼血止癢。方用血府逐瘀湯加減。

處方：當歸10g，生地黃15g，桃紅10g，紅花10g，枳殼10g，柴胡10g，川芎10g，赤芍10g，白蒺藜10g，地膚子10g，皂角刺10g，白鮮皮10g，白芷10g，厚朴10g，紫草10g，野菊花10g。14劑，每日1劑，水煎服。

二診：服上藥14劑後打嗝若失。

按陳勇認為「久病必瘀」。《醫林改錯》中血府逐瘀證有19個但無噯氣（打飽嗝）一症。噯氣是氣從胃中向上，處於咽喉而發生的聲音，是胃氣上逆的一種表現。血府逐瘀證中（呃逆）也屬胃氣上逆，此症係從咽部衝出，發出一種不由自主的衝擊聲。二者雖表現不一，但其根本乃（胃氣上逆）者也。不可不知。

◎案 胃及左胸口熱

李某，女，49歲。2006年3月8日初診。自覺胃及左胸口熱，而吃涼物後胃及胸口更覺熱，大便乾。舌質暗，苔白，脈沉。陳勇診後認為「血府有瘀熱」，吃涼物而更覺熱乃因「血得寒凝」之故。治以活血化瘀。方用血府逐瘀湯加減。

處方：當歸10g，生地黃10g，桃紅10g，紅花10g，柴胡10g，枳殼

10g，川芎 10g，赤芍 10g，黃連 6g，黃芩 10g，半夏 10g，乾薑 5g，川牛膝 15g，桔梗 6g，香附 10g，鬱金 10g。10 劑，每日 1 劑，水煎服。

二診：2006 年 3 月 15 日，服上藥後胃及左胸口熱感消失，繼續調理月經不調。

按《醫林改錯》曰：身外涼，心裡熱，故名燈籠病，內有血瘀。認為虛熱愈補愈瘀；認為實火，愈涼愈凝，此話直中要害也。

◎案　便祕 20 年

張某，女，54 歲。大便乾 20 年，不用瀉藥 1 週不便，自覺胃部燒灼，而走遍各大醫院用藥未見好轉，慕名來診。症見：胃部燒灼，便不通，不用瀉藥 1 週約 1 次，腹按痛，舌質淡，苔薄黃，脈沉滑。陳勇說：久病入血，不用看典型瘀血症狀也能用活血藥。治以活血化瘀、潤腸通便。方用血府逐瘀湯加減。

處方：當歸 15g，生地黃 15g，桃紅 10g，紅花 10g，枳殼 10g，川芎 10g，柴胡 10g，赤芍 10g，川牛膝 15g，黃連 6g，黃芩 10g，木香 10g，白頭翁 15g，葛根 10g，大黃 10g，厚朴 10g。7 劑，每日 1 劑，水煎服。

二診：2006 年 2 月 24 日，用藥時大便 1 日 3 次，後一天因無藥而停止藥後竟自主大便，燒心症狀隨之消失，已無腹痛症狀明顯好轉，因大便黏而清腸溼熱為主調理當中。

按陳勇見患者就診時自訴胃部有燒灼感且患者已用很多中藥而無效，故（去常法）而以「久病入血」的觀點，用藥而獲全效。

◎案　肺癰

陳某，男，46 歲。肺膿腫患者，2 個月前始右胸痛伴咳黃痰，下午發

熱而到醫院就診。經胸部 X 光及 CT 檢查確診為肺膿腫。做痰細菌培養後對症用抗生素治療 1 月餘無明顯療效而到中醫院就診。呼吸科醫生見是「肺癰」而用「千金葦莖湯」治療 10 餘天病無明顯進退，患者慕名就診。來診時右胸痛伴咳黃痰，下午發熱體溫 38.3℃左右，二便正常，舌質紅，苔薄，脈弦。治以活血化瘀、涼血解毒。方用血府逐瘀湯合千金葦莖湯。

處方：生地黃 15g，當歸 10g，白芍 10g，川芎 10g，桃仁 15g，紅花 10g，柴胡 10g，枳殼 10g，牛膝 15g，桔梗 6g，甘草 6g，葦莖 30g，生薏仁 30g，冬瓜仁 15g，魚腥草 30g，金銀花 20g。3 劑，每日 1 劑，水煎服。

二診：2006 年 3 月 10 日，用藥 2 劑患者胸痛緩解，下午發熱體溫 37.5℃左右，續服上方鞏固療效。

按患者用抗生素及清熱解毒藥無效而改用「血府逐瘀」獲得顯效。胸乃血府，放用之獲效。

13. 心胃同治心系疾病驗案舉隅

◎案　心悸

某，男。2011 年 8 月初診。活動後心悸，頭暈，氣短，失眠，多夢，時有汗出 3 個月。查心電圖示：部分導聯 ST-T 段壓低。症見：面色淡紅，舌苔薄白，舌質暗紅，舌下靜脈稍迂曲，脈弦澀。中醫診斷為心悸。辨證為瘀血阻絡、心脈不暢。治以活血化瘀、養心通絡。方用血府逐瘀湯加減。

處方：柴胡 10g，炒枳殼 10g，炒桃仁 10g，紅花 10g，丹參 10g，赤芍 10g，降香 10g，懷牛膝 10g，桔梗 5g，石菖蒲 10g，炒酸棗仁 15g，浮小麥 30g，小麥 30g，法半夏 10g，薤白 10g，生甘草 10g。7 劑，每日 1 劑，水煎服。

二診：服上藥 7 劑後，患者睡眠好轉，汗出明顯減少。繼以原方加減治療，並囑患者長期堅持服用精製冠心軟膠囊（由丹參、川芎、赤芍、紅花、降香等中藥精製而成）以善後。

按清代醫家王清任指出：「夜眠夢多是血瘀。」此患者失眠、多夢，舌、脈亦均呈一派血瘀之象，故治療以活血化瘀通絡為主。又《素問·逆調論》云：「人有逆氣不得臥……是陽明之逆也……陽明者胃脈也。胃者六腑之海，其氣亦下行。陽明逆不得從其道，故不得臥也。」指出失眠、多夢之症與陽明胃經亦關係密切，方中桃仁、紅花、丹參、赤芍、降香等藥活血化瘀；小麥為心之谷，秋種夏熟，備受四時之氣，與炒酸棗仁滋養心神治於心；薤白、半夏、石菖蒲化痰通陽；柴胡、枳殼、懷牛膝、桔梗升降氣機；甘草益氣生津，調和諸藥。諸藥合用，心胃同治，標本兼顧，相得益彰。

14. 運用血府逐瘀湯治驗

◎案　不寐

馬某，女，47 歲。2009 年 2 月 20 日初診。訴夜間不能入寐，且頭痛，平日性情急躁，曾多處求醫，給予滋陰安神、疏肝解鬱類中藥效果不佳，現舌質紫暗，苔白膩，脈弦澀。

處方：桃仁 12g，紅花 9g，當歸 12g，生地黃 12g，川芎 10g，赤芍 6g，牛膝 9g，桔梗 6g，柴胡 6g，枳殼 6g，香附 12g，甘草 6g。10 劑，每日 1 劑，水煎服。

二診：服上藥 10 劑後，頭痛明顯減輕，夜間睡眠改善，可睡眠 5～6 小時，仍時有煩躁，舌質暗紅，苔白膩，脈弦，守上方加五味子 10g，石菖蒲 12g，繼服。此後隨訪患者未訴不適。

按本病可歸屬於中醫學「不寐」，亦可歸屬於「頭痛」範疇，主因患者以失眠為最痛苦症狀就診，故暫且歸不寐論。不寐多因陽不入陰，陰血虛概為不寐之首因，或因飲食失節，或因肝鬱化火等，但本案患者應用上述方法效果欠佳，據舌脈瘀血尤甚，概因情緒不暢，致肝氣鬱結，氣機瘀滯，久病及血，氣血運行不利所成，血液瘀滯，心神失養，且肝氣擾亂心神，故不寐。方中桃仁、紅花、當歸、赤芍活血祛瘀為君；柴胡、香附疏肝解鬱為臣；桔梗、枳殼一升一降使氣機條達，氣血運行暢通；川芎性味辛溫，其藥勢上升，引諸藥上行至清竅；牛膝引瘀血下行，使邪有出路。待症狀改善，酌加五味子養陰寧心安神，以防諸藥傷陰，石菖蒲開竅化痰。

15. 應用血府逐瘀湯驗案

◎案 小腹內發熱

尚某，女，36歲。2007年6月9日初診。自覺小腹內陣陣發熱，晝輕夜重3個月。發作時伴有煩躁不安，夜寐多夢，二便正常，舌質暗紅邊有瘀點，苔白，脈細。某醫院曾檢查排除器質性病變，診斷為精神官能症，中西藥物治療未見明顯好轉。辨證為瘀血。治以活血化瘀。方用血府逐瘀湯加減。

處方：生地黃15g，當歸10g，川芎10g，柴胡10g，赤芍10g，桃仁12g，紅花12g，枳殼10g，桔梗10g，懷牛膝10g，百合20g，首烏藤30g，甘草6g。5劑，每日1劑，水煎服。

二診：服上藥3劑後，小腹內發熱消失。

按小腹內發熱，臨床較為少見，西醫檢查亦未發現實質病變。清代周學海《讀醫隨筆·瘀血內熱》云：「腹中常自覺有一段熱如湯火者，此無與氣化之事也。非實火內熱，亦非陰虛內熱，是瘀血之所為也。」患者之舌象亦支持瘀血診斷。遂處以血府逐瘀湯加味，3劑後患者症狀消除。

下篇　現代研究

◎案　黃褐斑

李某，女，35歲。2006年11月10日初診。面部黃褐斑2年餘。近因家庭衝突，心情不暢，2年前體檢查出子宮肌瘤。半年來面部黃褐斑加重，伴胸悶、心慌、乏力，口乾不欲飲，納可，夜寐多夢，大便不利，舌質暗，脈沉細。辨證為氣滯血瘀、肌膚失榮。治以活血化瘀、行氣通絡。方用血府逐瘀湯加減。

處方：柴胡10g，當歸10g，生地黃30g，赤芍10g，紅花12g，桃仁12g，川芎10g，枳殼10g，桔梗10g，懷牛膝10g，甘草6g，桑葉15g，桑白皮20g，凌霄花15g，玫瑰花15g，雞冠花15g，益母草30g。7劑，每日1劑，水煎服。

守上方加減共服藥40餘劑，諸症皆除，黃褐斑基本消退。

按黃褐斑屬中醫學「黧黑斑」、「面塵」等範疇。本病雖與肺、肝、腎功能失調有關，但主要還在於氣血的運行不暢，氣滯則血瘀，故採用血府逐瘀湯活血化瘀，行氣通絡，配以桑白皮清肺熱，凌霄花、玫瑰花、雞冠花、益母草疏肝理氣、活血調經。諸藥合用，共奏化瘀活血除斑之效。

◎案　銀屑病

陳某，女，36歲。2008年12月25日初診。全身性紅斑、脫屑、搔癢反覆發作5年，近半月來症狀加重。症見：患者肘後及四肢伸側、背部可見大片肥厚性紅斑，上有白色鱗屑，指甲變厚，表面凹凸不平，舌暗紅有瘀斑，脈弦滑。診斷為銀屑病。辨證為瘀血阻滯、肌膚失養。治以活血通絡、濡潤肌膚。方用血府逐瘀湯加減。

處方：桃仁12g，紅花10g，當歸20g，川芎10g，赤芍15g，牛膝15g，枳殼10g，桔梗10，柴胡10g，生地黃30g，甘草6g，土鱉蟲10g，

僵蠶 10g，蟬蛻 10g，何首烏 15g，刺蒺藜 20g。每日 1 劑，水煎服。

服上藥 20 劑後，鱗屑減少，搔癢顯減，皮損變薄，繼用上方加減，又服藥 50 餘劑，皮膚基本恢復正常。

按銀屑病臨床常見而頑固難癒，本病初期多以血分熱毒為主，病久則多見瘀血為患，患者反覆發作 5 年，久病多瘀，瘀血不去，新血不生，肌膚失養，則變厚、脫屑而搔癢。採用血府逐瘀湯，加土鱉蟲、僵蠶等蟲蟻搜剔之品，以加強活血通絡之力，佐以蟬蛻以皮達皮。如熱毒較盛者配以蒲公英、野菊花等清解熱毒。

◎案　高脂血症

劉某，女，48 歲。2008 年 6 月 10 日初診。患者 3 年前體檢發現血脂偏高，曾服西藥治療好轉，因副作用大，停藥後又復發。6 月 1 日查血脂：TG 2.7mmol/L，CHO 8.3mmol/L，HDL-C 0.8mmL/L。患者頭脹悶痛，胸悶氣短，大便乾結，形體肥胖，舌質暗紅有瘀點，苔膩，脈弦滑。超音波示：中度脂肪肝。西醫診斷為高脂血症。中醫診斷為痰證、瘀證。辨證為痰瘀內阻、經脈不利。方用血府逐瘀湯加減。

處方：桃仁 12g，紅花 10g，當歸 10g，川芎 10g，赤芍 10g，牛膝 15g，枳殼 10g，桔梗 10g，柴胡 10g，生地黃 15g，甘草 6g，決明子 30g，荷葉 15g，生山楂 30g，羊蹄根 10g。5 劑，每日 1 劑，水煎服。

二診：服上藥後大便通暢，頭痛、胸悶等症減輕，上方加減共服藥 30 劑，複查 TG 1.8mmol/L，CHO 7.05mmol/L，HDL-C 1.02mmol/L，患者體重減輕約 3kg。囑患者每日以決明子 20g 泡水送服血府逐瘀丸，並注意控制飲食，加強鍛鍊，3 個月後複查血脂，均基本正常。

按隨著人們生活水準的提高，高脂血症的發病率日漸增高，因其易引

起動脈硬化、冠心病及腦血管疾病，故日益引起人們的廣泛關注。臨床採用血府逐瘀湯加決明子、荷葉、生山楂活血消脂，對降低膽固醇、三酸甘油酯及降低 LDL-C 等，均獲得了滿意的治療效果。

16. 運用血府逐瘀湯治療心臟精神官能症舉驗

◎案　心臟精神官能症

李某，女，66歲。因反覆心悸10餘年，再發3個月來診。患者10年來反覆出現心悸，勞累加重，自感心中悸動不安，同時伴有嚴重失眠，入睡困難，睡中易醒，醒後難以入睡。曾服用 Diazepam、穀維素等藥物，也曾服用酸棗仁湯等，但多初服有效，久用則效差。近3個月來心悸發作頻繁而求治。症見：心煩，全身不適，乏力身重，頭刺痛，兩脅下痛，口苦，夜寐差，食慾不振，口唇紫暗，舌質淡白，舌邊稍暗，苔薄白，脈弦緊。既往有胃炎病史。查心電圖、胸部 X 光、血液常規、心肌酶、電解質等均無異常。西醫診斷為心臟精神官能症。中醫診斷為心悸、失眠。辨證為肝氣鬱結、氣滯血瘀。治以疏肝解鬱、活血化瘀。方用血府逐瘀湯加減。

處方：桃仁 12g，紅花 9g，當歸 9g，赤芍 6g，川芎 6g，生地黃 9g，牛膝 9g，桔梗 6g，柴胡 6g，枳殼 6g，炙甘草 6g，丹參 15g，葛根 12g，浮小麥 6g，大棗 6g。3 劑，每日 1 劑，水煎服。

二診：服上藥 3 劑後，心悸明顯好轉，他症亦減。效不更方，續服 10 劑，心悸症狀消失，夜間入睡較前顯著改善，睡眠時間接近正常，品質較佳。

按本案為女性患者，長期心悸失眠，有頭痛、刺痛、口唇紫暗等瘀血之徵，有脅痛、口苦等肝鬱之症，正是血府逐瘀湯的適應證。血府逐瘀湯

證中心跳心忙、夜不安，與患者症狀類似。「用歸脾安神等方不效，用此方百發百中」，誠如此言。

17. 運用血府逐瘀湯治療疑難雜症舉隅

◎案　慢性胰腺炎

李某，男，45歲。2007年2月26日初診。以「左脅下脹痛3年」為主訴求診。患者3年前突然出現左脅下及左上腹劇烈持續性疼痛，陣發性加重，向腰背部放射，以左側為著。彎腰或起坐前傾時疼痛可減輕，仰臥時加重，伴發熱、噁心嘔吐。經檢查血清澱粉酶和超音波診斷為急性胰腺炎、膽結石，當時給予膽囊切除術及對症治療，症狀好轉，然遺留左脅下脹痛，夜間為甚，納食可，二便調；舌質暗紅，苔微黃，舌底脈絡迂曲，脈沉滯。辨證為肝氣瘀滯。治以疏肝理氣、活血止痛。方用血府逐瘀湯加減。

處方：當歸10g，生地黃10g，桃仁12g，紅花10g，赤芍10g，柴胡10g，川芎6g，桔梗10g，炒枳殼10g，懷牛膝10g，鬱金15g，川楝子10g，延胡索10g，生甘草10g。7劑，每日1劑，水煎服。

二診：服上方7劑後，左脅下刺痛明顯減輕，效不更方，守方繼服7劑症狀消失。

按患者氣鬱日久，肝失條達，疏泄不利，氣阻絡痺而致脅痛；氣病及血，氣滯血瘀，故疼痛夜間為甚。血府逐瘀湯方中桃仁、紅花活血化瘀突出了全方主旨；生地黃、當歸、赤芍、川芎熔涼血、活血為一爐，動靜結合調其血分；柴胡、枳殼疏肝解鬱，行氣散結，以治其氣分，益氣為血之帥，氣行則血不瘀；炙甘草調和諸藥；桔梗開肺氣，載藥上行；枳殼、川牛膝下行，一升一降通行氣血，引領諸藥周遍全身上下內外。活血化瘀而不傷血，疏肝解鬱而不耗氣。延胡索「行血中之氣滯，氣中血滯，故能專

治一身上下諸痛」，與川楝子、鬱金相伍疏肝氣，瀉肝火，暢血行，止疼痛。諸藥合用，氣行血暢而疼痛自止。

◎案　閉經

宋某，女，45歲。2007年11月12日初診。主訴「停經3個月」。患者3個月前因情志不暢出現停經，左側偏頭痛，乳房脹，口乾口苦，善太息，急躁易怒，不欲飲食，夜寐夢多，近3個月體重增加5kg；舌質紅，苔薄白，脈沉弦。既往有經前偏頭痛病史6年，經行則止。辨證為肝氣鬱結、氣滯血瘀。治以疏肝解鬱、活血化瘀。方用血府逐瘀湯加減。

處方：柴胡10g，當歸10g，白芍10g，川芎6g，桃仁10g，紅花10g，赤芍15g，桔梗6g，炒枳殼6g，懷牛膝15g，製香附15g，急性子20g，生甘草6g。每日1劑，水煎服。

二診：服上方15劑月經至，量少色暗，經期3天，偏頭痛好轉，大便稀，舌脈同前。守上方去製香附、急性子，懷牛膝減至10g，加冬瓜仁30g、澤瀉10g。又服上方10劑，月經如期而至。

按此案患者因情志刺激，肝氣鬱結，氣病及血，氣滯血瘀，衝任不調，故閉經。乳房為肝經所過部位，故發生脹悶；肝失調達柔順之性，故急躁易怒；肝鬱化火，內擾心神，故夜寐夢多。香附疏肝解鬱、理氣調經，為婦科調經之要藥；急性子可破血軟堅、祛瘀通經。血府逐瘀湯合急性子、製香附共奏疏肝理氣、活血調經之功。本案患者體重增加明顯，肥胖之人多痰多濕，痰濕阻滯衝任，亦可導致經閉，故二診加冬瓜仁、澤瀉以利濕化痰、盪滌濕濁。藥證相符，即能獲效。

◎案　齒齦疼痛

朱某，男，80歲。2008年5月21日初診。主訴「牙齦脹痛7年」。患

者7年無明顯誘因出現牙齦脹痛，曾至各大醫院診治，診斷不明，治療無效。症見：門齒牙床、牙齦脹痛麻木，重時可連及全齒，上午重下午輕，夜晚消失。牙齒無脫落，牙齦無紅腫。伴口氣臭，心煩，汗出多，納可，眠差，二便調。舌暗，苔白厚，舌下脈絡紫暗，脈沉滯。辨證為胃經瘀熱。方用血府逐瘀湯加減。

處方：當歸10g，生地黃20g，桃仁12g，紅花10g，赤芍20g，柴胡6g，川芎6g，桔梗6g，炒枳殼6g，懷牛膝15g，蒲黃10g（包煎），石膏30g，生甘草6g。15劑，每日1劑，水煎服。

二診：2008年6月9日，服上方15劑，牙床、牙齦脹痛、麻木明顯減輕，仍心煩，心中熾熱，汗出多，眠差。舌暗，苔根部稍厚，脈沉滯。守上方加梔子10g、竹葉10g以清心除煩。服上方15劑，諸症消失。

按本患者是由胃經瘀熱、循經上攻所致。足陽明胃經循鼻入上齒，手陽明大腸經上項貫頰入下齒，胃中熱盛，循經上攻，故齒齦脹痛；胃熱上衝則口氣臭；胃為多氣多血之腑，胃熱盛易傷血分，血絡受傷致瘀，故齒齦麻木，治以清胃活血、行氣止痛。方中石膏清瀉胃熱、除煩，血府逐瘀湯合蒲黃活血止痛，諸藥合用，使胃熱得清，瘀血得除，循經而發之齒齦疼痛因熱瘀內徹而解。

18. 血府逐瘀湯治驗四則

◎案　黃褐斑

某，女，41歲。2014年11月13日初診。黃褐斑8年，起病隱匿，以兩眼角周圍太陽穴處明顯，伴失眠多夢，急躁易怒，便祕而乾，遇冷熱刺激則面部發紅，平素月經推遲，量多有血塊、色深，經前胸脹。既往患子宮肌瘤2年。舌暗紅有瘀色，苔薄黃稍膩，脈沉細稍澀右稍弦。辨證為

氣滯血瘀挾風。方用血府逐瘀湯加減。

處方：赤芍、白芍各15g，桃仁10g，丹參30g，當歸12g，生地黃30g，川芎10g，柴胡10g，枳實10g，鬱金15g，桔梗10g，川牛膝30g，桑白皮15g，桑葉10g，生甘草10g。28劑，每日1劑，水煎服。

二診：2014年12月18日，服上方後面部黃褐斑減少一半，失眠多夢較前好轉，便乾明顯緩解，日1次，通暢，心情愉快，經前胸脹未作，月經按期而至，血塊較前減少。舌暗紅瘀色，苔薄白，脈沉細稍澀。上方去桑白皮加玫瑰花10g。繼服。

按黃褐斑多見於中青年女性，現代醫學認為是內分泌失調所致，多與勞累、失眠、精神壓力、妊娠、月經失調有密切關係；亦有醫者用疏肝解鬱、活血化瘀法進行治療，本病的發病機制主要是顏面部的氣血失和、面部肌膚失養，因此用血府逐瘀湯貫上徹下，疏通全身氣血。肺之充在皮，桑白皮、桑葉皆入肺，二藥表現一清一潤之作用，且桑葉又可以宣散上焦風熱。丹參、鬱金既能涼血活血，又能寧心安神，以助血府逐瘀宣通氣血，且宜人心智。二診患者熱象已退，故而去桑白皮加玫瑰花，發揮和顏悅色之效，進而以資鞏固療效。

◎案 失眠

某，女，52歲。2014年11月2日初診。失眠1年，病起於勞累，多夢，早醒難再入睡，口服安眠藥後方可入睡。平素急躁易怒，眼乾澀，納可，進涼食容易胃痛，便乾，怕冷，既往體檢發現雙側多發甲狀腺結節，右側乳房實性瘤，子宮肌瘤。已絕經6年。舌青暗，瘀色，苔薄白，脈沉細澀。辨證為氣血兩虛、氣滯血瘀，兼以挾痰。方用血府逐瘀湯合桂枝茯苓丸加減。

處方：赤芍、白芍各15g，桃仁10g，紅花10g，當歸12g，熟地黃30g，川芎10g，柴胡10g，枳實10g，桂枝15g，茯苓15g，牡丹皮10g，桔梗10g，川牛膝30g，遠志10g，炙甘草10g。14劑，每日1劑，水煎服。

二診：2014年12月8日，患者服藥5劑後略感睡意，在未服用安眠藥的情況下可睡6小時，服至10劑時已能安然入睡，患者服藥期間自覺精力明顯好轉，心情愉悅，眼乾、便乾亦明顯減輕，刻下晨起偶有口苦。脈沉細，苔薄稍黃。上方去桂枝、紅花，加黃柏10g、車前子30g。14劑，每日1劑，水煎，早晚分服。

按失眠一證病因雖多，但其病理變化總屬陽不入陰，陰陽失交；病位多在心，與肝、脾、腎密切相關。近幾年血府逐瘀湯用於治療失眠的報導逐漸增多。王清任在《醫林改錯》中指出「夜睡多夢是血瘀，此方一兩付痊癒，外無良方」，進而又指出「夜不能睡，用安神養血藥治之不效者，此方若神」，豐富了後世醫家對失眠的認識。在其所述血府逐瘀湯十九症中，夜睡夢多、不眠、夜不安，此三症與失眠直接相關，急躁、瞀悶、心跳心忙、無故愛生氣，此四症或伴見於失眠的患者，現代社會生活節奏快，生活壓力大，由精神緊張誘發的失眠，用到血府逐瘀湯的機會比較多。該方的主要用藥指徵是不眠多夢，急躁易怒，舌質紫暗，脈沉細澀。該患者平素急躁易怒，在肝經循行的地方存在結節或增生，說明已經存在氣滯血瘀痰凝的基礎，發病起於勞累，氣血又傷，多夢、眼乾、便乾均顯示血虛之證。結合患者舌脈更加顯示不眠之機，因此用血府逐瘀湯加重補血活血之力，以使心神得養、肝魂得安，並合桂枝茯苓丸，以促進氣、血、水的循行，兼緩消症積，該方妙在加遠志交通心腎，增強安神助眠之功。臨證之時根據具體情況可適當加用首烏藤和酸棗仁，丹參和鬱金，琥珀和遠志，龍骨和牡蠣等對藥以增強安神效果。

◎案　憂鬱症

某，男，66歲。2015年10月12日初診。情緒低落5年，患者5年前退休後自覺情緒低落，疲乏，興趣缺失，於當地醫院診斷為憂鬱症，給予抗憂鬱藥物治療，患者拒絕服用，要求服中藥治療，症見：焦慮、健忘，哈欠連連，流涎，眠差夢多，前額頭痛，喜涼食，體檢有前列腺肥大。舌暗瘀色，苔薄白，脈沉細澀。辨證為病在肝脾腎，氣陰兩虛，挾瘀挾痰。方用血府逐瘀加減。

處方：赤芍20g，桃仁15g，丹參30g，當歸12g，熟地黃30g，川芎10g，柴胡10g，枳實10g，清半夏10g，陳皮10g，黨參15g，白朮10g，茯苓15g，川牛膝30g，炙甘草10g。14劑，每日1劑，水煎服。

二診：2015年11月2日，服上方患者自覺精神明顯好轉。仍流涎，眠差多夢，看書時頭痛。偶口苦，喜涼食。舌暗，瘀色，苔薄黃稍膩，脈沉細澀稍弦。上方去桃仁、陳皮、茯苓，加黃連10g、茯神15g、合歡皮15g。繼服14劑。

按憂鬱症是以情緒低落為主要特徵的一類心理性疾病，其臨床表現為情緒低落，對生活喪失信心，反應遲鈍，注意力不集中，精力明顯下降，失眠多夢、健忘、食慾不振、性慾減退、嚴重者出現悲觀厭世、絕望自責自罪，反覆出現想死的念頭或自殺行為等。高思華教授認為在王清任記載血府逐瘀湯所治條目中絕大多數病症都與自律神經功能失常有關，比如「心裡熱」、「心慌心忙」、「晚發一陣熱」、「瞀悶」、「天亮出汗」等。由此可以看出血府逐瘀湯對於患者自我感覺障礙的調節，有著明顯的優勢。而急躁易怒、無故愛生氣、不眠多夢、夜不安，更是常見於憂鬱症的患者中。因此，在臨證時遇到憂鬱症的患者首選血府逐瘀湯。該患者情緒低落，焦慮，健忘，眠差多夢，還伴有哈欠、流涎等元氣不足、脾氣失攝的表現，

因此在血府逐瘀湯基礎上合用六君子湯以健脾燥濕，補養後天以養先天。二診因有口苦、仍眠差、流涎，因此去活血、燥濕、利濕等攻邪之藥以防傷正氣，加黃連清心且厚腸胃，茯神相比茯苓安神之力增而利濕之力緩，合歡皮既能安神解鬱又能活血，針對該患者尤為合適，現代藥理研究其抗憂鬱作用顯著。同時尚須注意對患者進行心理開導和精神調理，正如葉天士云「鬱症全在病者能移情易性」。

◎案 閉經

某，女，42歲。2014年5月5日初診。主訴：停經半年。末次月經2013年11月14日。經前乳房脹，腹脹。近期有此類症狀，但月經未至。小腹、少腹冷痛。前一段自服三七粉。多夢，小便多。畏寒。既往發現子宮肌瘤7年，約7cm×8cm。舌暗，明顯瘀色，苔薄白，脈沉細澀。辨證為病在肝腎，氣血兩虛，挾瘀挾寒。方用血府逐瘀湯合桂枝茯苓丸加減。

處方：桃仁10g，赤芍15g，川芎10g，熟地黃30g，當歸12g，桂枝15g，茯苓15g，莪朮10g，柴胡10g，炙香附12g，醋延胡索10g，王不留行15g，吳茱萸3g，炮薑10g，炙甘草10g。14劑，每日1劑，水煎服。

二診：2014年5月29日，服上方後月經已行，經量多，大量血塊，經前小腹疼涼。納可，目略乾，咽喉不利，自訴有咽炎，刻下自覺頭脹，測BP 140/80mmHg，餘無明顯不適。舌暗，瘀色，齒痕，苔白稍膩，脈沉細澀。上方去桃仁、吳茱萸，加枸杞子20g，繼服14劑。

按閉經原因較複雜，治療方法亦有多種，治療之前一定要排除妊娠的可能。王輝萍和胥京生老中醫都重視補腎活血。高思華教授認為中醫對閉經的治療無外乎先分虛實兩端，虛證多因脾虧或者血枯所致，實證最常見的原因是氣滯血瘀、痰阻胞宮、寒氣內閉等。閉經與肝、脾、腎有著密切

關係，臨證需根據不同的病因予以辨證施治。該患者經前乳房脹、腹脹、子宮肌瘤，說明存在氣滯血瘀之狀；小腹、少腹冷痛、畏寒，顯示胞宮、肝經有寒邪侵襲；脈沉細澀，說明患者血瘀因為血虛，因虛而瘀，舌暗明顯瘀色亦顯示血瘀。因此，用血府逐瘀湯補腎養血活血，疏肝理氣解鬱，血得溫則行，得寒則凝，加吳茱萸、炮薑、桂枝溫散肝經及胞宮寒氣，促進氣血流通。患者停經半年，氣滯血瘀凝結較重，恐一般活血理氣藥難以勝任，故加用莪朮、延胡索、王不留行破血通氣，必要時還可加入蟲類藥，比如水蛭、土鱉蟲等。二診服藥後月經已行，流下大量血塊，去桃仁加枸杞子增其補益之力，正所謂《黃帝內經》所描述的「大積大聚，其可犯也，衰其大半而止」。

19. 運用血府逐瘀湯經驗

◎案　鼻衄

某，男，7歲。2009年5月初診。3年來反覆鼻衄，近半月來一天數次。曾在各大醫院鼻科及血液內科檢查未見明顯異常，多方中西治療乏效。現見面色紅潤，精神較好，皮膚無紫癜，口乾，大便偏乾，舌質紅苔薄黃，脈數。辨證為氣滯血瘀化熱傷絡。方用血府逐瘀湯加減。

處方：桃仁8g，紅花8g，當歸10g，赤芍、白芍各10g，川芎8g，生地黃15g，柴胡8g，川牛膝30g，桔梗8g，枳實10g，炙甘草8g。6劑，每日1劑，水煎服。

二診：服上藥6劑後，鼻衄好轉，繼服6劑。

3個月後因咳嗽再診，其父云鼻衄尚未再發。

按血府逐瘀湯中柴胡入肝，枳殼入脾，桔梗入肺，川牛膝入腎，配合桃紅四物可通利全身血脈，兼有清熱涼血之功。該患兒鼻衄多年，諸如涼

血、重鎮、健脾、收澀等常法罔效，考慮為絡脈瘀滯，血不循常道而離經外溢。予血府逐瘀湯通絡解鬱，則離經之血得歸常道，鼻衄自然向癒。此案乃「通因通用」，又重用川牛膝30g潛降，頗顯蘇忠德之膽識。

◎案　脫髮

某，男，40歲。2007年8月初診。頭部瀰漫性脫髮半年，且黑髮轉白，漸至髮、眉、鬚皆脫，多方就醫無效。症見：精神苦悶，口乾苦，大便正常，舌質暗紅苔薄黃，脈弦澀。辨證為氣鬱絡瘀、肌腠失養。方用血府逐瘀湯加減。

處方：桃仁10g，紅花10g，當歸15g，赤芍、白芍各10g，川芎8g，生地黃15g，柴胡8g，川牛膝30g，桔梗8g，枳實10g，炙甘草8g，製何首烏30g，丹蔘15g，補骨脂15g，女貞子15g，墨旱蓮30g。每日1劑，水煎服。

患者堅持服用以上方為主之方藥1年餘，先局部生白色細軟毛髮，後漸由白轉黑，由細轉粗，終至痊癒。

按髮為血之餘，又為腎之華，治脫髮常需補益肝腎精血。但如絡脈不暢，一則氣血難上達清竅，二來藥力難達病所。該患者脫髮漸重，多方治療無效，精神苦悶，舌質暗紅，苔黃口乾苦，正是氣滯血瘀熱鬱之象。蘇忠德以血府逐瘀湯通絡解鬱，輔以補益肝腎而收全效。

◎案　失眠

某，女，56歲。2009年7月初診。難以入睡2個月。常整夜難以入睡，睡不安神，自服安神養血成藥無效。訴經前乳房脹痛較甚，大便乾結三五日一行。舌質紅苔薄，脈弦稍弱。辨證為氣鬱絡瘀、化熱擾心。方用血府逐瘀湯加減。

處方：桃仁10g，紅花10g，當歸15g，赤芍、白芍各10g，川芎8g，生地黃30g，柴胡8g，川牛膝30g，桔梗8g，枳實10g，炙甘草8g，製何首烏20g，丹參20g，補骨脂20g，墨旱蓮30g，炒酸棗仁10g，朱茯神10g，麥芽30g。6劑，每日1劑，水煎服。

二診：服上方6劑後，患者已能每夜入睡3～4小時，唯仍有夢多、大便乾結。原方枳實加至30g再進6劑，睡眠已安，大便正常。

按頑固性失眠，常規養血安神法無效，常需考慮存在氣鬱絡瘀的可能。失眠、乳脹、便祕同見於該患者，非氣血虧虛、痰火、胃不和等常見病機所能解釋，而氣鬱絡瘀卻可以很好地解釋。氣機鬱結則大腸不運而便祕，肝失條達則乳脹，絡瘀則心血寒澀，心神不寧而失眠。蘇忠德以血府逐瘀湯通絡解鬱，加麥芽、丹參增行氣疏肝活血之力，以何首烏、補骨脂、墨旱蓮、朱茯神、酸棗仁等安神方藥與病機合拍，自然收得良效。

總之，血府逐瘀湯為臨床上常用的活血代表方，應用廣泛，幾乎遍及臨床各科疾病，療效確切。

參考文獻

[1] 王敬蘭，艾永敏，陳玲燕。王清任生平事蹟及其學術思想 [J]，2000

[2] 李大林。試論血府逐瘀湯的本意及臨床運用 [J]，2011

[3] 竇欽鴻。談血府逐瘀湯 [J]，1982

[4] 解鈞秀。淺談王清任與血府逐瘀湯 [J]，2010

[5] 黃芝蓉，黃繼榮。試析王清任逐瘀類方的組方及臨床應用特點 [J]，1994

[6] 熊興江，王階。血府逐瘀湯方證特徵 [J]，2011

[7] 王燁燃。《醫林改錯》活血化瘀方藥特點及治法源流探析 [D]，2007

[8] 馬國玲，牟新。血府逐瘀湯主證及方義新解 [J]，2013

[9] 鄒俊峰。血府逐瘀湯治驗舉隅 [J]，2010

[10] 蘇玉國，張國瑛。血府逐瘀湯臨證舉驗 [J]，2011

[11] 蘇清學。血府逐瘀湯新用 [J]，2006

[12] 周翎。血府逐瘀湯臨床應用體會 [J]，2009

[13] 陳慶華。血府逐瘀湯臨床應用舉隅 [J]，2013

[14] 上官林鵬。血府逐瘀湯新用 [J]，1999

[15] 鍾明。血府逐瘀湯臨床應用舉隅 [J]，2014

[16] 王嵩，吳偉。黃衍壽教授運用血府逐瘀湯加減治驗 2 則 [J]，2012

[17] 李旋珠。血府逐瘀湯新用兩則 [J]，2009

參考文獻

[18] 王靖思，李雪松，劉紹能。劉紹能運用血府逐瘀湯治驗 4 則 [J]，2012

[19] 喬淑茹。血府逐瘀湯臨床應用舉隅 [J]，2012

[20] 姚潔瓊，李宜放。王晞星應用葦莖湯合血府逐瘀湯治療慢性肺炎性結節 [J]，2013

[21] 徐惠梅，張玉玲，郝麗麗等。參芪合血府逐瘀湯加減治療冠心病多支病變重度狹窄驗案舉隅 [J]，2016

[22] 董永書，田中華。邱保國老中醫辨治偏頭痛經驗及驗案舉隅 [J]，2015

[23] 董新剛，武繼濤。黎少尊主任中醫師從心論治血管性痴呆臨床經驗 [J]，2015

[24] 張國江。小陷胸湯合血府逐瘀湯加味治療病態竇房結症候群 2 例 [J]，2002

[25] 申秋生。血府逐瘀湯合生脈湯並用治療充血性心力衰竭 36 例 [J]，2006

[26] 淳于文敏。血府逐瘀湯合萆薢滲溼湯治療下肢血栓性淺靜脈炎 40 例 [J]，2004

[27] 王鈺帆。尤可教授運用黃連溫膽湯合血府逐瘀湯加減治療胸痹驗案 1 則 [J]，2016

[28] 單乃靜。血府逐瘀湯合生脈散治療冠心病 46 例 [J]，1999

[29] 向生霞。血府逐瘀湯異病同治驗案 [J]，2010

[30] 董紹英。試探血府逐瘀湯的制方機理 [J]，2004

[31] 史欣德，趙京生。王清任活血逐瘀類方探析 [J]，2001

[32] 陳華琴，李淑雲。血府逐瘀湯治療慢性支氣管炎 72 例 [J]，1997

[33] 張德興，曹利平。血府逐瘀湯臨床運用體會 [J]，2002

[34] 李玉梅。血府逐瘀湯化裁臨證舉隅 [J]，2000

[35] 劉長生，劉美術。血府逐瘀湯臨床應用點滴體會 [J]，1996

[36] 李德珍。血府逐瘀湯驗案 3 則 [J]，2008

[37] 余榮龍。血府逐瘀湯應用二則 [J]，2006

[38] 張鍾愛。加味血府逐瘀湯治療內科疾病驗案 5 則 [J]，1998

[39] 張國瑛，何惠玲。臨床運用血府逐瘀湯體會 [J]，1998

[40] 楊繼張，王存金。血府逐瘀湯治療胸膜炎 30 例 [J]，2002

[41] 李秀蓮。血府逐瘀湯治驗三則 [J]，2006

[42] 溫進之，羅文。血府逐瘀湯發揮 [J]，2003

[43] 王磊，楊志剛，秦傑星。血府逐瘀湯臨床新用三則 [J]，2012

[44] 劉興，楊德同，陳懷仁等。血府逐瘀湯加減治療膽囊切除術後症候群 32 例 [J]，2001

[45] 蔣振亭，劉真，孫興亮。血府逐瘀湯加味治療逆流性食道炎 30 例 [J]，2006

[46] 張桂芝，陳興才。血府逐瘀湯治療肝硬化一例 [J]，1986

[47] 嚴肅雲。血府逐瘀湯治療疑難雜症的臨床體會 [J]，1984

[48] 王海霞。血府逐瘀湯臨床新用舉隅 [J]，2005

[49] 黃邦萍，王太法。血府逐瘀湯驗案 2 則 [J]，2000

參考文獻

[50] 邢傳軍,賀泓菊,楊一帆。血府逐瘀湯治療慢性闌尾炎 30 例 [J],2001

[51] 文鴻煥。血府逐瘀湯治療急症驗案 5 則 [J],2001

[52] 趙龍莊。血府逐瘀湯加減治療淤膽型肝炎 30 例 [J],2005

[53] 李成芳,王振濤。王振濤運用血府逐瘀湯治驗 3 則 [J],2010

[54] 韓麗華,莫曉飛,范紅玲。生脈飲合血府逐瘀湯加減治療病毒性心肌炎 30 例 [J],2012

[55] 王智。血府逐瘀湯新用 [J],2009

[56] 孫錫印,段學忠。奇病驗案 2 則 [J],1997

[57] 劉要武。血府逐瘀湯臨床治驗舉隅 [J],2016

[58] 吳仕柏,燕瑞先。血府逐瘀湯治驗 3 則 [J],1997

[59] 何遠征,屈伸,胡曉華。血府逐瘀湯治療頭痛經驗 [J],2015

[60] 王和春。血府逐瘀湯臨床運用舉隅 [J],2010

[61] 田一飛。血府逐瘀湯治療高脂血症 116 例臨床觀察體會 [J],2001

[62] 沈仲賢。血府逐瘀湯治療急重症舉隅 [J],1999

[63] 石維遠,朱天林。血府逐瘀湯加減治療慢性心力衰竭的臨床體會 [J],2012

[64] 郭軍豔。血府逐瘀湯治療血栓性深靜脈炎驗案 [N],2006

[65] 趙軒亮。血府逐瘀湯治癒腦梗塞 [J],1987

[66] 趙恆志。慢性腎炎特殊見症的辨證施治 [J],1998

[67] 陳敏。血府逐瘀湯的臨床新用體會 [J],2015

[68] 胡杰生。血府逐瘀湯加味治療甲亢 20 例 [J]，1993

[69] 趙東鷹。血府逐瘀湯加減臨床運用舉隅 [J]，2000

[70] 賈智捷。血府逐瘀湯治療廣泛性焦慮 38 例 [J]，2012

[71] 郭建新，于俊麗，孔德榮。血府逐瘀湯加減治療焦慮症 40 例 [J]，1997

[72] 余春生。血府逐瘀湯臨證舉隅 [J]，1999

[73] 孫亮英。血府逐瘀湯治驗 2 則 [J]，2005

[74] 王五壽。血府逐瘀湯加減治療面神經炎 30 例 [J]，2000

[75] 苗後清，劉星。血府逐瘀湯臨床新用 3 則 [J]，2003

[76] 許海峰。血府逐瘀湯加味治療外傷性癲癇 48 例 [J]，2005

[77] 陸瑤琴，翟瑞慶。外傷性癲癇治驗 [J]，2000

[78] 畢淑珍。血府逐瘀湯新用舉隅 [J]，1995

[79] 余榮龍。血府逐瘀湯應用二則 [J]，2006

[80] 蔡暉。血府逐瘀湯驗案舉隅 [J]，2011，46（9）：679。

[81] 吳松柏，李莉，任麗娟。血府逐瘀湯加味治療術後腸沾黏 32 例 [J]，2007

[82] 趙運升。血府逐瘀湯臨床運用舉隅 [J]，2001

[83] 吳大斌，邱明霞。血府逐瘀湯加減治療崩漏 40 例 [J]，2000

[84] 王豔，陳燕清。賈躍進應用血府逐瘀湯治驗三則 [J]，2016

[85] 扎幸芳，王彥，盧遙。血府逐瘀湯臨證應用三則 [J]，2009

[86] 劉萬宇，張蘭。血府逐瘀湯臨床應用舉隅 [J]，2009

[87] 潘興成。血府逐瘀湯加減治療輸卵管阻塞不孕 27 例 [J]，2002

參考文獻

[88] 李發明，李寧。血府逐瘀湯臨床應用舉隅 [J]，2007

[89] 王開欣，王廣。血府逐瘀湯臨床新用 [J]，1997

[90] 張潤民。中藥治療產後缺乳 60 例 [J]，1990

[91] 胡樹釗。血府逐瘀湯治療缺乳 48 例 [J]，2005

[92] 盧亦彬。血府逐瘀湯加減治療經行發熱 43 例 [J]，2009

[93] 盧燕，姜儀輝。血府逐瘀湯治療月經病舉隅 [J]，2008

[94] 張華玉，陳友香。血府逐瘀湯加減治療經行頭痛 30 例 [J]，1998

[95] 趙姝。血府逐瘀湯加減治療經行頭痛 32 例 [J]，2016

[96] 王兵。血府逐瘀湯在婦科臨床中的應用 [J]，2012

[97] 柯年美，柯暉，王小雲。血府逐瘀湯新用 [J]，2006

[98] 許湘瑜。血府逐瘀湯臨床應用舉隅 [J]，2008

[99] 鍾利國，高俊美。血府逐瘀湯加減驗案舉隅 [J]，2011

[100] 孫杰。血府逐瘀湯治療圍停經期症候群 120 例 [J]，2008

[101] 張作友。血府逐瘀湯臨床應用舉隅 [J]，2009

[102] 秦德英。血府逐瘀湯臨床應用心得 [J]，2014

[103] 朱子華。血府逐瘀湯加味治多發性子宮肌瘤驗案 [J]，1989

[104] 鍾志明。血府逐瘀湯治子宮肌瘤 [N]，2013

[105] 張素亞，王彥英。血府逐瘀湯加減治療子宮內膜異位症 36 例 [J]，2011

[106] 韓雪梅，朱德榮。血府逐瘀膠囊治療子宮內膜異位症 [J]，2001

[107] 陳光，邱桐。血府逐瘀湯異病同治驗案 [J]，1998

[108] 王生學，許向華，馬俊玲。血府逐瘀湯加減治療肋軟骨炎 23 例 [J]，2010

[109] 馮陸冰。中醫治療肋軟骨炎的體會 [J]，2001

[110] 景洪貴。血府逐瘀湯加味治療睪丸炎 36 例 [J]，2000

[111] 蔣東。加味血府逐瘀湯治療男科病 3 例 [J]，2016

[112] 王勇，劉建國。血府逐瘀湯在男科的臨證應用 [J]，2010

[113] 李永森。血府逐瘀湯臨床治驗舉隅 [J]，2012

[114] 陳軍。血府逐瘀湯臨床應用舉隅 [J]，2005

[115] 姚海強，崔紅生，郭剛等。王琦運用血府逐瘀湯治驗 [J]，2016

[116] 潘秀芝。血府逐瘀湯新用 [J]，2007

[117] 吳旭。血府逐瘀湯新用 [J]，1995

[118] 葛建立，劉冰，毛俊濤。血府逐瘀湯新用 [J]，2002

[119] 劉建華。血府逐瘀湯加減治療皮膚病 [J]，2011

[120] 張睿鵬。血府逐瘀湯加味治療過敏性紫癜 30 例 [J]，2008

[121] 吳仕柏，燕瑞先。血府逐瘀湯治驗 3 則 [J]，1997

[122] 杜洪喬。血府逐瘀湯新用三則 [J]，2014

[123] 劉麗萍，楊培俐。血府逐瘀加減治療慢性蕁麻疹 [J]，1996

[124] 王佩茂，李愛蘭，王象騰。血府逐瘀湯加味治療銀屑病 23 例 [J]，1993

[125] 劉自蘭，劉學貴，薛建華。血府逐瘀湯在眼科的臨床應用 [J]，1996

[126] 陳梅。血府逐瘀湯加減治療玻璃體出血體會 [J]，2010

[127] 顏頎。血府逐瘀湯治療頑固性口腔潰瘍 44 例 [J]，2004

參考文獻

[128] 陳思明，張學萍。血府逐瘀湯治療頑固性口腔潰瘍 22 例 [J]，1995

[129] 李惠敏，趙開田。血府逐瘀湯在耳鼻咽喉科的應用 [J]，2000

[130] 龍國玲。血府逐瘀湯加味治療聲帶息肉 42 例 [J]，1999

[131] 李明桂。血府逐瘀湯加減治療視網膜靜脈阻塞 42 例 [J]，1994

[132] 葉麗。血府逐瘀湯治療視網膜靜脈阻塞 22 例 [J]，2003

[133] 吳劍宏，陳幸誼。血府逐瘀湯方劑的現代藥理研究進展 [J]，2013

[134] 林于雄，黃凌。血府逐瘀湯的臨床應用與研究進展 [J]，1999

[135] 趙永見，牛凱，唐德志等。桃仁藥理作用研究近況 [J]，2015

[136] 許筱凰，李婷，王一濤等。桃仁的研究進展 [J]，2015

[137] 劉醫輝，楊世英，馬偉林等。當歸藥理作用的研究進展 [J]，2014

[138] 賈佼佼，苗明三。紅花的現代藥理與新用 [J]，2013

[139] 陸小華，馬驍，王建等。赤芍的化學成分和藥理作用研究進展 [J]，2015

[140] 陶春，宣麗穎，林琳。赤芍的主要化學成分及藥理作用研究概況 [J]，2014

[141] 田碩，苗明三。牛膝的化學、藥理及應用特點探討 [J]，2014

[142] 張翠英，章洪，戚瓊華。川芎的有效成分及藥理研究進展 [J]，2014

[143] 陳亞雙，孫世偉。柴胡的化學成分及藥理作用研究進展 [J]，2014

[144] 蔣娜，苗明三。桔梗現代研究及應用特點分析 [J]，2015

[145] 陳希華，張建康，黃檢平等。枳殼研究進展 [J]，2015

[146] 郭琳，苗明三。生（鮮）地黃的化學、藥理與應用特點 [J]，2014

[147] 肖勇。試論血府逐瘀湯中活血藥與理氣藥配伍的核心意義 [J]，2014

[148] 李慶盟，李小黎，邵珺等。血府逐瘀湯及其類生方方證的思考 [J]，2016

[149] 王明如。血府逐瘀湯的沿革與應用 [J]，2005

[150] 吳廣平。從血府逐瘀湯的方證看血瘀證實質 [J]，2004

[151] 郝賢，馬豔春。段富津教授應用血府逐瘀湯治驗 [J]，2010

[152] 劉巖，曹旭焱，于志強。于志強教授運用血府逐瘀湯之經驗 [J]，2014

[153] 陳忠偉。何宇林運用經方治療發熱驗案舉隅 [J]，2007

[154] 任麗娜。蘇忠德妙用血府逐瘀湯四則 [J]，1997

[155] 杜昕，李婧，檀金川。燈籠熱治驗一則 [J]，2013

[156] 岳昌華，胡小芳。胡小芳教授運用血府逐瘀湯誘發排卵的經驗總結 [J]，2016

[157] 杜曉東，李敬孝。李敬孝教授運用血府逐瘀湯驗案舉隅 [J]，2015

[158] 高偉。賈海忠教授應用血府逐瘀湯治療神經功能失調的臨床經驗 [J]，2016

[159] 張惠敏，張慧麗，田楊。王琦運用血府逐瘀湯治驗 4 則 [J]，2012

[160] 葉新翠，李宏。顧植山運用「開闔樞」理論治療不寐驗案舉隅 [J]，2016

[161] 朴有為。陳勇巧用「血府逐瘀湯」[J]，2013

[162] 祿保平，袁曉舉，馬敏。毛德西教授心胃同治心系疾病驗案舉隅 [J]，2014

參考文獻

[163] 孟彪。趙和平應用血府逐瘀湯驗案舉隅 [J]，2011

[164] 黃金龍，黃修解。蒙定水教授運用血府逐瘀湯治療心臟精神官能症舉驗 [J]，2015

[165] 李彥傑，馬曉東。張磊運用血府逐瘀湯治療疑難雜症舉隅 [J]，2011

[166] 左加成，于娜，趙丹丹等。高思華教授血府逐瘀湯治驗 4 則 [J]，2016

[167] 李巍。蘇忠德運用血府逐瘀湯經驗 [J]，2012

血府逐瘀湯：

氣血調理精華

| 主　　　編：楊建宇，石月萍，鄒旭
| 發　行　人：黃振庭
| 出　版　者：崧燁文化事業有限公司
| 發　行　者：崧燁文化事業有限公司
| E - m a i l：sonbookservice@gmail.com
| 粉　絲　頁：https://www.facebook.com/sonbookss/
| 網　　　址：https://sonbook.net/
| 地　　　址：台北市中正區重慶南路一段 61 號 8 樓
| 8F., No.61, Sec. 1, Chongqing S. Rd., Zhongzheng Dist., Taipei City 100, Taiwan

電　　　話：(02)2370-3310
傳　　　真：(02)2388-1990
印　　　刷：京峯數位服務有限公司
律師顧問：廣華律師事務所 張珮琦律師

版權聲明

本書版權為中原農民出版社所有授權崧燁文化事業有限公司獨家發行繁體字版電子書及紙本書。若有其他相關權利及授權需求請與本公司聯繫。

未經書面許可，不得複製、發行。

定　　　價：520 元
發行日期：2025 年 03 月第一版
◎本書以 POD 印製

國家圖書館出版品預行編目資料

血府逐瘀湯：氣血調理精華 / 楊建宇，石月萍，鄒旭 主編 .-- 第一版 .-- 臺北市：崧燁文化事業有限公司，2025.03
面；　公分
POD 版
ISBN 978-626-416-331-6(平裝)
1.CST: 中醫 2.CST: 血液循環 3.CST: 中藥方劑學
413.161　　　　　114002151

電子書購買

爽讀 APP　　　臉書